歯の移植・再植

Q&A

天然歯の有効利用からトラブル回避まで

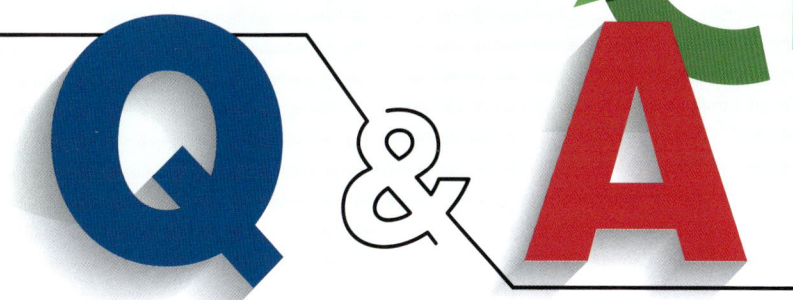

【編集委員】

秋葉陽介
新潟大学大学院医歯学総合研究科　生体歯科補綴学分野

兒玉直紀
岡山大学病院　歯科（補綴歯科部門）

新名主耕平
東京都・新名主歯科・口腔外科医院

JN223784

刊行にあたって

　日々の臨床において、う蝕、歯周病、歯根破折などの理由によって、抜歯され、歯が失われた部位に対する治療方針として、多くの場合、ブリッジ、義歯、デンタルインプラントなどが採用される。これらの欠損補綴処置は、どれも臨床成績のよい、予知性の高い治療方針ではあるが、それぞれデメリットも存在する、人工材料による欠損補綴治療である。チタン製のデンタルインプラントを埋入する前に、ブリッジのために欠損部の両隣在歯を切削する前に、そして、抜歯によって欠損歯列を形成する前に、歯科医師が患者のためにできることはないだろうか。人工材料ではなく、患者自身の歯を欠損拡大防止に使用できないだろうか。通常、治療方針として「抜歯」が適用される破折歯は、本当に、もう口腔内で機能させることはできないのだろうか。歯の保存を強く望む患者に対して、何かできる治療はないのだろうか。

　残念ながら、極めて多くの歯科医師が、人工材料による欠損補綴治療の前に取り得る、欠損拡大防止のための治療方針の選択肢をもっていないのが現状である。

　歯の移植・再植による天然歯の保存、天然歯の有効利用は、人工材料による欠損補綴治療の前に取り得る、欠損拡大防止に対する効果的な治療戦略である。欠損部位に対する不働歯の移植は患者自身の生体由来の組織を利用する治療法であり、「外科的歯の移動」ともいえる治療方針である。また、破折歯の再植は抜歯による歯列欠損を回避しようとする高度に保存的な治療法であり、「外科的補綴条件の変更」ともいえる治療方針である。

　歯の移植・再植は、科学的根拠が不十分な手技で実施されると、良好な予後が得られないことも多く、これまで一部の熟練した歯科医師による特殊技能、特殊な治療方針のように思われていたようである。しかし、正確な科学的知識と手技が必要である、という意味では、一般歯科診療と大きな差があるわけではない。歯の移植・再植は1950年代の報告をはじめとして、長期にわたる膨大な基礎研究と臨床研究の元に成り立つ術式によって実施されているが、近年、臨床研究、基礎研究による学術的知見の蓄積により、歯の移植・再植の臨床的有用性や、移植・再植を成功に導く手技やシステム、注意点が科学的により明確になってきている。

　本増刊号においては、歯の移植・再植を臨床に取り入れ、患者の天然歯を利用した欠損拡大防止、あるいは欠損補綴を日常的に実施している経験豊富な先生を著者にお迎えしている。歯の移植・再植を治療に取り入れようとしている、または現在取り入れている歯科医師が抱く、よくある疑問や、躓きがちな手技に関して、最新の情報、エビデンス、テクニックをわかりやすく、科学的に紹介し、明日の診療に有用な知識と技術を余すところなく提供している。

　ぜひ本増刊号を参考に、歯の移植・再植を日常臨床に取り入れ、実践していただきたい。

2025 年 3 月

編集委員一同

CONTENTS

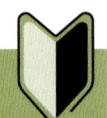

第3章　再植

編集制作・近藤佳代子（atelier spica）
ブックデザイン・豊田尚子

第1章

移植・再植の基本

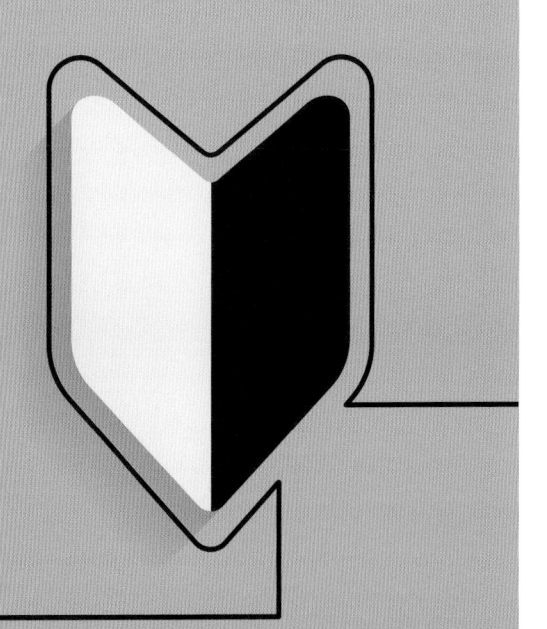

移植・再植の定義を踏まえて考える
必ず押さえておくべき基本・注意点

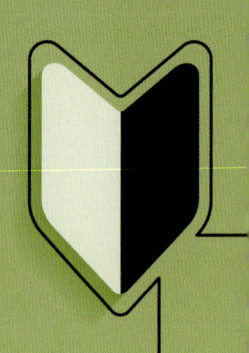

新名主耕平 Kohei SHINMYOZU
東京都・新名主歯科・口腔外科医院

　わが国において歯科インプラントは、厚生労働省により、「う蝕、歯周病、外傷、腫瘍、先天性欠如などによって失われた歯、顎骨また顎顔面の欠損に対して、本来あった歯やその他の組織の代わりとして、人工歯根（歯科インプラント：Dental implant）を顎骨や顔面の骨に埋入し、これを支台として義歯やエピテーゼを固定して、顎顔面口腔領域の構造的、機能的ならびに審美的回復を図る治療法である」という定義のもと行われている。一方、歯の移植・再植に関しては、さまざまな学会において個々に定義づけがなされているが、行政による明確な定義が存在しないため、臨床においてまだまだニーズと供給のバランスが取れていないと考えられる。

　本増刊号では、編集委員をはじめとした Study Group による、歯の移植・再植の臨床を提示するとともに、臨書の勘所についても触れていく。論を始めるにあたり、スタート地点ともいえる、歯の移植・再植の本増刊号での定義について最初に触れていく。

歯の移植

1. 外科的歯の移動とは

　歯の移植の本増刊号での定義として、「外科的歯の移動」という立ち位置で、症例を供覧しながら論を進めていく。

▶症例1（図1～8）

　患者は12歳、女児。上顎の歯の欠損を主訴とし

症例1

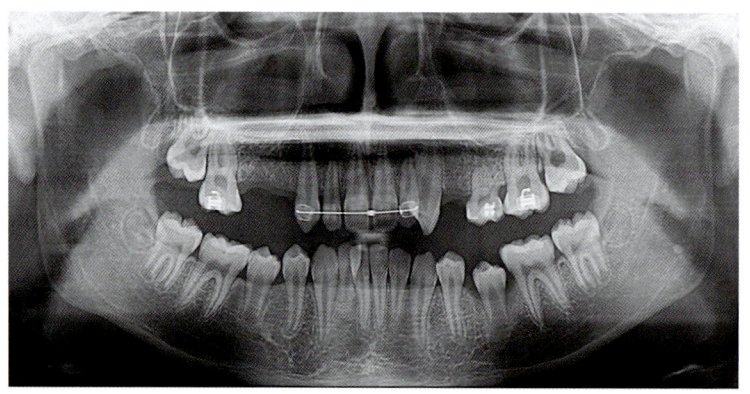

図❶　12歳、女児。初診時のパノラマ X 線写真。上顎 4 本永久歯欠損、下顎欠損は認めない

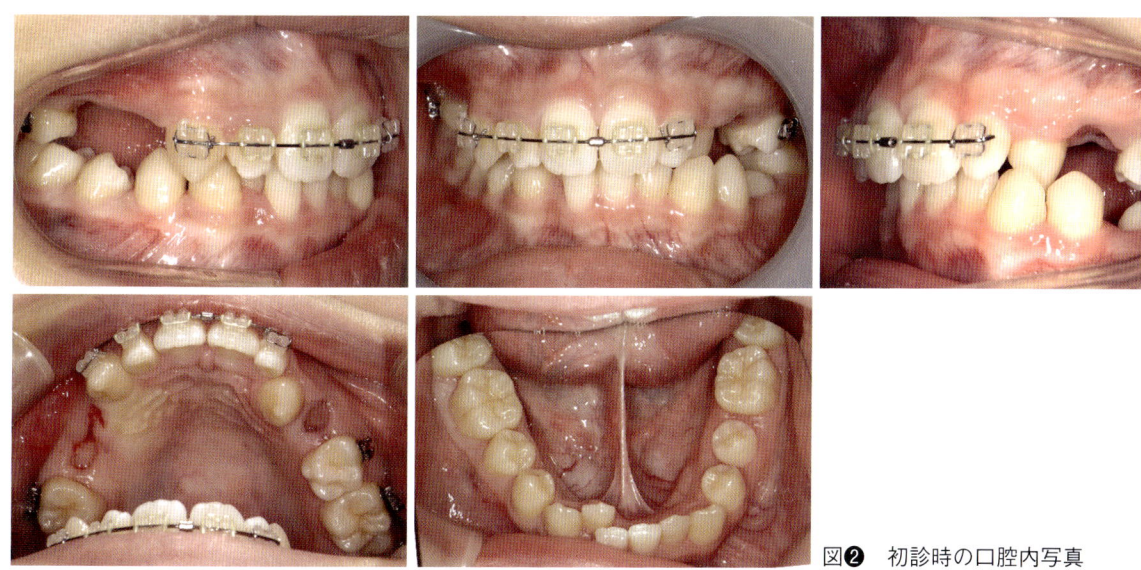

図❷　初診時の口腔内写真

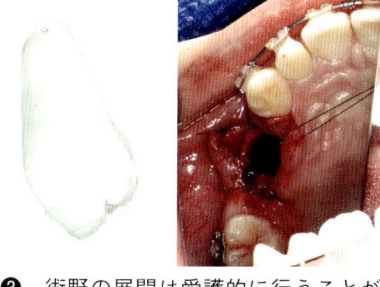

図❸　術野の展開は愛護的に行うことが重要である。レプリカは滅菌可能である

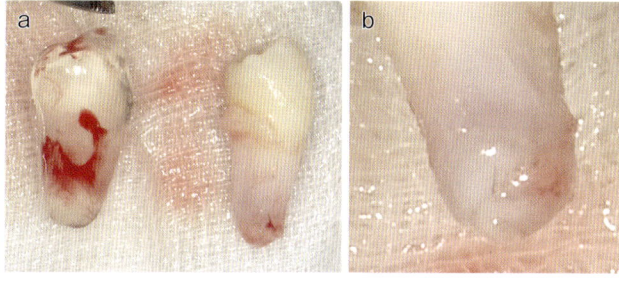

図❹　a左：レプリカ、a右：ドナー歯。b：ドナー歯。歯根尖は未完成であり、術後の歯髄の生着が期待される

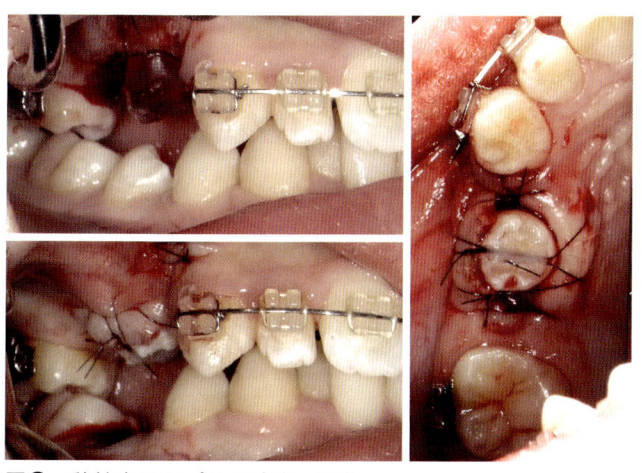

図❺　移植歯のレプリカ試適〜固定

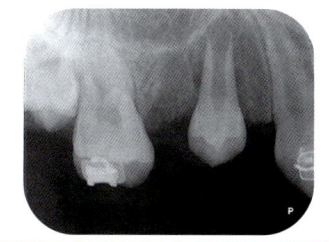

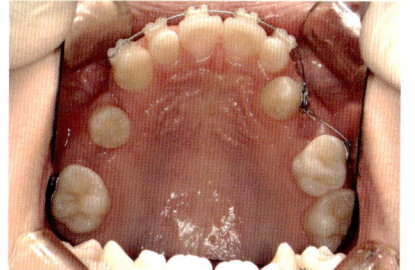

図❻　術後1ヵ月のデンタルX線写真と口腔内写真

て来院された。初診時のパノラマX線写真、口腔内写真を見ていただきたい（図1、2）。上顎は、両側第1・第2小臼歯の4歯欠損であるが、下顎は欠損は認めなかった。矯正医と相談のうえ、上下の歯数を揃える目的で、両側下顎の第2小臼歯を両側上顎の第1小臼歯部へ移動させる治療計画を立てた。その際、術前CTよりドナー歯のレプリカ、デプスサージカルガイドを作成し、手術を行った（臨床のポイントについては、p. 22第2章Q. 1を参照）。その際の注意点として、ドナ

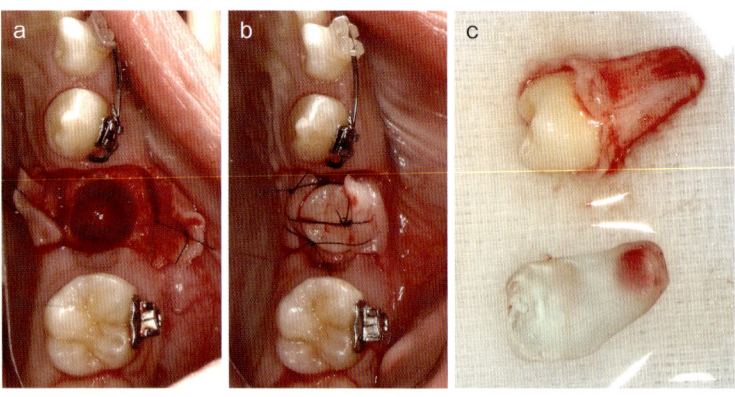

図❼ 移植床形成〜固定。c：手術当日ドナー歯（上）、2ヵ月前レプリカ歯（下）

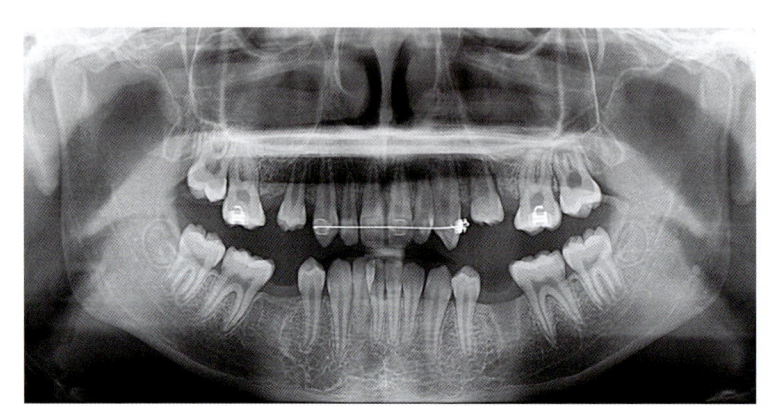

図❽ 術後のパノラマX線写真。上下顎の歯数が揃っている

一歯を安全に抜歯できること、レシピエントサイトを適切に形成することが挙げられ、注意点が必要であった（臨床のポイントについては、p. 47 第2章 Q. 7を参照）。

本症例のポイントについて列挙していく。まず、図3を参照いただきたい。術野を展開している写真であるが、このとき、「術後ドナー歯を包み込む粘膜骨膜弁をいかに傷つけずに温存できるか」が術後の経過に影響を与える。移植床形成途中に粘膜骨膜弁を極力傷つけぬよう、頬側の弁は頬粘膜に縫合固定、口蓋側は縫合糸で懸垂することにより器具でリトラクトせず手術を進めている。全例で可能なことではないが、極力粘膜骨膜弁の温存は重要なポイントとなる。

次に、図4をご覧いただきたい。これは、レプリカとドナー歯の比較であるが、ドナー歯の根尖が開大していることが確認できる。これは、

Morrees 分類における R3/4期の歯胚であり、術後に歯髄組織の生活反応を期待し得る状態である。つまり、生活歯のまま下顎から上顎へ歯を移動できる可能性が高いことを示唆しており、実際、術後に生活歯として機能している（臨床のポイントについては、p. 45 第2章 Q. 6を参照）。移植歯の固定方法については、さまざまな方法、根拠が存在し、症例に応じて使い分ける必要がある（この点に関しては、p. 64 第2章 Q. 10を参照されたい）。本症例においては、移植床を1から形成する術式であったため、成熟した歯肉を術後利用し得ることが可能と考え、術後に粘膜骨膜弁にて移植歯を被覆することを念頭に手術を行った。

図7を見るとわかるように、固定は縫合のみであり、歯冠の最大膨隆部までを歯肉で被覆する部位まで被覆している。一見すると移植歯の設定位置が深いと感じられるかもしれないが、術後の自

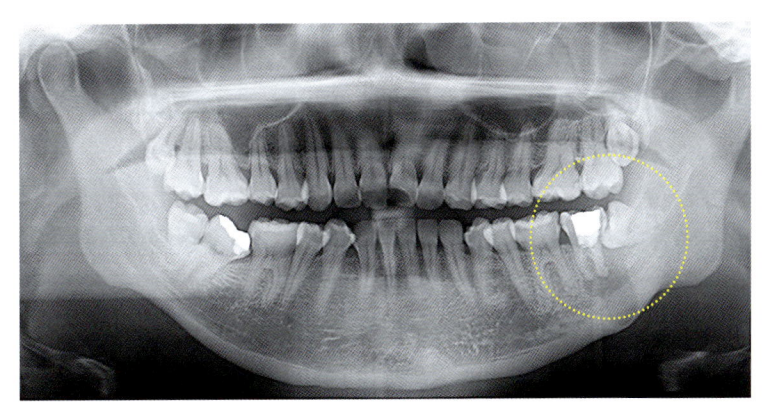

図❾　30代、女性。初診時のパノラマX線写真

然的歯の移動により歯冠の位置は生体のニュートラルゾーンに移動することを十分期待し得る。この点はインプラント治療と大きく異なる点であり、歯の移植の黎明期にご活躍された Moorees 先生らの方法では、歯冠をすべて歯肉で被覆固定することをスタンダードとしており、臨床において、歯の移植時の移植歯の設定位置には注意を要する。また、本症例のように、術後矯正治療を行うことを目的としているケースでは、浅い移植歯の設定位置によるトラブルは注意が必要である。術後のパノラマX線写真にて確認できるように、上下顎の歯数が揃ったこと、矯正学的歯の移動により、患者の口腔内の歯列発育は長期的予後を期待し得る形態に誘導可能である。

　本症例に代表されるように、われわれは臨床において、歯の移植とは「外科的歯の移動」という1つの治療選択肢として捉えている。現実的な話であるが、先行永久歯がない状況、智歯を使用しない症例においては、自由診療になるため、混合診療を回避する説明、計画が必要になる（p. 87 第2章 Q. 16参考）。

2.　臨床での利点には何がある？

　歯の移植＝外科的歯の移動であることはご理解いただけたであろう。では、なぜいま、歯の移植なのか。症例を提示しながら触れてみたい。

　インプラント治療の普及により、骨の大切さ、いかにして骨を増やせばよいかなど、これまでに

たいへん多くの議論、文献的報告がなされてきた。このことは歯科医療全体の底上げにも繋がり、骨再生の分野において歯科が医科をリードするきっかけとなったことはいうまでもない。この点では、歯科インプラントが普及したことにより、歯科の発展が加速したと考えられるが、あくまで、生体許容性を有する歯科インプラントを使用する前提での話である。歯の移植・再植は生体許容性材料でなく、生体材料を使用する治療であり、インプラント治療ではありえない常識が存在する（歯の移植・再植とインプラント治療の違いについて、p. 84第2章 Q. 15、p. 149第3章 Q. 30参照）。その代表的な1つに、前述した、術後の矯正学的歯の移動であるが、母骨の再生という面も存在する。

▶症例2（図9〜20）

　患者は30代、女性。左下の奥歯が腫れて痛いとの主訴で受診された。初診時のパノラマX線写真を見るとわかるように、|8水平埋伏歯、|7根尖から連続する境界明瞭なX線透過像を認めており、その範囲は下顎下縁に及んでいた。消炎術を行い、消炎後のCTにて、病変は下歯槽神経には触れていなかったこと、歯根との連続性を認めたことより、囊胞摘出、|78抜歯術を行った。病理組織検査結果は歯根肉芽腫であった。

　3ヵ月後のパノラマ・CT検査にて、骨の再生はほぼ認めておらず、インプラント治療を行う際には、腸骨移植をはじめとした、大掛かりな骨移

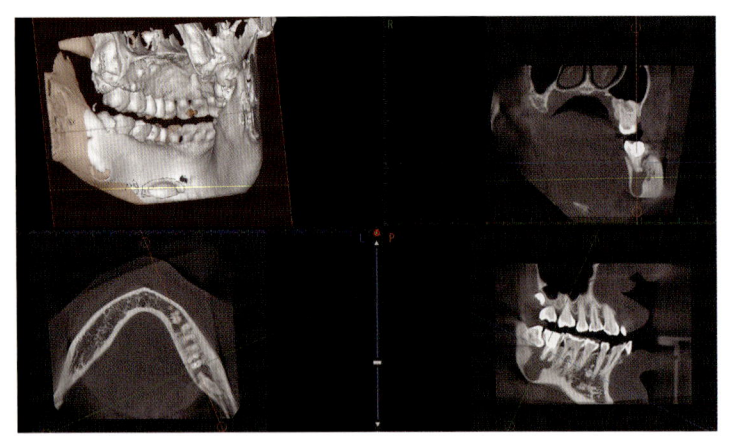

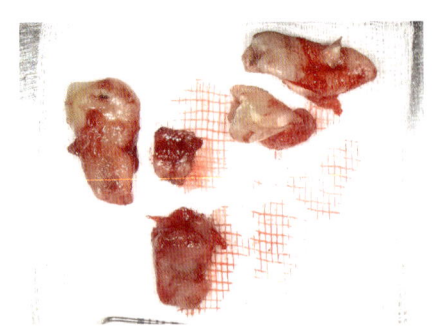

図⓫　摘出物。病理組織検査の結果、歯根肉芽腫であった

図❿　術前 CT 画像。⌐7歯根と連続した構造物が確認される

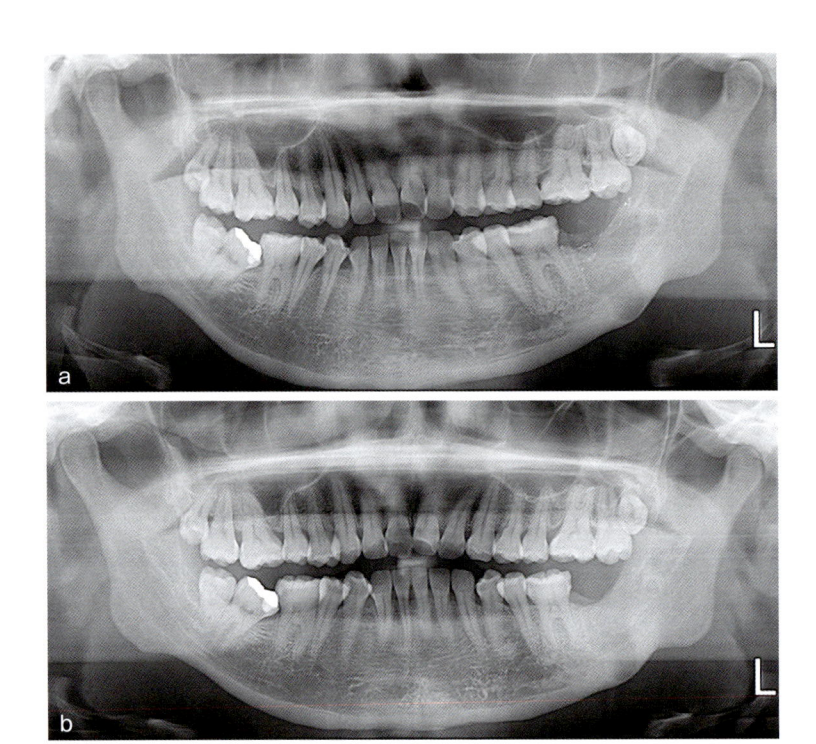

図⓬　a：術直後、b：3ヵ月後

植の必要性が示唆された（図13）。

　⌐8に単根の埋伏歯（ドナー歯の考え方については、p. 29第2章 Q. 3参照）を認めていたため、歯根膜組織の骨誘導能を期待して、歯の移植術を行った。手術は局所麻酔下にて施行し、抜歯部位は軟らかい類骨様組織で充満されていた。後述するアルベオ・シェーバーを使用して移植床の形成（p. 52第2章 Q. 8、p. 58Q. 9参照）を行ったが、とても軟らかく、形成は容易であった。前症例と同様、粘膜骨膜弁で歯冠が覆える位置で縫合固定

を行い、手術終了とした。

　術後4週目で移植歯の動揺はほぼ消失し、ラバーダム防湿が可能になった状況を確認して、通法に従い根管治療を行った（智歯の根管治療の考え方については p. 70第2章 Q. 12、術後の注意点に関して、p. 68第2章 Q. 11参照）。テンポラリークラウンにて問題がないことを確認し、最終補綴装置の装着を行った（どのタイミングで最終補綴にいくか撤退するかは、p. 73第2章 Q. 13参照）。補綴後6ヵ月時点でのX線検査では、下顎下縁

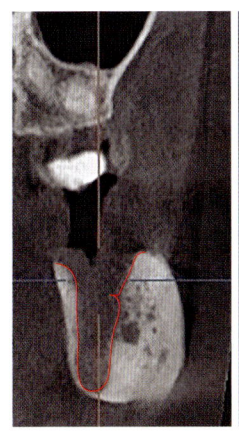
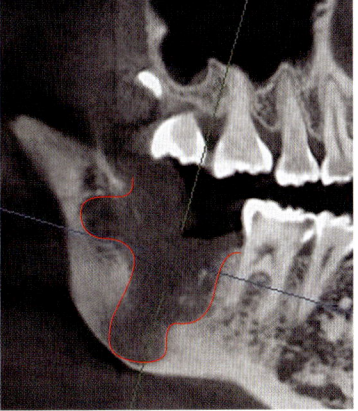
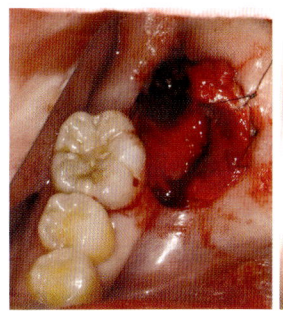
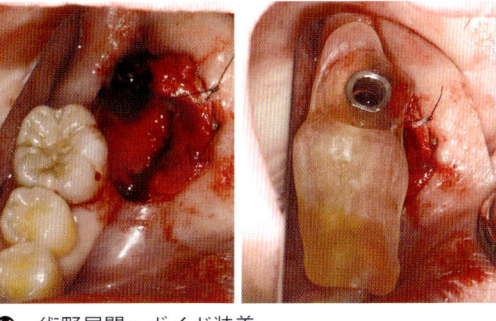

図⓭　術後3ヵ月のCT写真

図⓮　術野展開〜ガイド装着

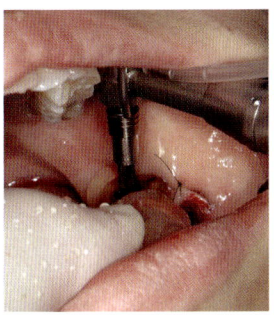
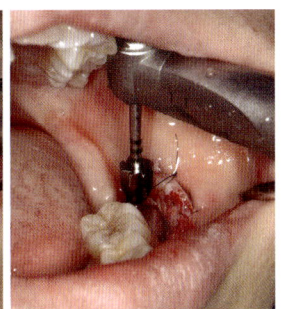
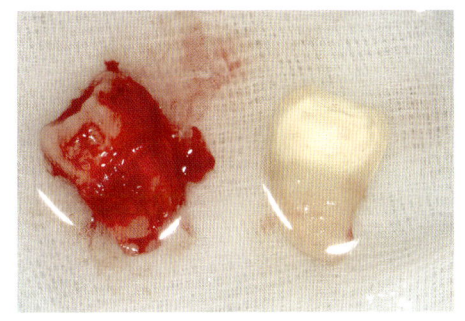

図⓯　ガイドドリリング〜アルベオ・シェーバーによる骨削合

図⓰　レプリカ（右）とドナー歯（左）の比較

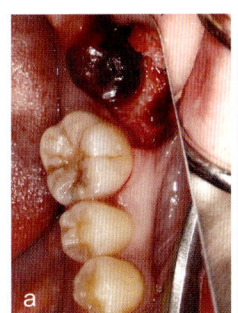
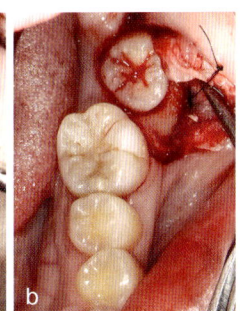
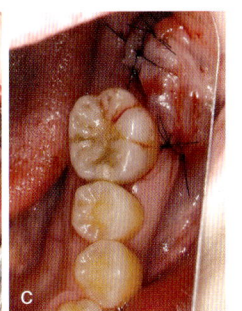

図⓱　a：レプリカ試適、b：ドナー歯移植、c：固定

の皮質骨や海面骨の骨梁構造の回復も確認され、歯根膜組織の骨誘導能を用いた、歯の移植術を用いることにより、大幅な骨移植をせずとも骨の回復、固定性補綴装置による咀嚼機能の回復がなされていることが確認できる。

　このように、歯科インプラントを前提とした母骨の存在意義と最高の骨伝導能を有する歯根膜組織を有する歯の移植における母骨の存在意義は大きく異なる。インプラント治療に慣れ親しんだ先生方にとっては戸惑うかもしれないが、骨再生の

足場があれば、大幅な骨移植手術が必要ないことも歯の移植術の特徴といえる。本症例では、病理組織検査の都合上、先行永久歯の抜歯と歯の移植のタイミングを分けたが、後になってみると、同時でも可能であった可能性が考えられた（歯の移植の手術のタイミングに関しては、p. 27第2章Q. 2参照）。この点に関して、術前の資料採得とその予定を十分考えて手術に臨むことが必要であり、p. 35第2章Q. 4の術前診査のポイントを参考にされたい。

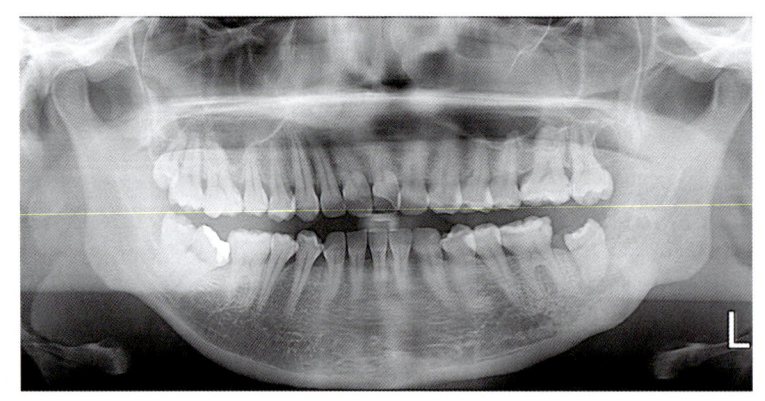

図⑱　術直後の X 線写真

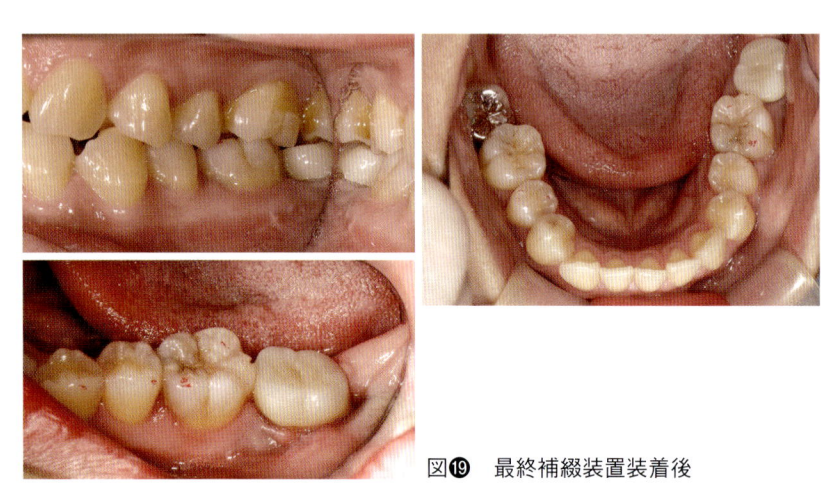

図⑲　最終補綴装置装着後

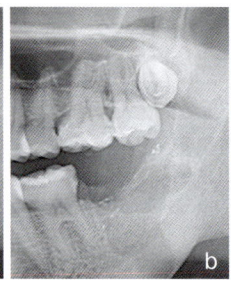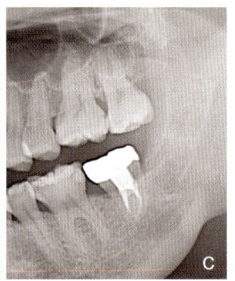

図⑳　a：初診時、b：抜歯3ヵ月後、c：最終補綴後

歯の再植

1．外科的補綴条件の変更とは

　歯の再植の本増刊号での定義として、「外科的補綴条件の変更」という立ち位置で論を進めていく。

▶症例3（図21〜26）

　患者は40代、女性。右側下顎臼歯部の骨膜炎消炎後、保存の可否を求めて、近医歯科より紹介受診された。口腔内所見として、消炎処置後であり、歯冠は撤去されていた。7に関して、歯周組織検査にて出血を伴うポケット深部を認め、歯根破折の診断であった。また、根尖に境界明瞭な透過像を認め、紹介医では抜歯の診断であった。確かに歯肉・骨縁下のう蝕であり、補綴時のフェルールの問題、根管治療の際の防湿を考慮すると抜歯の診断であったが、破折線の状況、歯根膜表面の状況、根尖の破壊状況を確認するステップ、いわゆる「検歯」の段階を踏んで保存 or 破棄の決定を行うことを患者に説明し、処置を行った（検歯の判断については p. 102第3章 Q. 19参照）。

　検歯時の写真をご覧いただきたい（図12）。破

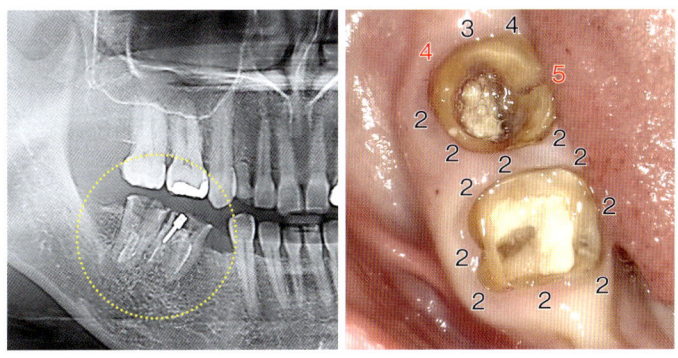

図㉑　初診時口腔内・X線所見

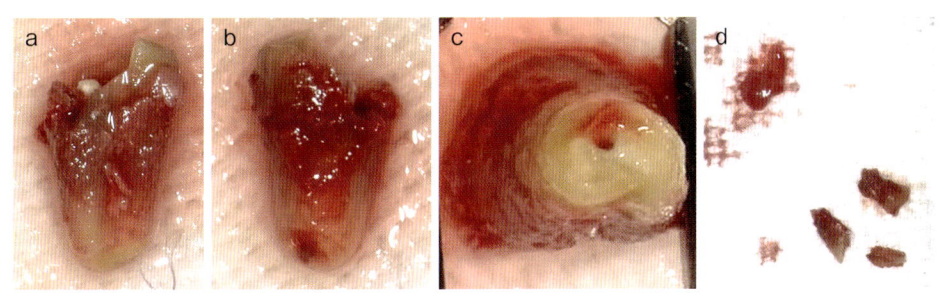

図㉒　検歯時所見

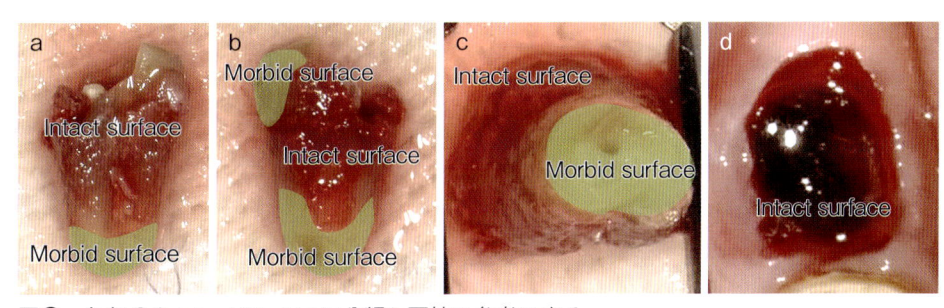

図㉓　各部分を Intact/Morbid に分類し再植の参考にする

折部分は確かに骨縁下に及んでいたが、破折部位を差し引いても10mmを超える歯根長が獲得可能であった。また根尖については、根尖孔が開大しており、歯根膜組織の欠落部分が認められたため、根管郭清・充塡後、根尖のカットを行い、Contact Surface に注意して、骨縁上に歯質が来る位置に設定し再植立を行った。術後、暫間補綴にて症状がないことを確認し、紹介医にて最終補綴を行い経過良好に推移している。

　本症例では、歯肉縁下に破折部位が及ぶことによる根管治療時の防湿不全、補綴後のフェルールの問題、根尖破壊による根管治療の困難性の問題を解決することが可能であった。そもそも、歯肉縁下での破折歯、根尖破壊による根管治療困難歯は抜歯適応であるが、検歯を経て、補綴条件の変更が可能であれば、温存可能であることが示唆される。抜歯宣告されている歯であれば、仮に温存できなかったとしても、大きな問題に発展することはほぼ皆無である。注意すべき点は検歯の際、Contact Surface を意識することであり、p. 139第3章 Q. 27を参考にされたい。

　外科的補綴条件の変更について、概要をご理解いただけたであろうか。ここでもう一例、症例を供覧したい。近年、報告数が増加し、注目されている侵襲性歯頸部歯根吸収症（invasive cervical root resorption：ICR）は、これまで、う蝕もしくは歯根内部吸収と捉えられ、吸収が大きい場合は、術後の破折リスクが上がるため、抜歯適応と

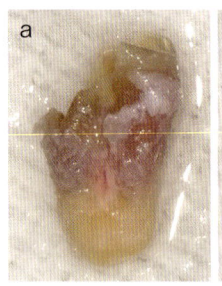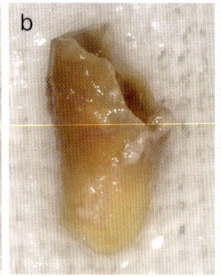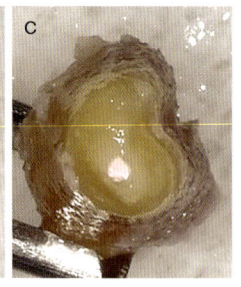

図❷ 口腔外治療後。a：破折片・う蝕の除去、b：根管内の搔把・根管充填、c：破壊根尖孔の除去・シーリング

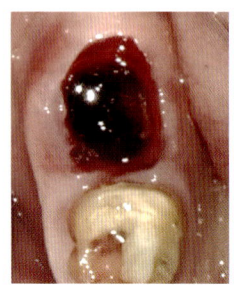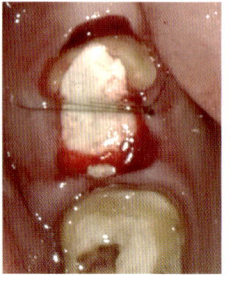

図❷ 口腔内に再植した直後

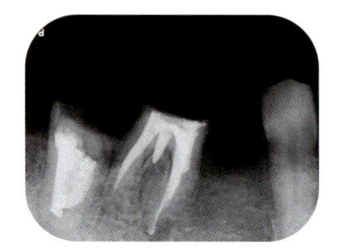

図❷ 術後2ヵ月

されてきた疾患であるが、症例によっては、再植手術（外科的補綴条件の変更）により温存可能なケースが存在する。

▶症例4（図27〜31）

患者は30代、女性。⑤歯髄炎にて近医歯科受診、抜歯の診断であったため、セカンドオピニオンを求め歯科大学を受診するも、やはり抜歯の診断であった。鎮痛薬にて疼痛コントロール下に当院を受診された。当院初診時は⑤急性化膿性歯髄炎の状態であり、デンタルX線写真にて歯冠部象牙質〜歯根2分の1に至るX線透過像、自発痛・咬合痛を認め、化膿性歯髄炎の診断、急性症状に対して患部歯髄の除去を行った。髄腔開拡時に出血を認め、電気的根管長測定不能の状態であった。手指感覚にて根尖と考えられた部位まで根管の拡大を行い、除痛後改めて、治療方針についてコンサルテーションを行った。

従来の方法であれば、抜歯適応であることを理解していただき、検歯を行い、得られた所見に従って保存か抜歯かを術中判断することに同意を得られたため、再植手術を行った。愛護的抜歯目的に術前に矯正的挺出力を加えたのちに、抜歯・検歯を行った（再植の術前にすべきことに関しては、p. 113第3章 Q. 21、p. 123第3章 Q. 23参照）。

検歯時の所見として、術前に認められたX線不透過像は、う蝕でなく肉芽組織であり、肉芽組織の搔爬後の歯質にう蝕は認めなかった。また、歯質は部分的に菲薄化していたものの、歯根表面は健全な歯根膜組織を認めており、口腔外での根管内の洗浄、根管充填・支台築造後の残存歯根長は10mm以上を確保し得る状況であった。そのため、歯根膜表面がすべて骨内に包埋される位置に設定し、再植を行った（破折部位の処理のポイント・固定に関しては p. 131第3章 Q. 25、p. 135第3章 Q. 26参照）。術後暫間補綴装置にて問題がないことを確認し、最終補綴装置の装着を行った（再植歯の補綴のポイントに関しては p. 142第3章 Q. 28参照）。術後4年現在、問題なく経過している。

本症例において、根管治療困難歯であったこと、術後の菲薄化した歯質を温存し、支台築造、術後のフェルール確保が困難であったことを考慮すれば、前医にて抜歯宣告されたことは当然のことと

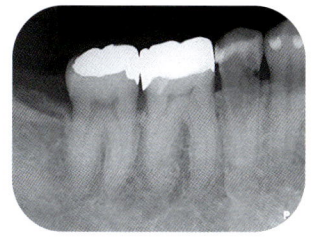

図㉗　30代、女性。初診時 X 線写真。歯冠〜歯根にかけての X 線透過像を認める

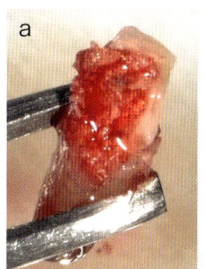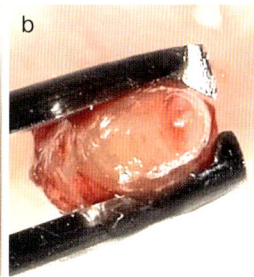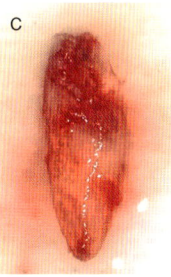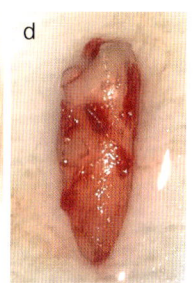

図㉘　検歯時所見。歯根表面は豊富な歯根膜細胞を認める

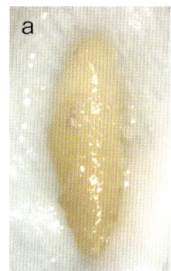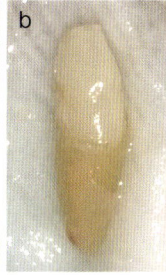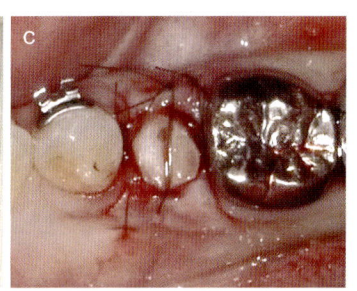

図㉙　口腔外治療後所見。約20分を目安に処置を行う

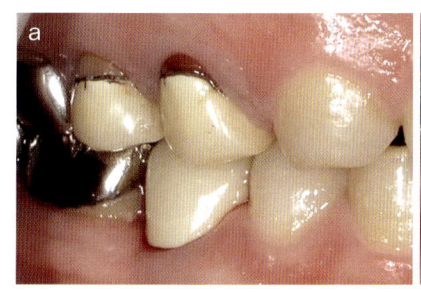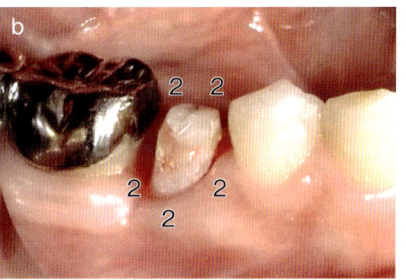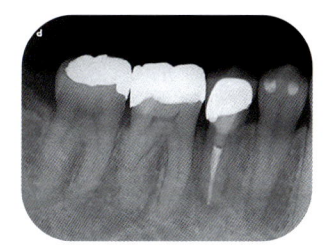

図㉚　補綴装置装着直前の口腔内所見。5遠心の歯肉退縮を認める以外に異常所見は認めない

図㉛　術後経過観察中の X 線写真。骨吸収などの異常所見は認めない

考えられた。しかし、外科的補綴条件の変更を行うことにより、このような症例でも温存可能な場合もあることが示唆された。しかし、破折歯、根管治療困難歯のすべてに適応できるテクニックではないため、症例の慎重な見極め（p. 90第3章 Q. 17、p. 102第3章 Q. 19、p. 109第3章 Q. 20参照）、引き際（再植を断念するポイントは p. 147第3章 Q. 29参照）を理解し、臨床応用を行うことが重要である。

○

歯の移植・再植についてわれわれは、「歯の移植＝外科的歯の移動」「歯の再植＝外科的補綴条件の変更」ととらえて日常臨床に取り入れている。規格化されていない生体材料を用いるため、症例によってさまざまな注意点があるが、そこがまた臨床の面白い一面であるともわれわれは考えている。本書を手に取られている先生方には、近隣の歯科医院と差別化を図る意味でも、ぜひ、これらのテクニックをマスターしていただき、臨床に役立てていただきたい。

では、第2章（歯の移植について）、第3章（再植について）に記載されている Q&A にバトンパスし、術式の理解を深めてほしい。

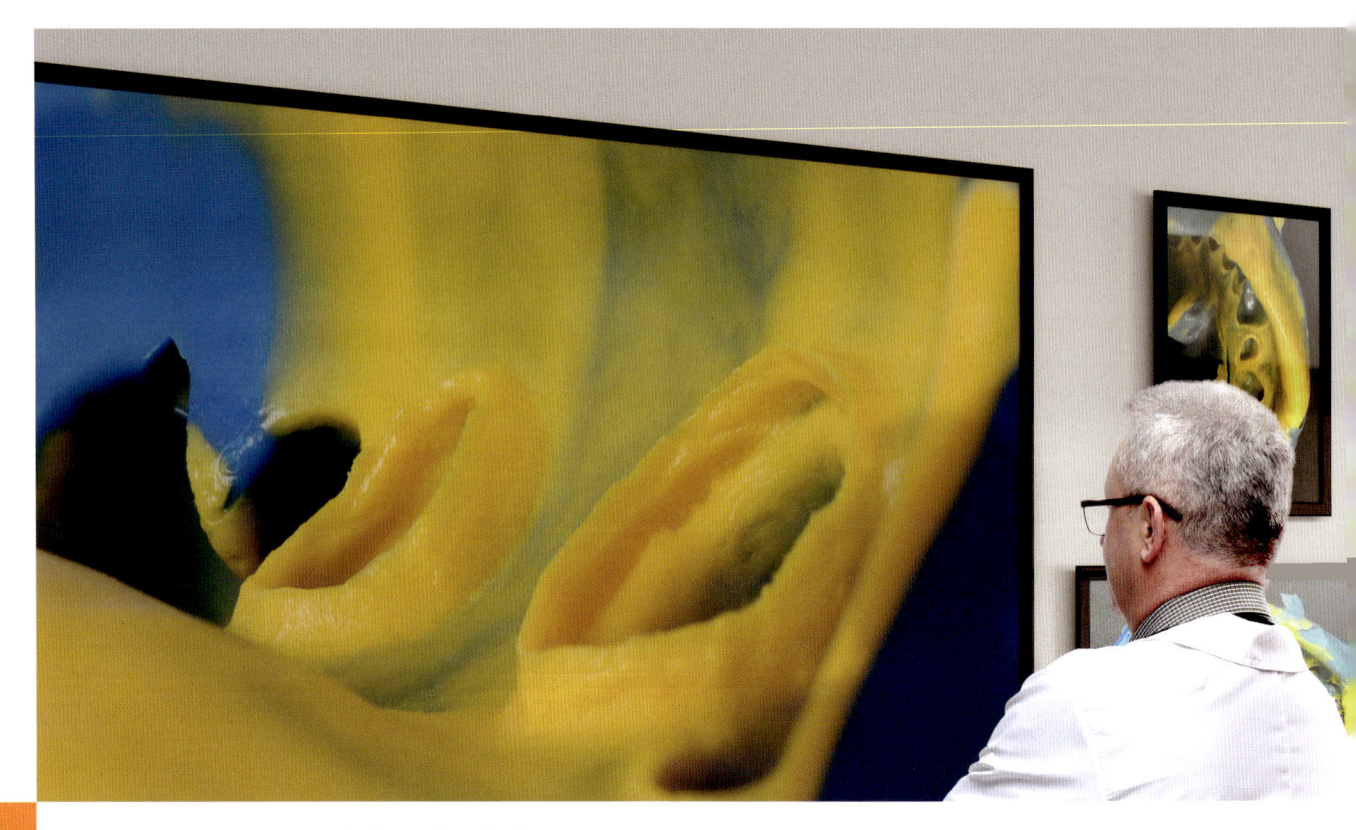
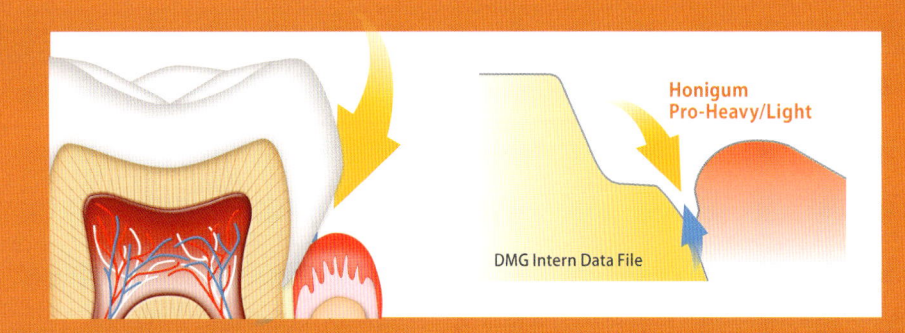
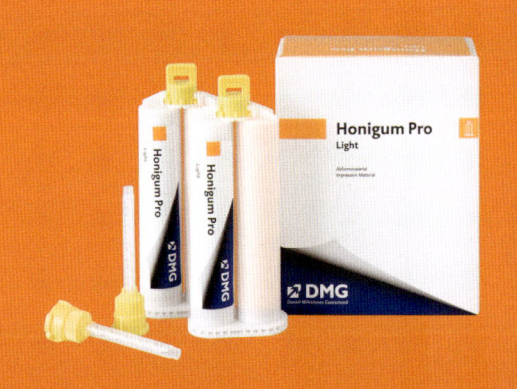

第2章

移植

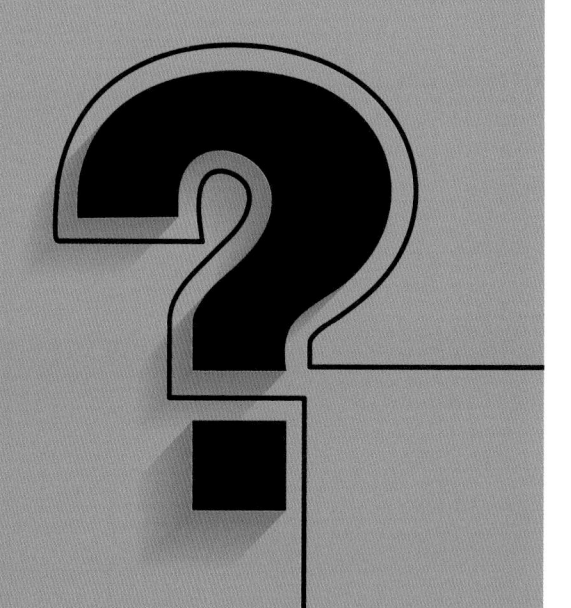

Q.1 → Q.16

Q.1

ドナー歯の抜歯を、より安全に効率的に行う工夫はありますか。

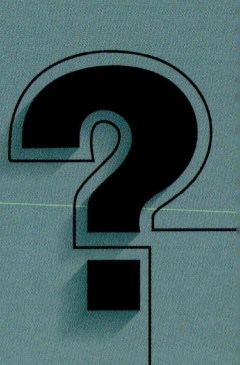

A

山崎新太郎 Shintaro YAMAZAKI
千葉県・まきの歯科クリニック南行徳院

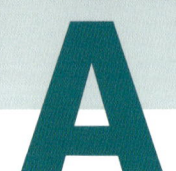 ## 抜歯前の準備

歯の移植は、前提としてドナー歯の抜歯が完了しないことには始まらない。つまり、歯の移植を行うにはまず安全で正確な抜歯術を会得していることが前提となる。

すべての歯科治療に通じることではあるが、とくに抜歯をはじめとする観血的処置は患者にとって不安や緊張を伴いやすい。そのため、治療を成功に導くにはまず患者との信頼関係を構築し、そのうえで、具体的な手術の説明を行い、患者の不安を軽減させる必要がある。とくに歯の移植・再植治療は術後約1ヵ月の固定期間が必要となるが、この固定期間は患者を信頼し、患歯の安静と清潔度の保持を患者に委ねることになる。術前・術後の患者との信頼関係、そして、それに起因した患者の協力的な姿勢が予後を左右することはいうまでもない。

また、観血的処置を行う前には患者の全身状態を十分に把握することも重要である。現在の健康状態、既往歴、使用中の薬剤などを詳細に確認し、必要に応じて医科との連携を考慮する。

周術期感染対策も、手術前の重要な準備事項の一つである。手術部位感染のリスクを最小限に抑えるため、適切な感染予防策を講じる必要がある。具体的には、術前の口腔内消毒、術者の手指消毒、

適切な滅菌器具の使用などが挙げられる。

術前術後の抗菌薬の使用も重要な感染予防策の一つである。JAID/JSC 感染症治療ガイドライン2019[1] においては、切開の1時間前における抗菌薬の使用が推奨されている。術後数時間適切な抗菌薬濃度が維持されていれば術後の投与は必要ないとする報告もあるが、このガイドラインでは術後24時間以内の再投与が推奨されている。

抗菌薬の種類や投与期間については、術者が患者の状態や手術内容に応じて適切に判断する必要があるが、基礎疾患や薬剤アレルギーのない通常の症例であれば、わが国ではアモキシシリンが一番望ましいとされている。

近年、薬剤耐性(AMR：antimicrobial resistance)が問題となっている。AMR とは、薬剤に耐性ができ、薬剤が効かなくなることを指す。とくに抗菌薬が細菌に効かなくなることについては、2050年には世界で AMR によって死亡する人の数が1,000万人に達し、がんで年間に死亡する患者数をはるかに上回るとの試算がなされている。これを防ぐためにわれわれ歯科医師ができることは、漫然と抗菌薬を3日間処方するのではなく、ガイドラインに示された薬剤を、適切なタイミングで、適切な量を処方し、同時に患者へ薬剤の適正使用を指導することである。

このように、抜歯前の準備は単に技術的な側面

だけではなく、患者との信頼関係構築から始まり、全身状態の把握や感染対策、そして適切なドナー歯の選定まで、多岐にわたる。

具体的なドナー歯の選定や診断方法については他項に譲るが、これらの準備を丁寧に行うことで、より安全で効果的な歯の移植・再植が可能となる。

ドナー歯の抜歯手技

安全で正確なドナー歯の抜歯は、歯の移植の成功を左右する。具体的には、ドナー歯の歯根膜の損傷を極力抑えた抜歯手技が求められる。

歯根膜細胞は再生能力が高く、ドナー歯の歯根膜の保全が移植後の歯の定着と機能回復に不可欠な役割を果たす。歯根膜は歯と歯槽骨を結びつける組織であり、この組織が損傷を受けるとアンキローシスといわれる置換性骨吸収の原因となる。そのため抜歯の際には、歯根膜を挫滅させないよう細心の注意を払う必要がある。

具体的には、歯根を器具で直接触れることを極力避けるため、鉗子を用いて歯冠部をしっかりと把持して抜歯を行う。この際、ダイヤモンド付き鉗子やYDM製「抜歯鉗子Claw」などの把持力の高い器具を用いると、歯への不要な力の伝達を防げる。ドナー歯を脱臼させる前にあらかじめメスで歯根膜内へ切開を加え、歯周靭帯を切離しておくことで、可能なかぎり歯根膜を歯根へ付着させたまま摘出できる。

ドナー歯が埋伏している場合、粘膜骨膜弁を翻転し、必要に応じて骨を削除して歯冠を明示する必要があるが、ストレートハンドピースや5倍速コントラアングルを用いて骨削除を行う場合は、歯根を損傷しないように注意が必要である。ドナー歯の抜歯には対象歯や隣在歯の歯周組織を損傷しやすいヘーベルは用いないことが基本だが、上顎埋伏智歯などをドナー歯として採用する場合はヘーベルなしでの抜歯は困難な場合がある。

筆者はヘーベルで歯を脱臼させたのち、鉗子にて把持できるところまで歯を移動させてから、鉗子を用いて摘出している。上顎埋伏智歯はう蝕や治療経験がない生活歯である、いわゆるバージンティースであることが多いため、移植のドナー歯として有用であることが多い。そのため、上顎埋伏智歯抜歯がスムーズにこなせることは移植に関してもかなり有利になる。逆にいえば、上顎埋伏智歯抜歯に苦手意識があると移植治療に制限がかかってしまうこともあり、ぜひマスターしておきたい手技である。

以下に、上顎埋伏智歯抜歯の筆者なりの簡単なコツを記しておく。

1. 上顎7遠心歯槽頂切開と縦切開を加え、明視下、直視・直達を心がける

上顎埋伏智歯抜歯は口唇や筋突起の存在で盲目的な手術になりやすい。開始時に口腔内から歯冠が見えないような症例の場合は上顎7歯槽頂切開と縦切開を加え、粘膜骨膜弁を翻転し、視野を確保する。粘膜骨膜弁を起こすことや、骨を削ることが侵襲が大きいというのは誤解である。必要最小限のフラップを起こし、必要最小限の骨削除を行い、短時間で素早く手術を終わらせるというのが本当に侵襲の少ない手術ではないだろうか。

2. 骨削除はマイセル・マレットを用いる（図1、2）

ストレートハンドピースやコントラアングルを用いた骨削除は、上顎埋伏智歯抜歯の場合は口唇や頬粘膜を巻き込みやすく危険である。また、必要以上に骨を削除しすぎてしまった場合、ヘーベルが回転してしまうまく力がかけづらくなる。マイセル・マレットを利用し、低侵襲で必要最低限の骨をコントロールしながら除去していくほうが安全である。

3. 智歯が上顎7の遠心歯頸部のアンダーカットに入り込んでいても歯冠分割は行わない

上顎埋伏智歯は、分割して歯が小さくなるとヘーベルをかけるポイントがわかりにくくなるので分割は極力行わないほうが無難である。

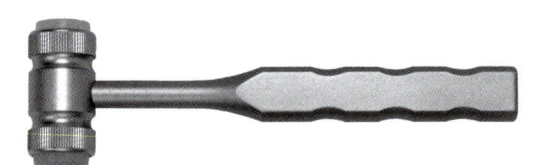

図❶ 外科用マレット（YDM）。マレットの操作はアシスタントに依頼することになる。マレットの軸に平行に、最初は弱い力で叩くとよい（画像はメーカーより提供）

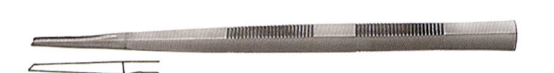

図❷ 骨ノミ 溝刃 角柄（インプラテックス）。上顎埋伏智歯抜歯をはじめ、多種の症例に使用できる溝刃のものが有用である（画像はメーカーより提供）

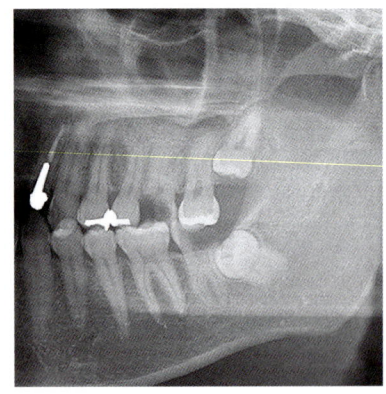

図❸ |8|→|6|へ移植を行った（術前パノラマX線写真）。このような上顎埋伏智歯は移植のドナー歯に最適である

4. 咬合平面方向に出すのではなく、頬側または遠心に向かって出すイメージをもつ

　智歯は咬合平面方向ではなく、頬側や遠心へ倒すイメージをもってヘーベルを操作するとよい。根尖側へむやみな力をかけると上顎洞への迷入のリスクにもなるため、注意が必要である。

ドナー歯抜歯後の保存

　歯は、骨外へ出た瞬間から歯根膜細胞へのダメージが始まる。歯が一度骨外へ出ると、歯根膜への血液供給が途絶え、細胞は徐々に活性を失っていく。とくに、乾燥状態に置かれると、歯根膜の細胞は急速に壊死していく。

　歯根膜は乾燥に対して非常に脆弱で、わずかな時間の乾燥でも細胞の活性が著しく低下する。

　1981年の Andreasen らによると、乾燥状態に放置した歯の正常な歯根膜細胞の割合は、放置後18分までは正常な歯根膜の割合が70％前後に保たれているものの、30分以上放置したものになると、その割合が30％弱まで落ち込むことが報告されている[2]。そのため、ドナー歯には抜歯直後から適切な湿潤状態を与えることが重要である。ドナー歯には抜歯直後から適切な保存環境を整えることが重要となる。

　具体的には、術前に歯牙保存液や生理食塩液を

ダッペングラスなどに用意し、ドナー歯は抜歯後そこに浸しておく。浸す際は、歯全体が液に完全に浸漬することと、液の温度が極端な高温や低温になることは避けるよう注意する。なお、筆者は、抜歯窩に一度抜歯した歯を戻すことで保存する場合もある。

　p. 87第2章Q.16でも述べられているが、歯のレプリカを準備することでドナー歯の抜歯を移植操作直前に行い、移植床形成に実際のドナー歯を使用しないことも歯根膜損傷を防ぐために有用であるため、移植の手術に慣れていないうちはぜひレプリカの使用を検討してほしい（図3〜5）。レプリカ作成は、CTによるデータから歯科技工所に依頼できる場合もあるが、近年では医院に自前の3Dプリンタを用意して作成している場合もある。

　このように、適切な歯根膜の保存により歯根膜の細胞活性を保ち、移植後の治癒過程をスムーズにすることを期待する。

抜歯の年齢要因

　2021年の山田らの報告によると、32歳以下と比較して32歳超の患者では、抜歯後のドライソケット、下歯槽神経障害、術後疼痛、術後感染などの合併症が約1.4倍に増加することが報告されてい

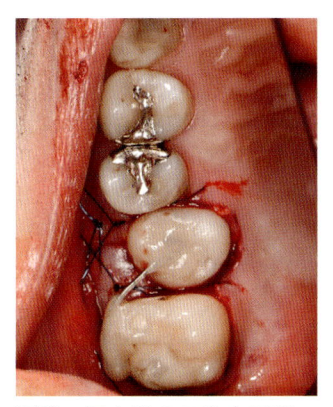
図❹ 固定後の口腔内写真。ワイヤーとレジンを用いて固定を行った

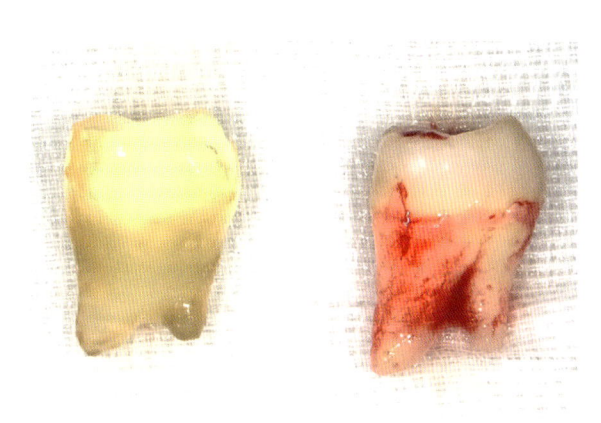
図❺ ドナー歯のレプリカ（左）と実際のドナー歯（右）。非常に精度は高い

る[3]。この知見は、2023年に Singh らが発表したメタアナリシスの結果とも一致しており、年齢による影響は統計学的にも無視できないことが確認されている[4]。この年齢による影響は生体の生理学的な変化に基づいており、40代を過ぎると顎骨の密度が増加し歯と骨の癒着が進行し、歯根と骨の結合が強固になることが、CT を用いた研究でも報告されている[5]。したがって、高齢化が進むほど抜歯に多くの骨削除を必要とし、全身疾患のリスクも高まる可能性があるため、抜歯の難易度は上昇すると考えられる。

2023年の Johnson and Smith らの報告では、65歳以上の患者における抜歯時間は、30代と比較して平均で1.8倍長くなることが示されており、術者の技術レベルによる差も大きくなる傾向が認められている[6]。

年齢による影響は抜歯の技術的な側面だけではなく、術後の治癒過程にも及び、術後合併症のリスクが高いことも報告されている。2022年の山本らの研究では、60歳以上の患者集団で術後の感染率が2.3倍高くなることが示されており、とくに糖尿病や骨粗鬆症などの基礎疾患を有する患者でその傾向がみられた[7]。これは、加齢に伴う創傷治癒能力の低下や、骨代謝の変化が影響していると考えられる。

加齢に伴って骨芽細胞の活性が低下し、血管新生因子の発現も減少することや、歯周組織における炎症性サイトカインの産生パターンも年齢により変化することが報告されており、これが治癒過程に影響を与える可能性が示唆されている[8]。

若年者ほど歯の移植の成功率が高いという傾向は、さまざまな要因はあるが、このように年齢が上がるに伴い歯根膜の損傷の少ない安全な抜歯が難しくなってくることも要因の一つであろう。とくに、歯根膜幹細胞の再生能力は加齢とともに著しく低下することが、最新の幹細胞研究であきらかになっており、これが若年者での移植成功率の高さを裏付ける生物学的根拠となっている。

◉

歯の移植の一連の手技において抜歯手技は、保存不可歯の抜歯とドナー歯の抜歯の二回登場する。どちらの抜歯も移植床の保護、ドナー歯の保護という「抜歯完了＋α」の手技を求められる。

日常の臨床において、抜歯を行う機会は日々訪れる。抜歯完了は最低限の目標だが、その際に抜歯のための抜歯で終わるのではなく、この抜歯は歯の移植を行うのだと仮定して歯根膜や歯周組織の損傷を極力避けて手技を行ってみるということはスキルアップに有効かもしれない。

【参考文献】
1）JAID/JSC 感染症治療ガイド・ガイドライン作成委員会（編）：JAID/JSC 感染症治療ガイド2019. ライフサイエンス出版，東京，2019.

2）Andreasen JO: Effect of extra-alveolar period and storage media upon periodontal and pulpal healing after replantation of mature permanent incisors in monkeys. Int J Oral Surg, 1: 43-53 1981.

3）Yamada S, Hasegawa T, et al.: Andreasen JO: Prevalence of and risk factors for postoperative complications after lower third molar extraction: A multicenter prospective observational study in Japan. Oral Surg Oral Med Oral Pathol Oral Radiol, 132: 139-148, 2021.

4）Singh A, Kumar R, Chen X, et al.: Age-related complications in tooth extraction: A systematic review and meta-analysis. International Journal of Oral and Maxillofacial Surgery, 42（8）: 1023-1035, 2023.

5）Yamada S, Hasegawa T, et al.: Prevalence of and risk factors for postoperative complications after lower third molar extraction: A multicenter prospective observational study in Japan. Medicine（Baltimore）, 101（32）: e29989, 2022.

6）Johnson KM, Smith PD: Surgical time requirements and complications in geriatric tooth extraction: A prospective study. Journal of Oral Surgery, 89（4）: 412-421, 2023.

7）Yamamoto K, Tanaka S, Sato M, et al.: Post-operative infection rates in elderly patients following tooth extraction: A multi-center study. Journal of Dental Research, 93（5）: 677-685, 2022.

8）佐藤正人，他：加齢に伴う骨芽細胞活性と血管新生因子発現の変化．日本歯科基礎医学会雑誌，45（3）：234-242, 2023.

9）Brown RJ, Wilson M, Garcia P, et al.: Age-dependent changes in periodontal ligament stem cell regenerative capacity. Stem Cell Research in Dentistry, 15（2）: 89-98, 2024.

これで完璧！おさらい

　歯周組織の保護を念頭に愛護的な抜歯術を身に付ける。そのためには、滑りづらい鉗子などの器具を揃えることも有用である。上顎埋伏智歯はドナー歯として最適なため、上顎埋伏智歯の確実な抜歯テクニックを身に付けると移植治療の幅が広がる。

Q.2

移植床にある先行永久歯の状況により、抜歯と移植のタイミングを分けてよいでしょうか。

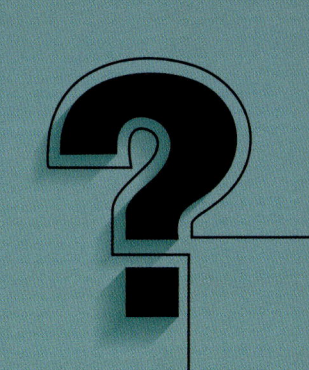

A

佐藤公麿 Takamaro SATO
岡山県・さとう歯科クリニック

　歯の移植を行う際、移植床の抜歯窩の直径とドナー歯の歯頸部の直径が同程度で、歯肉弁でドナー歯の周囲を十分に封鎖できる場合には、以下の理由により可能であれば即時移植を行うのがよいと考えられる[1~3]。

①外科処置が1回で済む。

②抜歯直後に移植するため、受容側の歯槽骨の吸収が起こらない。

③抜歯窩の周囲歯槽骨に歯根膜の残留があれば、治癒が早まる可能性がある。

④抜歯窩へ移植するため、移植床を新たに形成する必要がなく、手技が容易である。

　一方で、移植床にある先行永久歯が以下のような状態の場合は即時移植を避け、先行永久歯の抜歯から2～6週間の間に待時移植を行うのがよいと考えられる[2~5]。

①受容床の抜歯窩の直径がドナー歯の歯頸部の直径に比較して大きすぎ、歯肉弁でドナー歯周囲の閉鎖が困難と予測される場合。歯肉弁で歯頸部を十分に閉鎖できず、血餅を保護できないことから治癒に影響を及ぼす可能性がある。

②受容床の先行永久歯にサイナストラクトを伴う大きな根尖病変が存在し、抗菌薬の投与を行なっても消失しない慢性炎症を認める場合。

③歯周病や陳旧性歯根破折のために深い歯周ポ

ケット上皮が存在する場合。ドナー歯に歯根膜が存在していても、このような部位へ移植をした場合、付着が部分的に得られない可能性がある。

症例

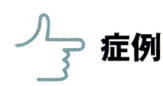

　上記を踏まえ、症例を供覧する。

▶症例1：即時移植（図1）

　患者は17歳、男子。「7の歯冠破折を主訴に来院した。「7はすでに歯冠破折のため歯根が歯肉に埋伏しており、根尖病変も存在しないことから、「8をドナー歯とした即時移植を計画した。術中、ドナー歯周囲は頰舌側の歯肉弁で十分に封鎖し、術後の自然挺出を見越してやや深めに位置づけて移植した。術後、ドナー歯が根未完成歯であったことから、移植歯には歯髄組織の生活反応と歯根発育が観察された。

▶症例2：待時移植（図2）

　患者は49歳、男性。「7の咬合時痛を主訴に来院した。「7は陳旧性歯根破折のため、根尖に至る深い歯周ポケットと根尖病変が存在したことから待時移植を計画した。「7を抜歯する際は、十分に搔爬を行い、歯周ポケットが深い部位では内縁上皮をメスで切除した。抜歯6週間後に「8を待時移植し、歯内療法後に補綴装置を装着した。

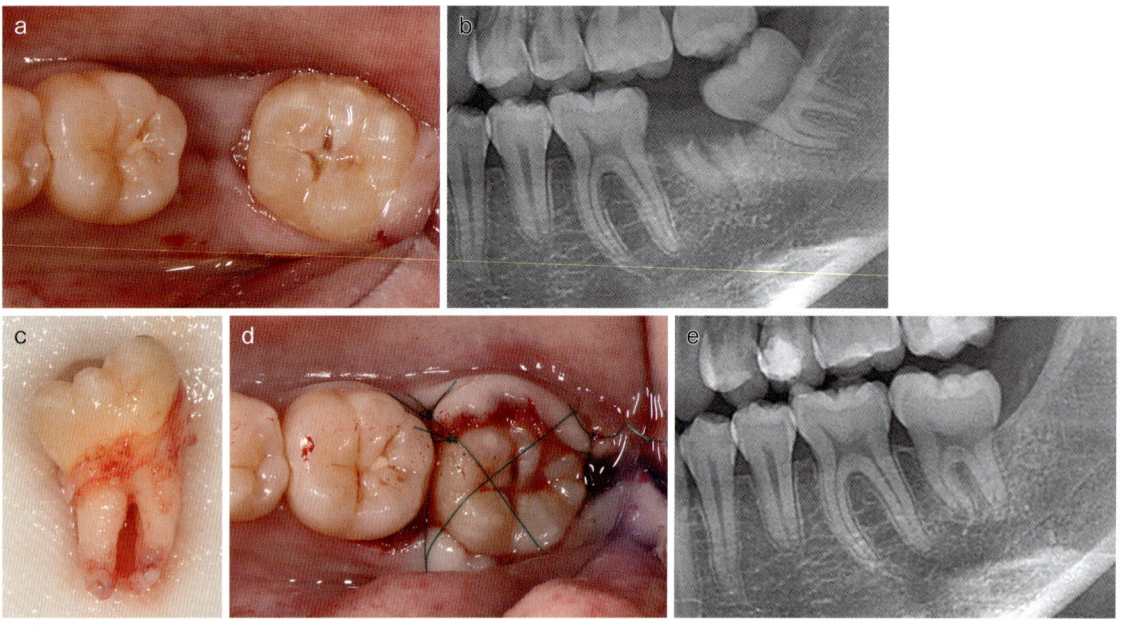

図❶　症例1。a：初診時、b：初診時のパノラマ X 線写真、c：ドナー歯、d：術中、e：術後8ヵ月のパノラマ X 線写真

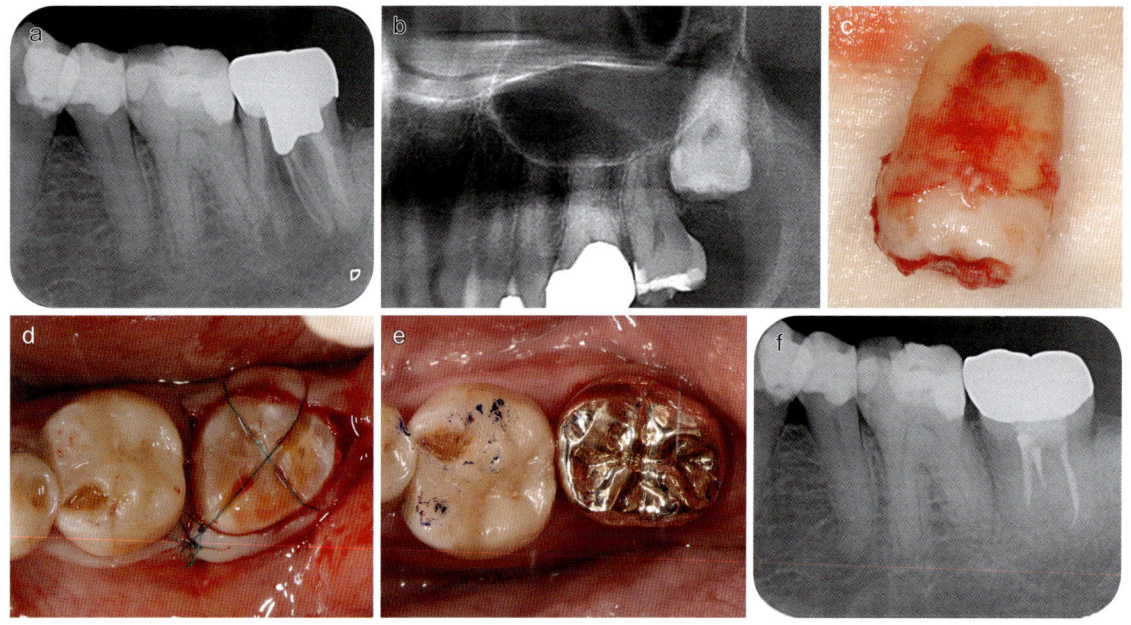

図❷　症例2。a：初診時のデンタル X 線写真、b：ドナー歯のパノラマ X 線写真、c：ドナー歯、d：術中、e：術後2年3ヵ月、f：術後2年3ヵ月のデンタル X 線写真

【参考文献】

1）市ノ川 浩：意図的歯牙再植後の歯牙及び周囲組織の変化に関する微細構造学的研究．日歯保存誌，38：63-87, 1995.
2）下地 勲：歯の移植・再植 これから始めるために．医歯薬出版，東京，2016：65-80.
3）月星光博：シリーズ MI に基づく歯科診療 vol.04 自家歯牙

移植 増補新版．クインテッセンス出版，東京，2014：97-125.
4）辻 要，中西 環，石川敬彬，仲間ひとみ，覺道昌樹，今井美季子，小滝真也：無理なくできる自家歯牙移植導入マニュアル．インターアクション，東京，2023：37-82.
5）平井友成：必ず上達 自家歯牙移植・再植．クインテッセンス出版，東京，2021：32-47.

これで完璧！おさらい

　　移植床にある先行永久歯の状況により、即時移植を行える場合と、抜歯と移植のタイミングを分けて待時移植を行ったほうがよい場合がある。良好な予後を得るためには、術前の検査・診断のうえで適切なタイミングで移植することが重要である。

Q.3

症例選択

どのような歯が
ドナー歯として適切でしょうか。

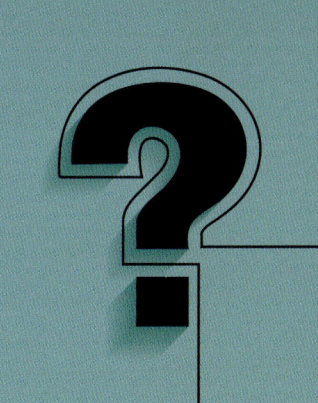

A 小林照正 Terumasa KOBAYASHI

東京都・いたばし三国歯科

歯の移植において成功する条件のひとつに、ドナー歯の選択がある。

抜歯時に歯根膜損傷の影響を受けづらい、また移植床形成の範囲に影響する単根、先細りのドナー歯があればよいが、実際の臨床において形態は多岐にわたる（**図 1**）。

本項では、実際の症例を提示し、適切なドナー歯の条件を探っていく。

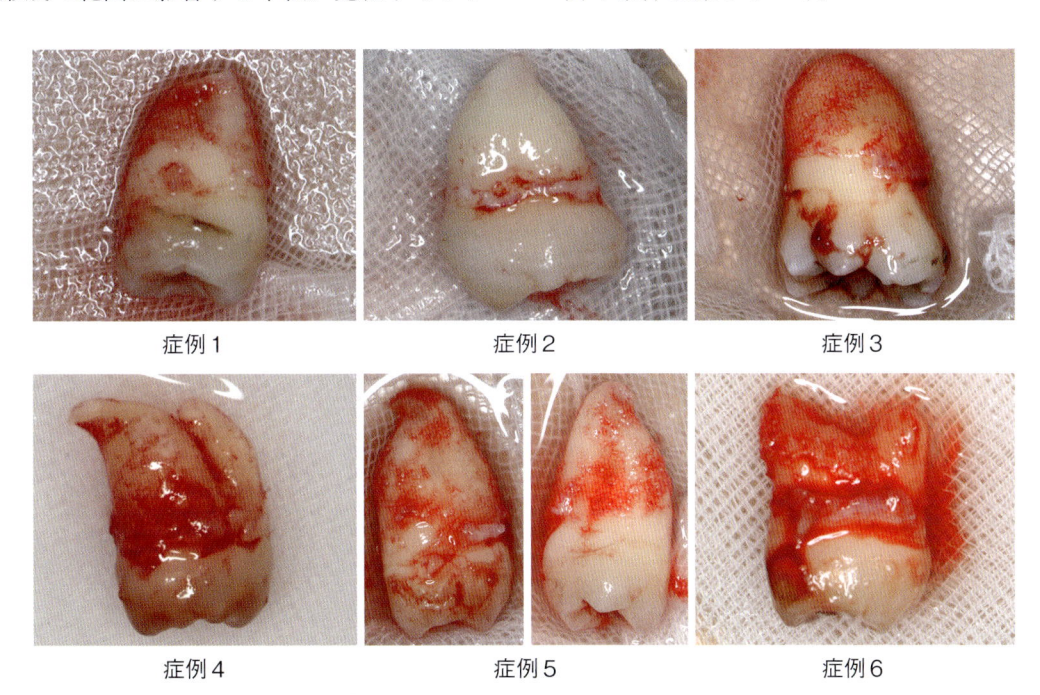

症例 1　　　　　　　症例 2　　　　　　　症例 3

症例 4　　　　　　　症例 5　　　　　　　症例 6

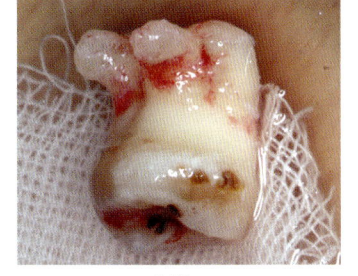

症例 7
図❶　単根、複根、歯根肥大、離開、彎曲と形態は多岐にわたる

35歳、女性。左下の欠損部に移植希望で来院。⌋8を移植した（**図2～10**）。

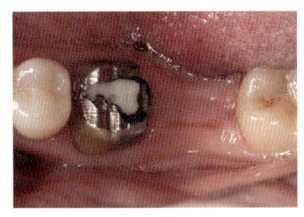

図❷　抜歯後数年経過

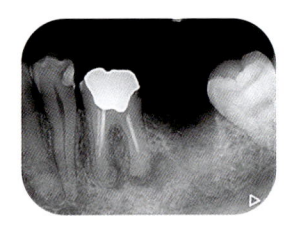

図❸　抜歯窩は治癒傾向

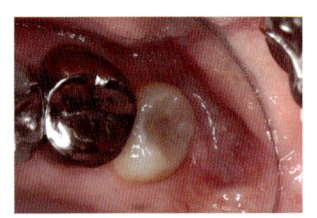

図❹　非機能歯である⌋8

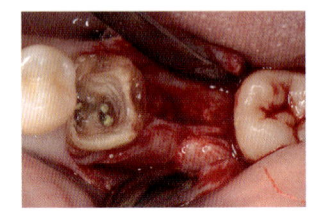

図❺　移植床形成前

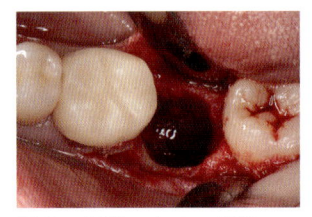

図❻　頬側は広めに骨削

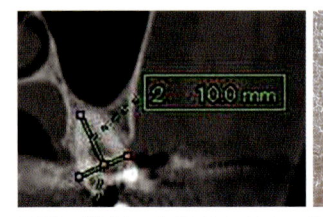

図❼　単根、先細りのドナー歯

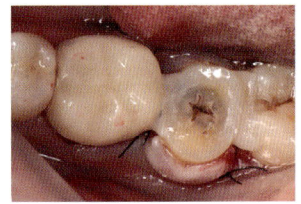

図❽　粘膜骨膜弁で緊密に包埋

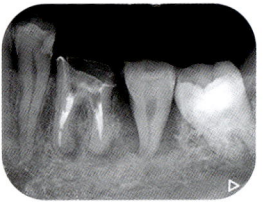

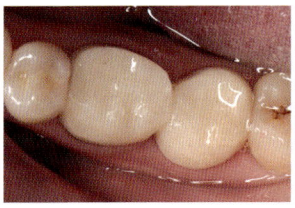

図❾　プロビジョナルレストレーションで経過観察

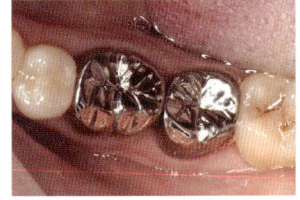

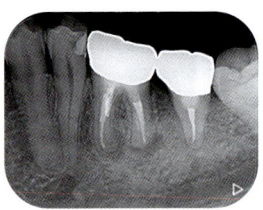

図❿　最終補綴

症例2

28歳、男性。⌈7欠損部に、年齢を考慮して8⌋を移植した（**図11～18**）。

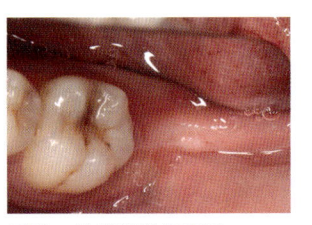

図⓫　抜歯後数年経過

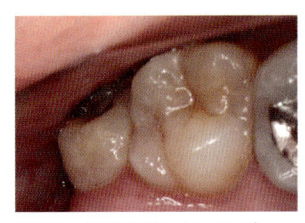

図⓬　非機能歯である8⌋

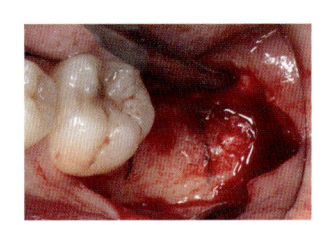

図⓭　骨幅のある移植床

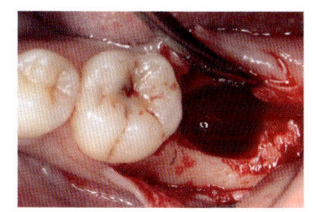
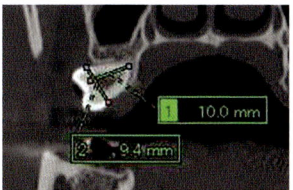
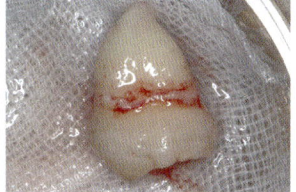

図⓮　深めに移植床形成　　図⓯　単根で歯根膜の付着は少なく、歯根も短い

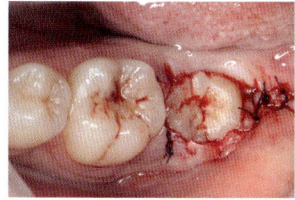
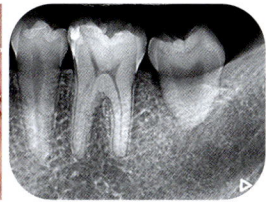
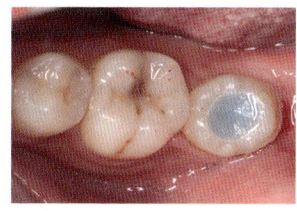
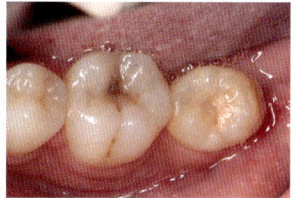

図⓰　深めに位置づけ縫合、固定　　図⓱　自然移動を促し生体のニュートラルゾーンへ

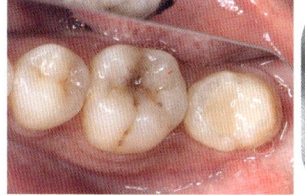
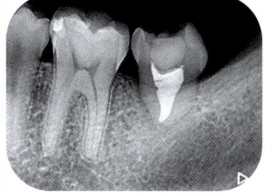

図⓲　CR 修復

症例3

　46歳、男性。7⌐に骨縁下う蝕を認め、予後不良と判断した。矯正は受け入れられず、隣接する8⌐を移植した（**図19〜23**）。

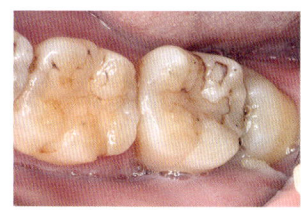
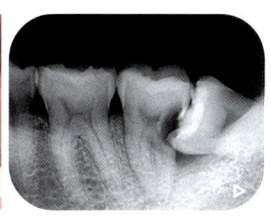
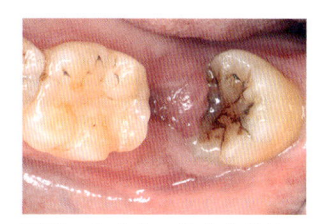

図⓳　7⌐遠心に深いう蝕が認められる　　図⓴　歯肉弁の治癒後移植

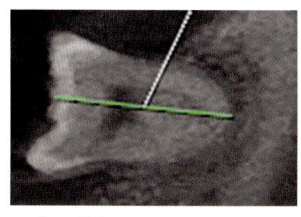
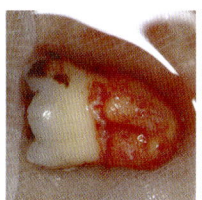
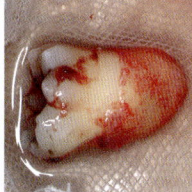

図㉑　複根であるが歯根は癒合している

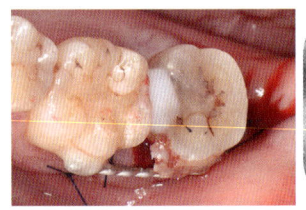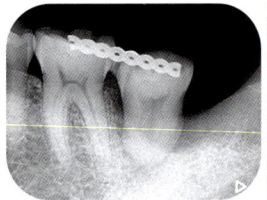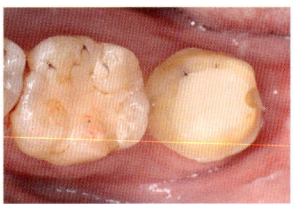

図❷ 遊離端欠損への移植のためワイヤーも併用して固定

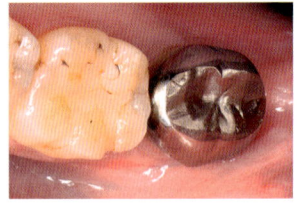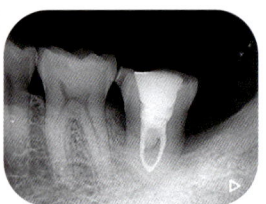

図❸ 最終補綴

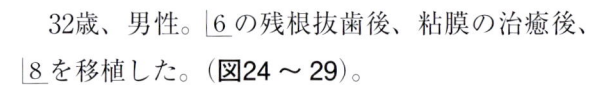

症例4

32歳、男性。⌞6 の残根抜歯後、粘膜の治癒後、⌞8 を移植した。（図24 〜 29）。

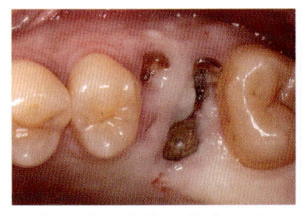

図❷ 残根状態で保存不可

図❷ 移植には十分な骨幅

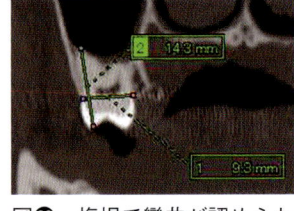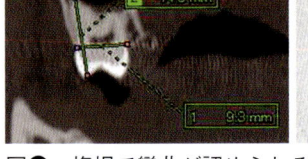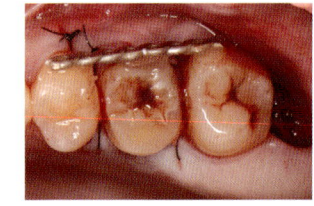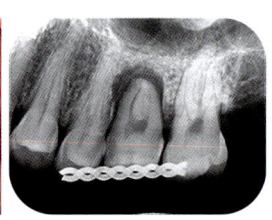

図❷ 複根で彎曲が認められるが離開は認められない

図❷ 近遠心を削合して固定

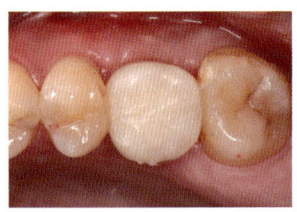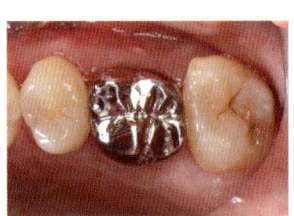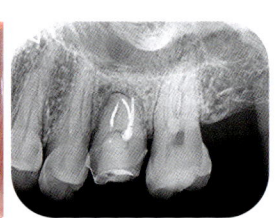

図❷ プロビジョナルレストレーションで経過観察

図❷ 最終補綴

症例5

32歳、女性。6⌋歯根破折のため抜歯後、粘膜の治癒を待ち、⌊8を上顎洞底挙上術を併用して移植した（図30〜35）。

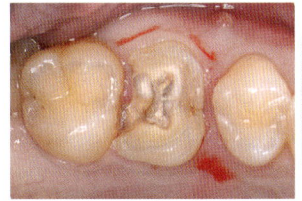
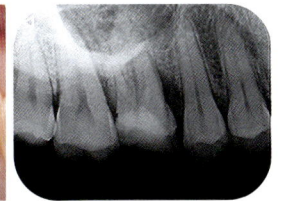

図❸⓪　近遠心にわたる横破折

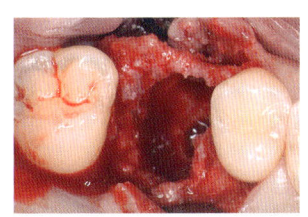

図❸①　上顎洞底挙上術を併用

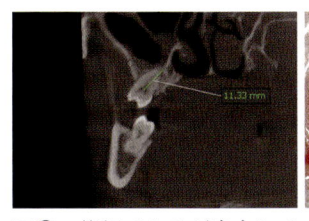
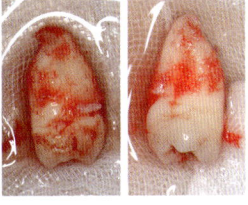

図❸②　複根であるが癒合している

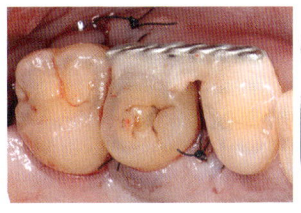
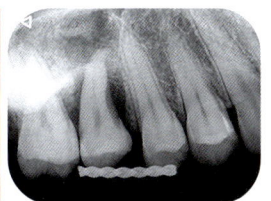

図❸③　ワイヤーを併用した固定

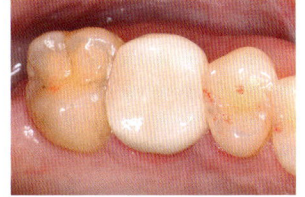
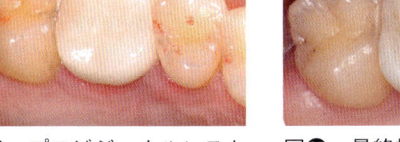

図❸④　プロビジョナルレストレーションで経過観察

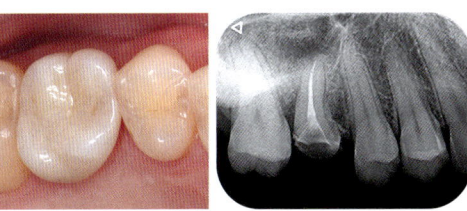

図❸⑤　最終補綴

症例6

41歳、男性。ブリッジの支台である⌊5が歯根破折により抜歯。非機能歯である⌊8を移植した（図36〜41）。

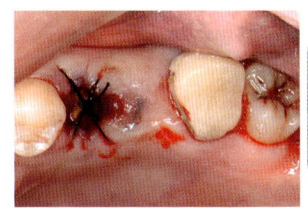
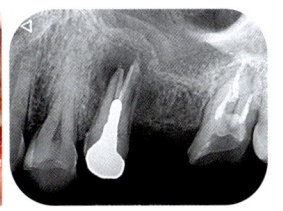

図❸⑥　歯根破折により抜歯

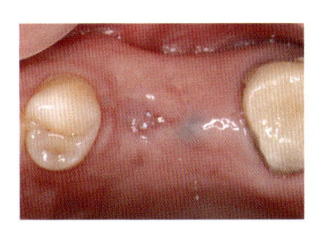

図❸⑦　粘膜の治癒を待ち移植

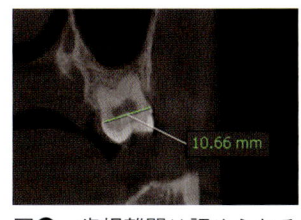
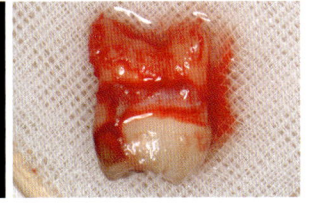

図❸⑧　歯根離開は認められるが分岐は小さい

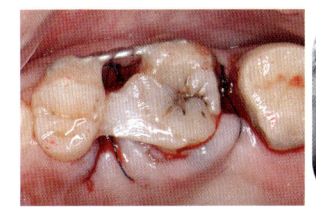
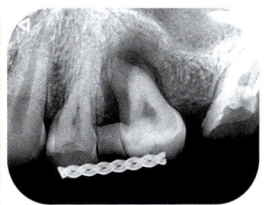

図❸⑨　欠損部中央へ移植

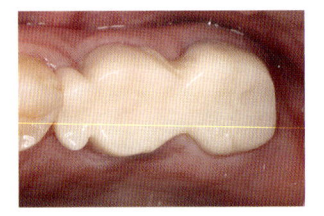
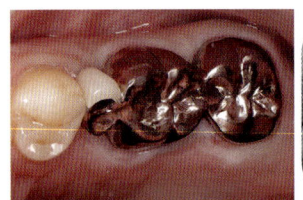
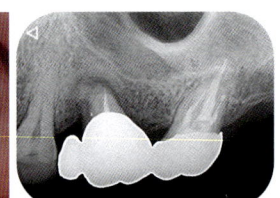

図⓵ プロビジョナルレストレーションで経過観察

図⓶ 最終補綴

症例 7

34歳、男性。⌊6抜歯後、非機能歯である⌐8⌐を移植（図42〜図47）。

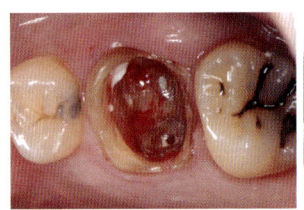
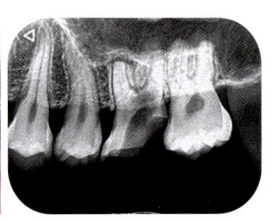
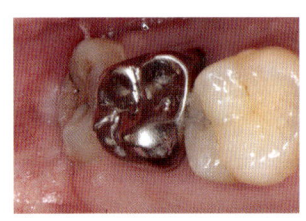

図⓸ 髄床底に及ぶう蝕

図⓹ 非機能歯である⌐8⌐

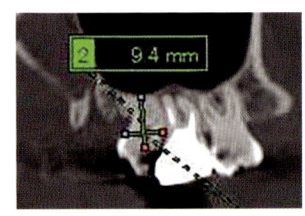
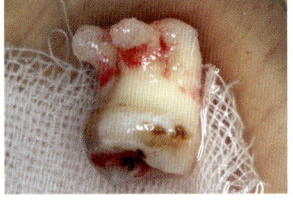
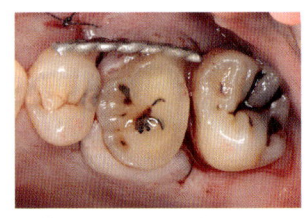

図⓺ 複根で強い彎曲

図⓻ 歯肉弁で緊密に縫合

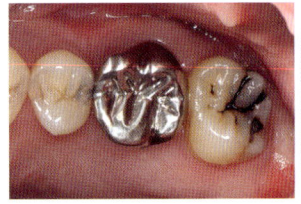
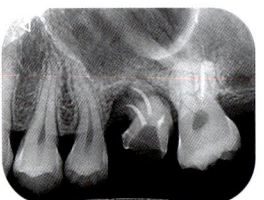

図⓼ 最終補綴

図⓽ 炎症性吸収により３年後自然脱落

これで完璧！おさらい

　ドナー歯には規格性がないため、理想的な歯、歯根形態が存在するとは限らない。複根であれば術後の炎症性吸収、根分岐部病変を考慮し、なるべく離開、彎曲が小さく癒合傾向が強い歯を選択することが重要である。

　歯根が短い歯の場合、深めに位置づけ、自然移動させることが成功率を上げる一助になると考える。

Q.4

術前の診査・検査のポイントを教えてください。また、手術の計画はどのように考えて立てればよいのでしょうか。

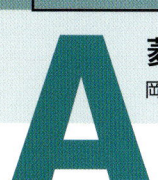

A

菱川亮介 Ryosuke HISHIKAWA

岡山県・We Dental Clinic

　自家歯牙移植を行うにあたって、治療に妥当性があるかどうか正確に診断する必要がある。資料採得、問診→欠損歯列の診断→ドナー歯の診断、受容床の診断について順を追ってポイントを解説していきたい。

資料採得

　まず、歯周基本治療を終了していることが前提となる。プラークコントロールレコード（以下、PCR）、ポケットデプス、サイナストラクトや急性炎症の存在、患者協力度を確認し、自家歯牙移植について十分なコンサルテーションを行う必要がある。歯周基本治療が十分に進んでいない場合は、まず基本治療を優先して行う。

　デンタルX線写真、パノラマX線写真、歯科用コーンビームCT（以下、CBCT：**図1**）を撮影し、ドナー歯と受容床の大きさを確認する。萌出していれば口腔内や模型などでも確認できる。ドナー歯が決定したら、3Dプリンターを用いてレプリカ（**図2**）を作製することをお勧めしている。可能であれば、概形印象による歯列模型（参考用模型）を準備し、最終的な歯冠形態をイメージするために、歯冠形態のワックスアップを行う。

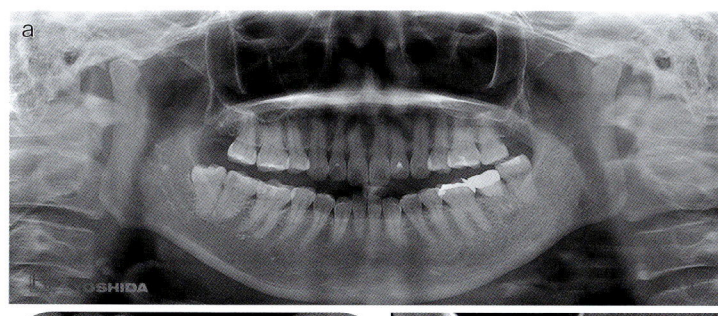

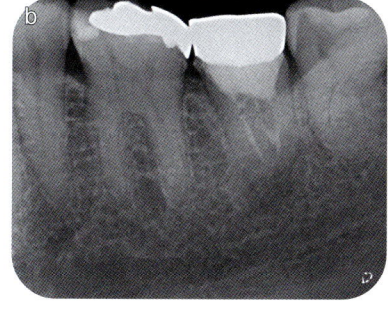

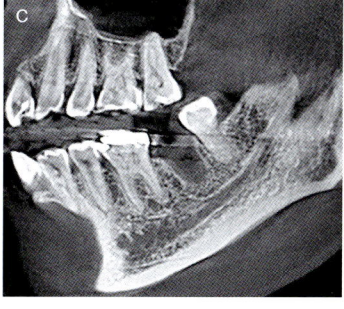

図❶　被曝量の問題もあるため、事前の患者への説明は必要である
a:パノラマX線写真、b:デンタルX線写真、c:CBCT画像

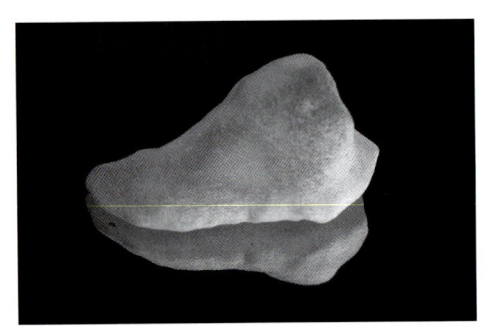

図❷　ドナー歯のレプリカ。デジタル技術を用いることで治療の精度を上げることが可能になっている

骨粗鬆症	高血圧
メタボリックシンドローム	循環器疾患
肥満	腎疾患
糖尿病	呼吸器疾患

図❸　注意すべき全身疾患。必要があれば対診を行い、休薬などを検討する

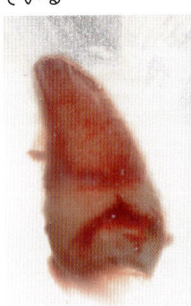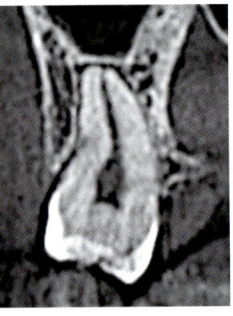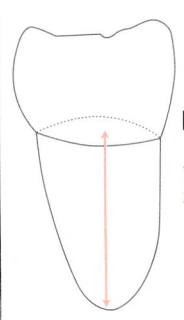

ドナー歯の計測

歯根膜の最上の断面と根尖の距離を計測

図❹　ドナー歯の計測。歯根膜の最上の断面と根尖の距離を計測する。計測をもとに、ドナー歯を選択する

問診

　出血傾向がないか、治癒に影響する因子はないかなど、事前に問診を行う。とくに糖尿病は治癒遅延の原因となり、コントロールされておらず、移植が予後不良に終わった症例を筆者は経験している。その他にも、高血圧症・肝臓病・骨粗鬆症などの全身疾患には注意が必要であり、必要に応じて医科への対診を行う（図3）。若年層ではあまりないかもしれないが、本人の自覚なくBP製剤が投与されている場合もあり、注意が必要である。個人的な臨床感覚として、年齢に関していえば、50歳ごろまでが移植を行うボーダーラインになるものと筆者は考えている。

欠損歯列の診断

　欠損形態、残存歯数、咬合状態などを考慮し、欠損部位または抜歯が必要になる部位に歯の移植を行うことが適切であるか考慮する。参考用模型による評価および診断用のワックスアップを行うことが初心者にとっては望ましい。移植を検討する部位が、どういった経緯で欠損となったのかを考え、病歴を考える必要がある。

　ブリッジの支台にする場合は、咬合様式について考慮する必要もある。歯列の状態によっては、移植よりも歯髄を温存できる可能性がある矯正治療が適応になる場合があるので、慎重な診断が必要となる。

ドナー歯の診断
（p. 27第2章 Q. 2参照）

　ドナー歯の選択は、智歯や転位歯、対合歯のない歯、矯正治療中の抜歯予定歯などが選ばれることが多い。CBCTを使ってドナー歯の形態と受容床との適合を評価することが望ましい（図4）。候補となる頻度が高いのは、上顎智歯である。ドナー歯の歯根形態としては、歯根肥大や彎曲の少ない先細りの単根が理想的である。そのような形態であれば、抜歯も容易である。ドナー歯の抜歯は、歯根膜を傷つけないように慎重に行う必要があり、その際にあらかじめセパレートゴムやCR充塡を行い意図的に咬合性外傷を惹起させ、ジグリングフォースをかけておいたり、挺出装置によって歯周組織を緩める方法を用いてもよい。

　また、根未完成歯の場合は根管治療が不要なこ

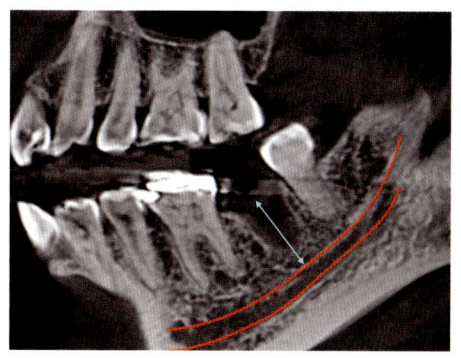

図❺　下顎管の走行。遠心位になるにつれて接近するので注意が必要である。

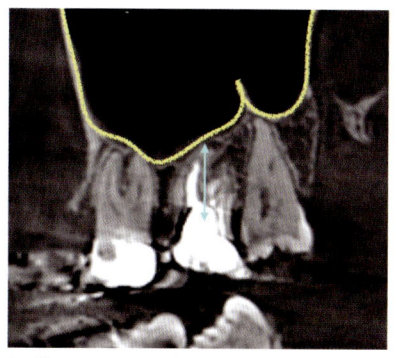

図❻　上顎洞の存在。上顎第1大臼歯で最も近接する

ともあるが、根完成歯の場合は、根管治療が必要となる。根管の彎曲度によっては、根管治療の難易度が変わるため、CT上で確認しておくことをお勧めする。

　根未完成歯の移植では、歯髄の治癒と同時に歯根発育の継続が期待できる。歯髄と歯根それぞれ継続的発育を同時に期待する場合、根未完成歯の移植時期はドナー歯の歯根が3/4から4/5まで完成したときが理想的といわれている（p. 45第2章Q. 6参照）。

　さらに、抜歯をする際のリスクについても十分な診査が必要である。とくに下顎では、下歯槽神経や舌神経に接近している歯がドナー歯の場合は、リスクについて十分に説明することを忘れてはならない。

受容床の診断

　まず硬組織から解説する。解剖学的制限となるオトガイ孔、下顎管、上顎洞、鼻腔などとの位置関係の確認は必須である（図5、6）。受容床の骨の条件としては、頰舌的・近遠心的な骨幅と骨の高さがあるほうが理想的であり、手術操作が容易である。移植を検討する際に、要抜去歯を抜歯し、一定期間粘膜の治癒を待つ場合、あらかじめ受容床の形成を行うのも手術をスムーズに進めるうえで有効と考えられる。歯根破折や残根で抜歯が必要な場合は、歯の移植と同時に抜歯するほうが成功率が高いといわれている。一般に、抜歯によって歯槽堤は水平的に吸収し、抜歯後の歯槽骨の幅は、1年で50%減少して、その2/3は抜歯

後3ヵ月で減少することが知られている。歯槽骨の吸収は、大臼歯のほうが早く進み、上顎よりも下顎のほうが吸収は大きい。ドナー歯が複数根あって歯根形態が大きく、受容床との適合がよくない場合、ドナー歯の歯根の分割を考慮する。

　もともと骨質が硬く、血流の乏しい受容床であったり、炎症によって骨密度が高くなっている受容床は予後不良となりやすいので、移植を行うべきか慎重に判断し、予後不良となり得ることを事前に十分説明する必要がある。

　次に、軟組織としては、ドナー歯が歯肉に密に接触することにより、血餅が保持され、治癒の基点となる。まず、縫合に耐えられる歯肉かどうかの判断が必要である。そのためにも、徹底したプラークコントロールが大事である。歯科衛生士任せにするのではなく、歯科医師自らがブラッシング指導をしなければならない場合もある。PCRが安定せず、歯肉の状態が悪い状態では良好な治癒は望めないであろう。歯周再生療法と同等に考えるのであれば、PCR・BOPは15%以下、禁煙できていること、コンプライアンスが高いことが移植を行う条件として考えられる。

　受容床の調整として、上顎よりも下顎のほうが制限を受ける構造物が多い。下顎に関して、移植部の骨幅が形成後に1〜2㎜あることと同時に、下顎管との距離は安全域を考えても3〜5㎜は離しておきたいと筆者は考えている（図7）。下顎第2大臼歯相当部に移植を行うことを検討する際には、より詳しく確認する必要がある。上顎洞に関しては、シュナイダー膜を破らないかぎりは、

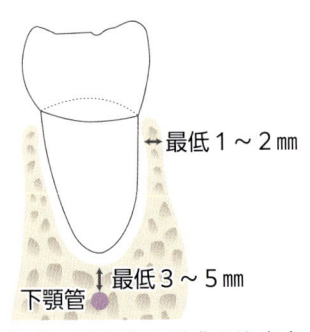

図❼ 受容床の形成の注意点。とくに第2大臼歯部には注意する

→最低1〜2㎜

↕最低3〜5㎜

下顎管

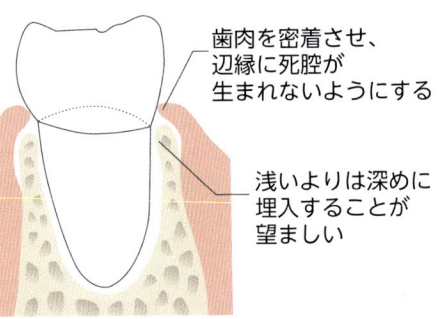

図❽ ドナー歯設置の勘どころ。歯肉の適合とドナー歯の深度について注意する

歯肉を密着させ、辺縁に死腔が生まれないようにする

浅いよりは深めに埋入することが望ましい

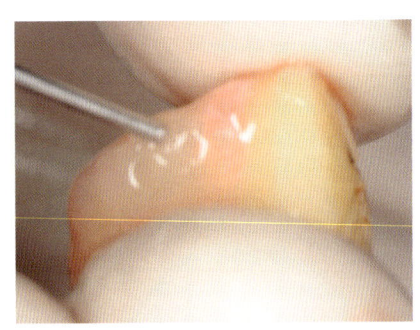

図❾ 成長因子の使用。治療の難易度を下げることが期待される

限りなく接近しても問題ない。必要に応じてクレスタルアプローチにて上顎洞挙上術を併用するが、ドナー歯が迷入しないように気をつける必要がある。

サイナストラクトがある場合は、術者の判断による部分はあると思うが、抜歯後早期の移植を計画することによって解決できる場合がある。縫合するにあたっては閉鎖創にできるかが重要となる。とくに、歯間乳頭でフラップまたは歯肉が密接に合っていると治癒も早い。筆者はレジン系材料で歯間部を封鎖することもある。また、できれば角化歯肉内で縫合することが望ましく、事前に参考用模型に縫合の刺入点を記入することをお勧めする。

👍 手術の計画の勘どころ

手術は、ドナー歯脱臼→要抜歯歯の抜歯→受容床形成→移植→縫合→固定の流れで行われる。最も大事なことは、上記の項目について一つ一つ課題を明確にすることである。術前の診断が重要であり、なぜその歯が欠損するに至ったのか経緯をしっかりと考えるべきある。そのうえで、手術の成否を分けるのは、十分な準備をされていることが鍵となる。受容床の歯肉に炎症がある状態で移植を行った症例やプラークコントロールが徹底できなかった症例については、ほとんどうまくいかない。

◉

近年、デジタル技術を用いて、さまざまなことが可視化でき、難易度を下げる一助となっている。移植が決定したら、前述したドナー歯・受容床の状態を加味して徹底的なシミュレーションを行う（図8）。今後は、FGF-2などの成長因子の使用で結果がどのように変化するか報告が期待される（図9）。成長因子の使用によって、治療の成功率を上げられ、どのくらい結果が持続するか注視する必要がある。成長因子の使用については慎重に判断する必要があるが、筆者の経験としては、現時点で問題は生じていない。その他、手術の手技については、他項目を参考されたい。

【参考資料】
1）日本歯周病学会（編）：歯周治療のガイドライン2022.

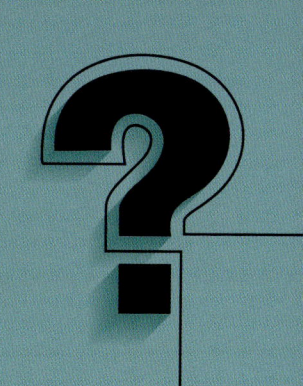

Q.5

初めて移植を行う場合、どのような症例がよいでしょうか。

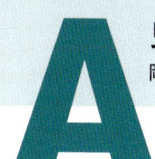

兒玉直紀 Naoki KODAMA
岡山大学病院　歯科(補綴歯科部門)

新名主耕平 Kouhei SHINMYOUZU
東京都・新名主歯科・口腔外科医院

A

　歯の移植を初めて行うとき、もしくは歯の移植を日常臨床に取り入れて日が浅い時期、みなさんはどのようなことが理由で歯の移植を敬遠していたであろうか。とくに重要視する要因として、①ドナー歯の抜歯、②レシピエントサイトの設定、③歯の移植後の予後（治療経過の予測）ではないかと考える。

ドナー歯の抜歯

　そもそもドナー歯は智歯か埋伏犬歯であることが多いと想像する。保険治療において認められている歯の移植のドナー歯が智歯と埋伏犬歯であることからもいえる。そして、どちらが日常臨床においてドナー歯となり得るかは、発生率の観点から前者（智歯）であることはいうに及ばない。つまり、まず押さえるべきポイントは、ドナー歯となり得る智歯を問題なく抜歯できるかどうか、である。Yamada らの報告[1] にもあるように、智歯抜歯は比較的若いときに行うほうが抜歯後の偶発症が生じにくい（この論文において境界域は32歳とされていた）。よって、ドナー歯の抜歯を問題なく行えて、かつ比較的若い患者において歯の移植を行うべきである。

レシピエントサイトの形成

　歯の移植の経験が浅い歯科医師が最も頭を悩ませるのは、レシピエントサイトの設定であると推察する。つまり、ドナー歯を適切に移植するための移植床の形成に苦慮すると想像する。インプラント治療（外科処置）の場合は、使用するインプラント体に対する適切な手術プロトコルが存在するが、歯の移植手術においては存在しない。なぜならドナー歯は個々の患者において、さらに同一患者の口腔内でも異なっている。歯根が完成した智歯において、レシピエントサイトの形成が不可避であり、その難易度も症例によって異なるため、できることならレシピエントサイトの形成を行わずに移植できることは望ましい。その観点からすると、ドナー歯がレシピエントサイトより小さい場合、つまりドナー歯の歯根が未完成もしくは歯胚を用いた場合が好ましいと考える。このような場合の歯の移植では、ドナー歯がレシピエントサイトに対して適合がよいことがほとんどである。

歯の移植後の予後

　せっかく苦労して行った歯の移植も早期に失敗しては意味がない。歯の移植はよくインプラント治療と対比されるが、インプラント治療は多くの報告により長期的安定が示されている。歯の移植に関する報告においても長期的予後が示されている（p.73第2章 Q.13で解説されている）が、やはり術後の治癒が安定している場合が適している

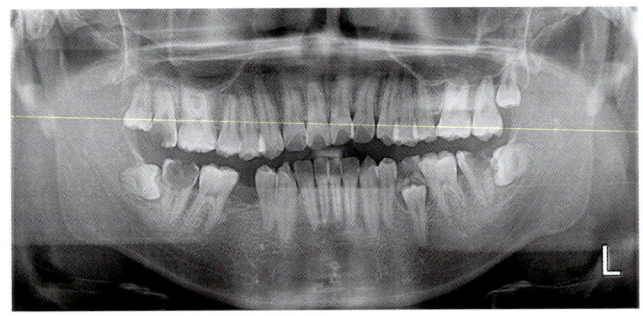
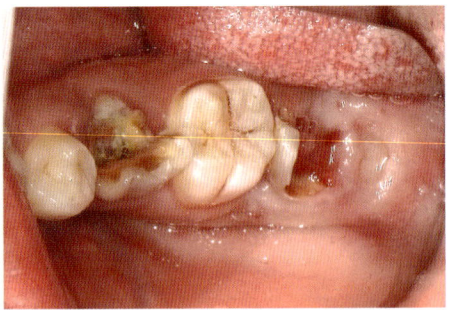

図❶　術前の X 線写真所見。⌐7/7⌐の歯冠崩壊が認められる。左側下顎臼歯部に関しては、E⌐と⌐7の歯冠崩壊が著明であった

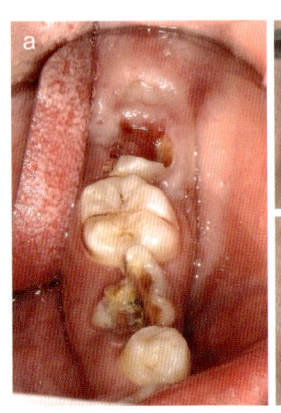
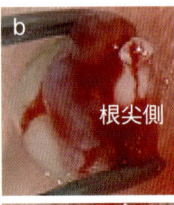

根尖側

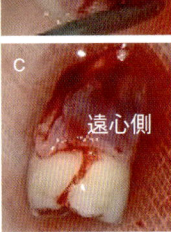

遠心側

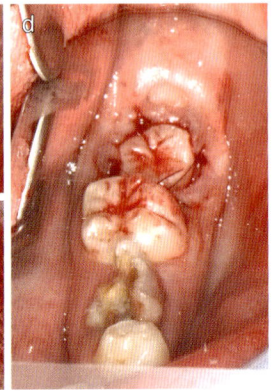

図❷　術前～術中の口腔内所見。a：移植前、b、c：ドナー歯所見。歯根未完成であった、d：移植後

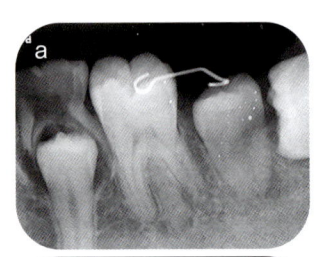
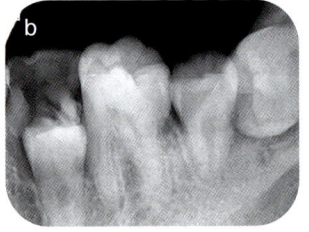

図❸　術後のデンタル X 線写真。固定解除後自然移動を認め、生活歯のままで機能している

a：移植直後
b：移植後 3 ヵ月

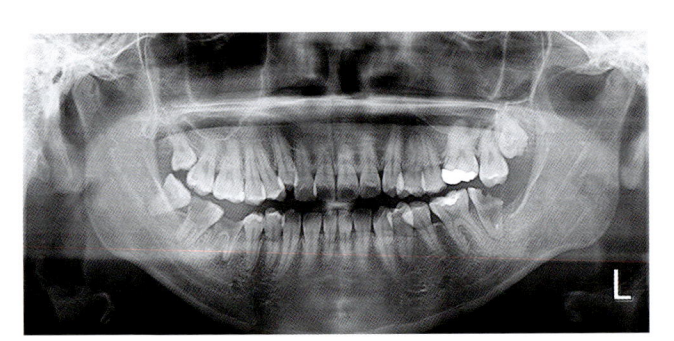

図❹　初診時のパノラマ X 線写真。大臼歯歯冠の崩壊が認められる

と考える。その観点からすると、結局のところ患者の年齢層が比較的若いほうがよいと考える。

　結局のところ、歯の移植を初めて行う場合、できるだけ若い患者を選択することをお勧めしたい。それは単に年齢が若いことだけが理由ではなく、上記の条件をすべて満たすのが若い患者だからである。ここで、典型的な症例を提示したい。

症例 1（図 1 ～ 3）

　患者は19歳、男性。両側大臼歯の治療をしたい

ということで来院された。両側上下第 2 大臼歯にう蝕を認め要治療の状況であった。⌐7に関して、遠心に深い、骨縁下う蝕を認めた。⌐8の埋伏智歯を認め、単根でありドナー歯として適当であると考えられた。

　手術は局所麻酔下で行い、先行永久歯抜歯後、ドナー歯の抜歯、移植を行った。ドナー歯は歯根未完成歯であり、移植床のほうが大きく追加形成は不要であった。手術時間は約30分であり、固定はワイヤーで行った。術後、3 週間で固定を解除

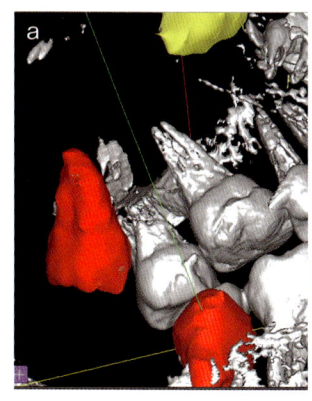
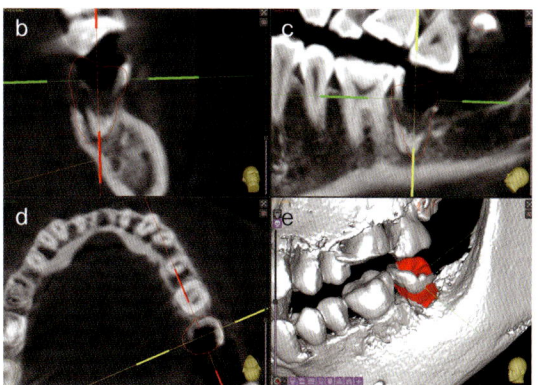

図❺ 術前 CT より STL データにド
ナー歯を置き換えて移植予定部位に
設置し、どのような手術になるか、
術前に検討を行う
a：術前シミュレーション
b：解剖学的ランドマーク
c：埋入深度
d：頬、舌側骨の残存量
e：ドナー歯形態

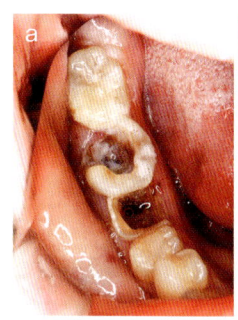
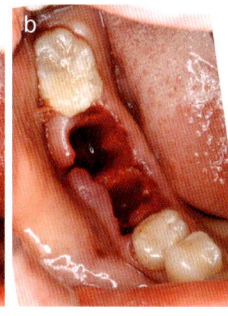
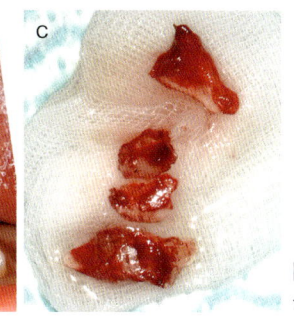

図❻ a：抜歯前、b：抜歯直後、c：抜去歯。
母骨を極力壊さぬよう歯根分割して抜歯

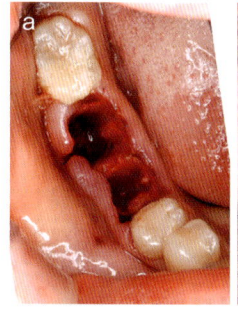
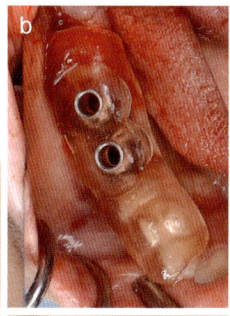
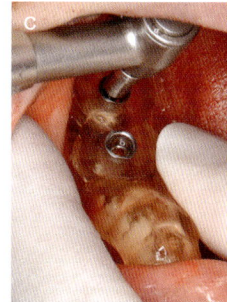
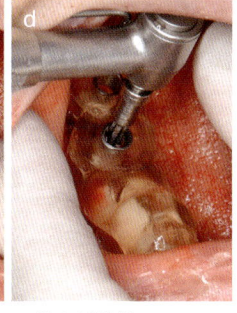
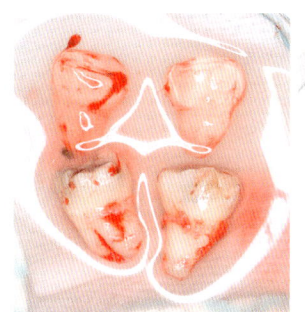
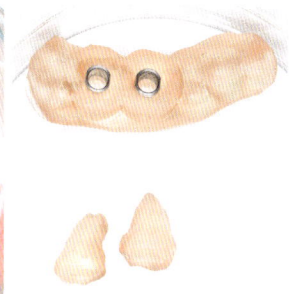

図❽ サージカルガイドにて最深部までの骨形成、レプ
リカ歯にて側方の骨切りを安全に行うことが可能であり、
手術時間も大幅に短縮される

図❼ a：抜歯直後、b：ガイド装着、c、d：
ドリル挿入時。遠心遊離端の歯牙支持は不安
定になるため、ドナー歯の抜歯は、ある程度
ガイドで形成する段階まで行っていない

本症例においては、19歳という若さであり、骨
も軟らかく、抜歯も容易であった。また、ドナー
歯の歯根は未完成であり、移植床よりも小さく、
形成の必要性もなかった。また、術後の歯髄組織
の生着も期待される症例であり、まさに最初に行
うにはもってこいの症例だと考えられた。

症例2（図4〜19）

患者は20代、女性。奥歯で噛めないという主訴
で来院された。診断の結果、$\overline{76|7}$ に関して歯根
のパーフォレーションが認められ、根管治療後の

し経過を見ていたが、Moorrees らの過去の報告[2]
にあるように、歯根未完成歯であり、生活歯のま
ま生着を確認することが可能であった。また、術
後自然挺出を認め、咬合平面まで移動を認めた。

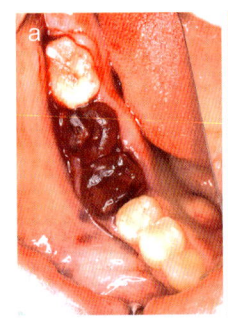
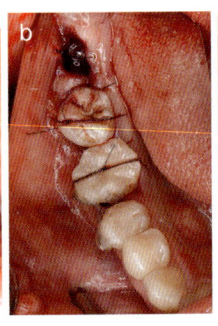
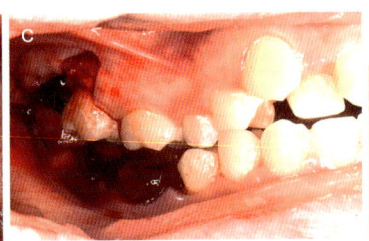
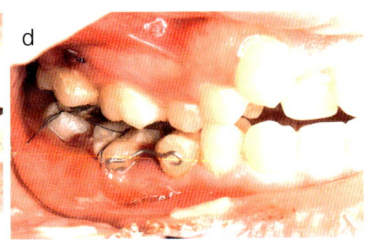

図❾　一時所見。ほぼ一致していることが確認される。
a、c：レプリカ試適、b、d：ドナー歯設置。

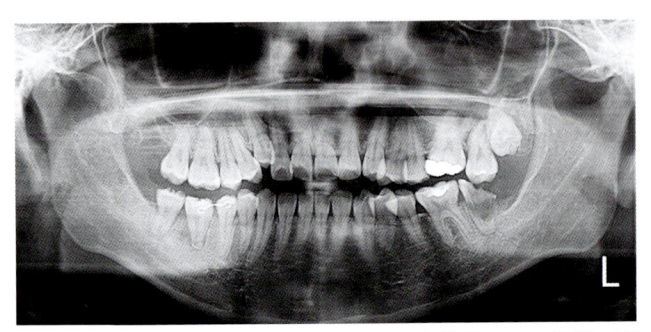

図❿　術後のパノラマX線写真。術前予定位置と同じ位置に配置できている

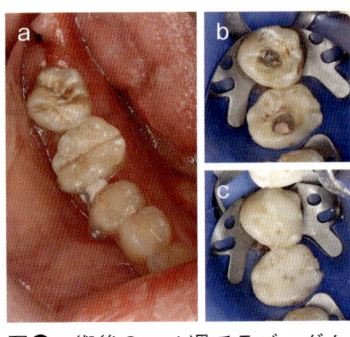
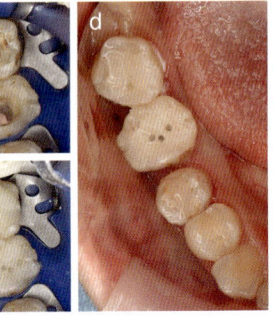

図⓫　術後3〜4週でラバーダムがかけられる状況になったら、根管治療を開始する。a：固定解除後、b、c：根管治療直後、d：咬合開始後

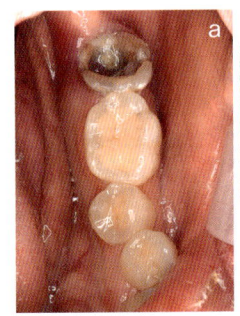
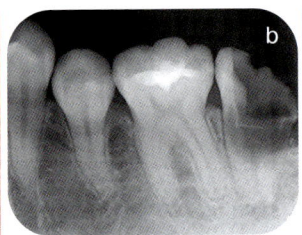
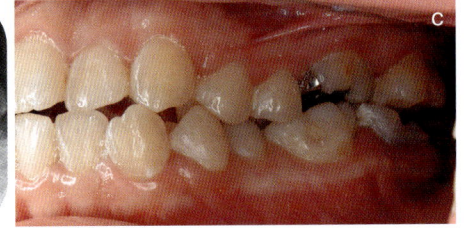

図⓬　反対側術前所見。a、c：口腔内写真、b：デンタルX線写真。歯冠の大幅な崩壊を認める

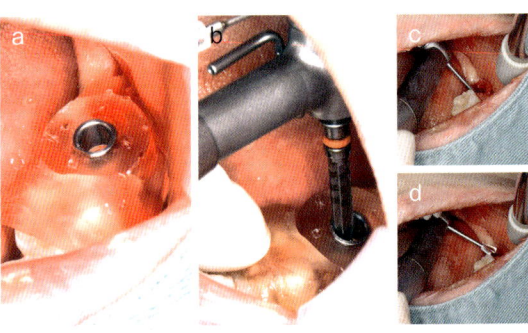

図⓭　右側同様にサージカルガイド、レプリカを作成し、処置を行った。a、b：ガイド装着〜バー挿入、c、d：アルベオ・シェーバーによる骨開削

予後不良が予測された。また、右側上下顎、左側上顎に埋伏智歯が確認された。医療面接の結果、根管治療でなく歯の移植を行うこととなり、右側、左側に分けて処置を行う計画を立てた。

　本症例では、移植床の形成が必要であったため、ドナー歯レプリカ、最深部骨形成に関してのサージカルガイドを作成し処置を行った。症例1と比較して、術前に模型もしくは、AR上でシミュレーション可能であり、まだ慣れていない術者にとっては、術前に予行演習が可能であることは大きな利益であり、患者にも還元できる。処置後移

植歯は自然移動を起こすこともインプラント治療と大きく異なる点であるが、本症例においても術後コンタクトポイントの回復、咬合平面までの挺出を認めており、良好な予後を辿っている。

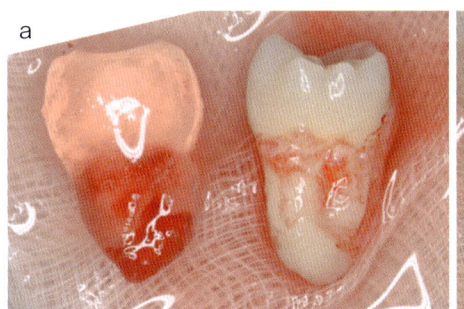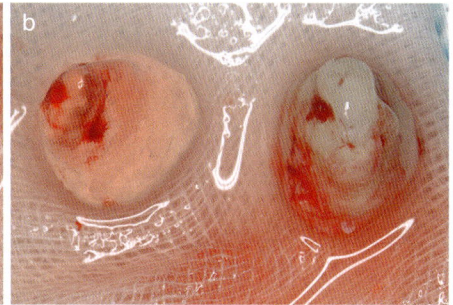

図⓮　レプリカとドナー歯の比較。a：側方面観、b、歯根。ほぼ一致している

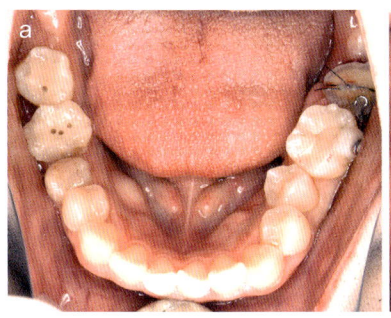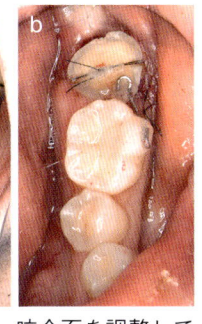

図⓯　移植直後。対合の挺出があり、咬合面を調整している

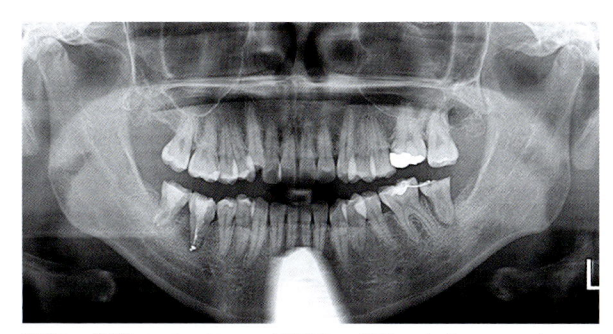

図⓰　術後のパノラマ X 線写真。術前のシミュレーション位置と同じ位置に設置している

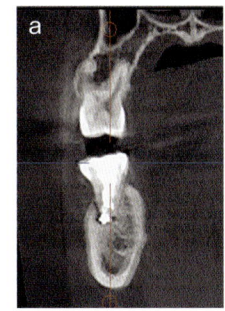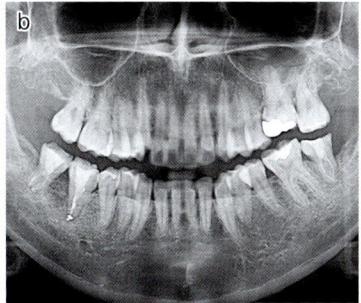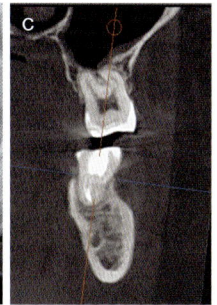

図⓱　術後検査時の X 線写真。ドナー歯歯根周囲には固有歯槽骨が確認され、歯根膜空隙も確認される
a：7̄6̄移植後4ヵ月のCT
b：パノラマ X 線写真
c：7̄移植後3ヵ月のCT

●

　スタートアップに適した典型的な症例を提示させていただいたが、そううまくはいかないのが臨床である。しかし、つねにアンテナを張って、目の前に「これだ！」という症例がくればいつでも対応できる準備（技術・知識・環境）が重要である。

【参考文献】
1）Yamada S, Hasegawa T, Yoshimura N, Hakoyama Y, Nitta T, Hirahara N, Miyamoto H, Yoshimura H, Ueda N, Yamamura Y, Okuyama H, Takizawa A, Nakanishi Y, Iwata E, Akita D, Itoh R, Kubo K, Kondo S, Hata H, Koyama Y, Miyamoto Y, Nakahara H, Akashi M, Kirita T, Shibuya Y, Umeda M, Kurita H: Prevalence of and risk factors for postoperative complications after lower third molar extraction: A multicenter prospective observational study in Japan. Medicine（Baltimore）, 101（32）：e29989, 2022.
2）Moorrees CF, Fanning EA, Hunt EE Jr.: Age variation of formation stages for ten permanent teeth. J Dent Res, 42：1490-1502, 1963.

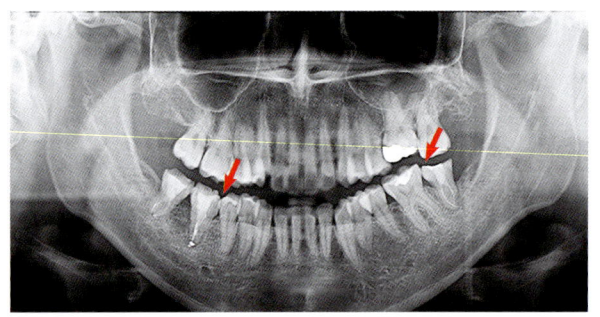

図⓲　術後経過のパノラマX線写真。ドナー歯は生理的歯牙移動を認め、咬合している。術直後のパノラマと比較して移動していることがうかがえる

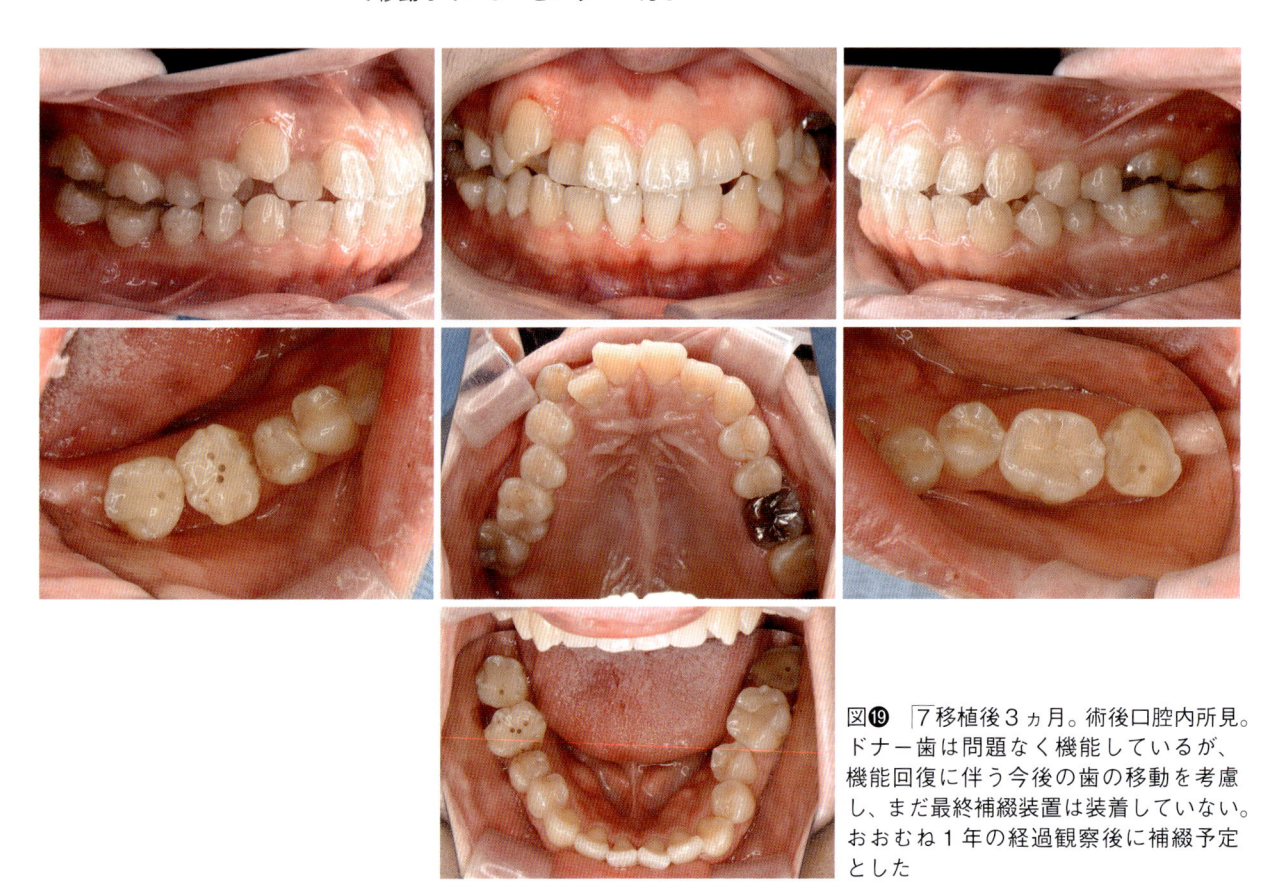

図⓳　「7移植後3ヵ月。術後口腔内所見。ドナー歯は問題なく機能しているが、機能回復に伴う今後の歯の移動を考慮し、まだ最終補綴装置は装着していない。おおむね1年の経過観察後に補綴予定とした

これで完璧！おさらい

　初めて移植を行う際は、移植床がドナー歯より大きくなりそうな症例、20歳以下の若い症例がお勧め！

Q.6

歯の移植に年齢制限はありますか。

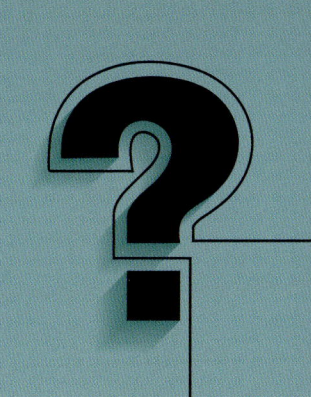

A

前田 曜　Akira MAEDA
東京都・新名主歯科・口腔外科医院

　年齢は確かに歯の移植を行う際の重要な基準の一つであるが、年齢のみを軸に移植時期を決定するのではなく、歯根の発達状態や歯根膜の状態、移植床の状態を患者ごとに見極め、歯の移植を行うことが重要であると考える。

　年齢によってのみでの移植歯選別は、各患者の個体差が大きく、歯の発育の状況を正確に評価できない可能性がある。ここでは複数の視点から移植を行う時期について検討する。

　さらには、加齢による抜歯の難易度の変化、移植床の状態の変化も歯の移植を行う際には考慮すべき事項であることを忘れてはならない。

いつから移植を開始できるか

　Moorrees分類（**図1**）[1]におけるR3/4期以降、すなわち歯根が75〜80%程度完成している状態の移植では、根未完成歯であっても移植後に継続した根の成長が可能とされており、移植床での根の完成が期待できる。この時期を移植の開始時期として検討するのが理想である。

　併せてMoorreesによる歯根完成度の分類におけるA1/2期までに移植を行えば、移植後も歯髄の生活状態を維持できる可能性が高いため、移植後の根管治療を必要としないケースが多い。A1/2期とは、根は完全に形成されているがまだ根尖孔が通常よりも厚い歯根膜に覆われている状

態である。歯髄の温存に関してはMoorrees分類を参考にする他に、根尖部が完全に形成されておらず根穿孔が1mm以上であれば87%以上の歯髄治癒の可能性があるといわれており、複数の視点からの診断が重要となる。

何歳まで移植できるのか

　年齢を25〜39歳、40〜54歳、55〜69歳の3グループに分け、637人、708本を対象にした移植歯の成功率を調査した研究[2]では、各年齢のグループ間において有意な成功率の差はみられなかったと報告されている。当院では、80歳代の患者への移植の実施実績があり、経過は現在のところ良好である。高齢者においても高い成功率が期

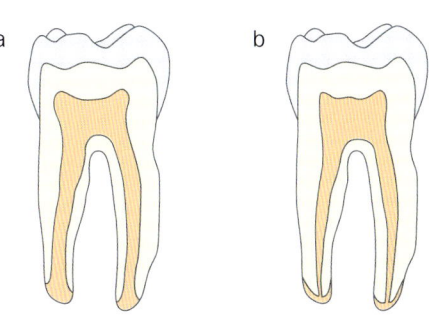

図❶　Moorreesの歯牙発育の分類。歯の発育を歯冠・歯根・根尖孔の状態により判定する分類（参考文献[1]より引用改変）
a：R3/4期。根が全体の75%形成されており、尖端がまだ開いている状態。移植後も根の完成が期待できる
b：A1/2期。根の全体が完成しており、根尖が通常よりも厚い歯根膜によって覆われている状態

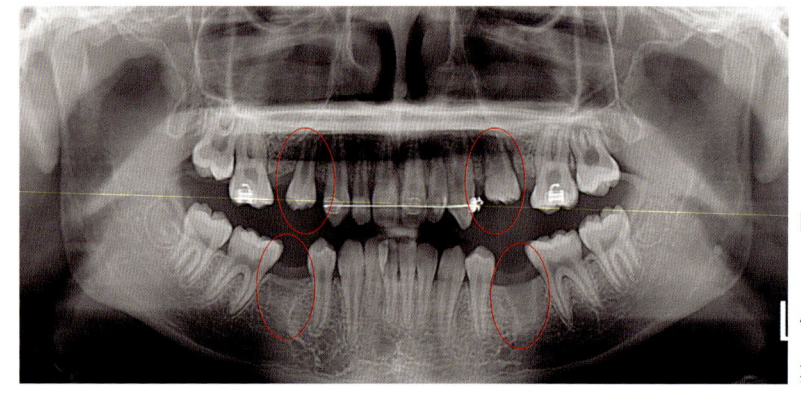

図❷　Moorrees 分類 R3/4期にて移植を行い、生着後も歯髄の生活状態が維持された14歳、女子の症例。移植時根尖はまだ形成されておらず、歯根は全体の75%以上が形成されている。移植後も歯根の完成が期待できる

待される一方で、前述の研究において、55〜69歳のグループの成功率は、他のグループと比べると有意な差はなくとも低めであった。移植を検討する場合はなるべく早い段階で行うほうが成功率は高い。

高齢者においてとくに考慮すべき事項

1．歯根膜の廃用性萎縮

　歯の移植において、移植歯の歯根膜の状態を良好に保つことは重要である。その一方で、口腔内の状況や年齢によっては、廃用性萎縮によって移植歯の歯根膜腔が狭窄していることがある。移植後の移植床での良好な生着が期待できない、移植歯としてのドナーサイトからの抜歯が難化するケースがあり注意が必要な場合がある。

2．基礎疾患の有無

　とくに高齢者においては歯の状態以外にも全身状態が歯の移植の予後に与える影響も大きい。とくに骨粗鬆症における ARONJ や、糖尿病から起こる治癒遅延など、歯の移植の予後に大きな影響を与える項目はとくに注意が必要である。

3．放射線治療の経験

　抜歯やインプラント治療などの外科処置が放射線治療開始前に推奨され、治療後は推奨されていないことからも、顎骨壊死を避けるために放射線治療後の患者における歯の移植は禁忌である。

●

　歯の移植を行う際は、歯根の完成度、歯根膜の状態、移植歯抜歯の難易度など、年齢とともに変化するさまざまなファクターを考慮する必要がある。年齢のみに捉われず、患者ごと、歯ごとの状態の精査を心がけたい。若年者においては移植後も歯髄の生活状態の維持が期待できる一方で、高齢者においてはとくに糖尿病・骨粗鬆症や放射線治療の経験の有無といった全身状態にも注意する必要がある。

【参考文献】
1) Sakher JA, Helen ML, Mark H: Atlas of tooth development and eruption. American Journal of Physical Anthropology, 2010.
2) Yoshino K, Kariya N, Namura D, et al.: Influence of age on tooth autotransplantation with complete root formation. J Oral Rehabil, 40 (2)：112-118, 2013.

これで完璧！おさらい

　歯根が全体の75%以上完成している状態のドナー歯では、移植後も根完成が期待でき、根全体が完成したうえで根尖が通常よりも厚い歯根膜に覆われている状態での移植は、移植後も歯髄の生活状態が継続する可能性が高い。高齢者においても歯の移植は高い成功率を示す一方で、なるべく早い段階での移植、全身状態を考慮したうえでの実施が重要である。

Q.7

術式

手術の成功率を上げるために
できることは何がありますか。

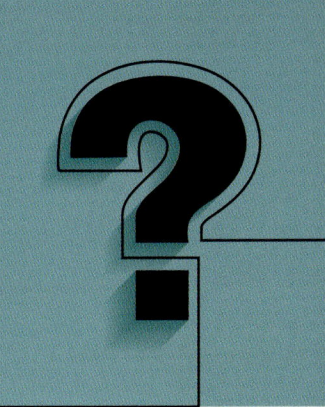

A

白濱義将 Yoshinobu SHIRAHAMA
熊本県・楓の森歯科クリニック

筆者が歯の移植を行うようになってからまだ数年ではあるが、3Dプリンターや3Dレプリカの出現によって、初めて行った症例から現在に至るまで、術式や考え方が大きく変化してきていると感じる。

歯の移植を行うにあたって年齢や患者の協力度など重要な項目は多岐にわたるが、ここでは筆者がとくに重要だと考える3つの項目について触れたい。

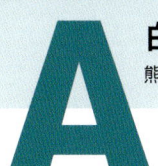 **ドナー歯の根形態**

移植を行ううえで、ドナー歯の根形態は非常に重要である。筆者は受容側の根形態と類似したもの、もしくは単根のもの（図1）をドナー歯に選択することが多い。

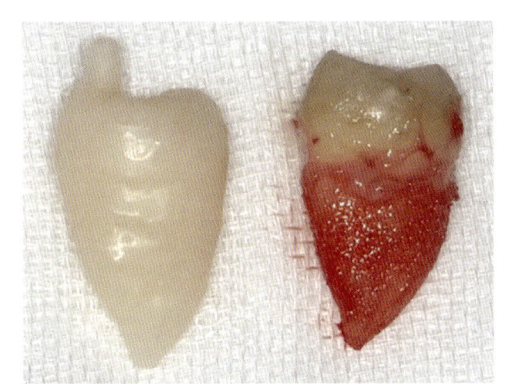

図❶　ドナー歯に適していると考える歯（右）と3Dレプリカ（左）。ドナー歯は単根で先細りの根形態、歯根膜も十分に残存している

ドナー歯に単根のものを選択する理由は移植床の形成がしやすい点、抜歯が比較的容易かつ抜歯時の歯根膜の損傷が少ない点が挙げられる。歯根の離開度が強いものをドナー歯に選択した場合、移植床の形成が困難である点、抜歯時に歯根膜を損傷しやすくその結果術後にアンキローシスなどを起こしやすい点において注意が必要である。

また、単根であったとしても、挺出歯や歯周病に罹患している状態であれば移植の失敗に繋がるためドナー歯に適さない。埋伏歯や歯周病に罹患しておらず十分に歯根膜が残存している歯をドナー歯に選択することが非常に重要であると考える。

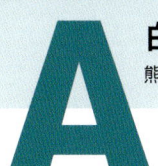 **3Dレプリカの使用**

移植治療は適応症例が限られ、かつ、テクニカルセンシティブであるという意見も多いが、3Dレプリカを使用することで治療の再現性が高まってきていると感じる。とくに筆者のような若手でも3Dレプリカの使用により、安全にかつスムーズに自家歯牙移植が行えると考える。

筆者は自院で撮影したCBCTのDICOMデータを歯科技工所に送り、3Dレプリカの作製を行っている。

歯の移植において、ドナー歯の3Dレプリカを用いることのメリットは以下の点があると筆者は考える。

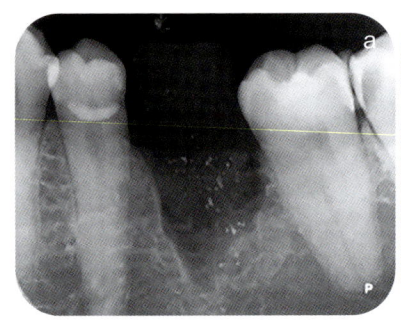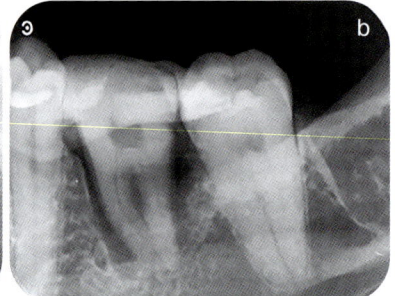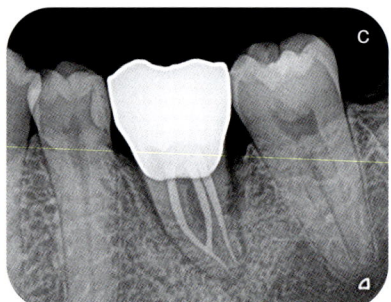

図❷　デンタルX線写真。a：レプリカ試適時、b：移植直後、c：術後一年経過時

1．ドナー歯と3Dレプリカの形態が非常に類似している点

　ドナー歯と3Dレプリカの再現度が非常に高いため（図1）、受容側抜歯窩にレプリカが適切な位置に収まるのを確認後、短時間でドナー歯を移植できる[1]。これによりドナー歯の乾燥を防ぎ、かつ、ドナー歯の受容側抜歯窩への試適の回数を最小限にでき、口腔外にドナー歯が存在する時間も短くなり歯根膜の挫滅を防ぐことができる[2]。また、チェアータイムも短縮でき、患者の負担も軽減される。

2．レプリカを試適した状態で位置関係が把握できる点

　恥ずかしながら移植治療を始めて間もないころの筆者は、移植床の形成量が不足し、その結果ドナー歯を浅めに植立することが多かった。移植歯の植立位置が浅くなると歯冠歯根比が不良となるため経過不良を招くことがある。X線写真を造影する成分を含有したレプリカを用いることで、レプリカ試適時にデンタルX線写真で深さや隣在歯との位置関係を把握できる（図2）。

　レプリカの根尖部付近に薄めのコンポジットレジンを添加することでも確認できる。このように3Dレプリカを用いることで術中にドナー歯の試適を繰り返さずに移植歯の植立位置を確認でき、ドナー歯の歯根膜の挫滅を防げる。

　以下に、レプリカを用いた植立位置の決定法について症例提示する。

症例1（図3〜5）

患者：60代、女性。

主訴：左下の奥歯が咬むと痛む。

　6\|7は歯根破折しており、抜歯適応と診断し、6\|7を抜歯後3週で8\|を6\|抜歯窩へ移植した。

　デンタルX線写真で、6\|7とも歯根破折を生じていた。年齢的には60代で、その点ではリスクがあったが、8\|の歯根膜が比較的残存している点、自家歯牙移植が成功すれば義歯の使用を回避できる点から、患者と相談した結果、8\|を6\|抜歯窩へ移植する計画を立てた。

　6\|7は歯根破折しており、根尖部に広範囲の透過像を認め、術後感染のリスクや抜歯即時移植の場合、6\|7間の歯肉弁閉鎖が困難であると考え、本症例では抜歯即時移植ではなく6\|7抜歯後3週間後に移植を行った。3Dレプリカを6\|抜歯窩に試適し、理想的な植立位置を決定した後、ダイヤモンドコーティングされた抜歯鉗子で8\|を抜去した。本症例でも8\|と3Dレプリカの形態が類似していたため、8\|抜去後そのまま6\|抜歯窩に移植できた。

　移植後3週間で根管治療を行い、動揺の収束後（移植後3ヵ月）ジルコニアクラウンで最終補綴を行った。

　現在、術後2年が経過しているが、経過は良好である。ドナー歯の歯根膜によって骨造成を行うことなく歯槽骨が回復する点が歯の移植の強みだ

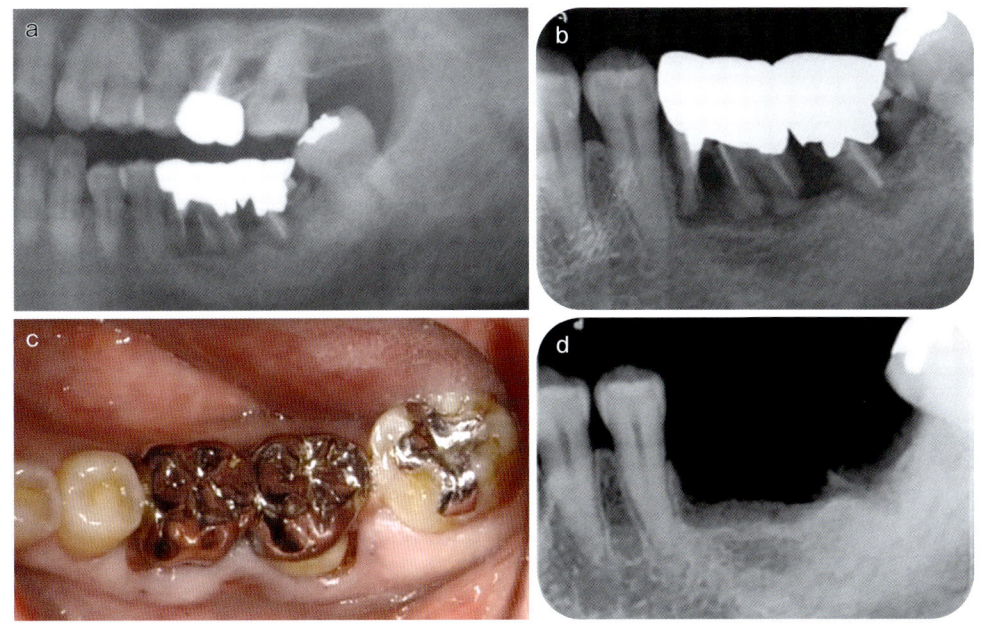

図❸　症例1。60代、女性。a：術前のパノラマX線写真、b：術前のデンタルX線写真、c：術前の口腔内写真、d：6 7抜歯後3週間の状態

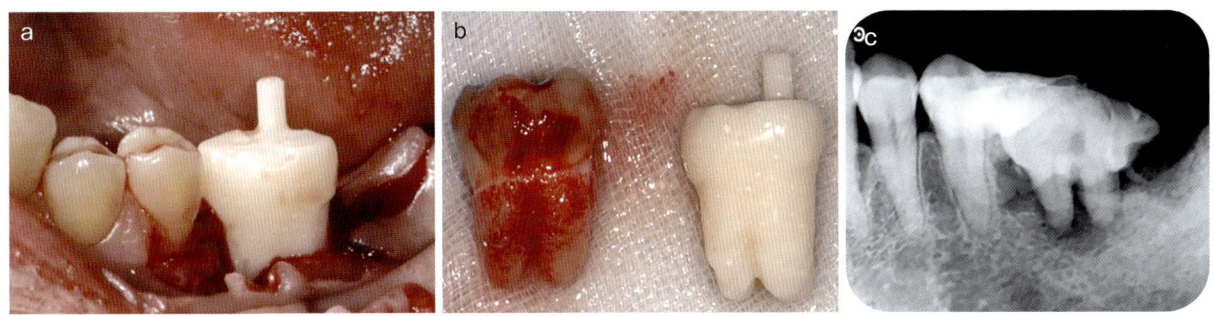

図❹　a：術中。3Dレプリカにより理想的な植立深度を決定した、b：ドナー歯である 8 と3Dレプリカの比較、c： 8 を6 へ移植した直後のデンタルX線写真

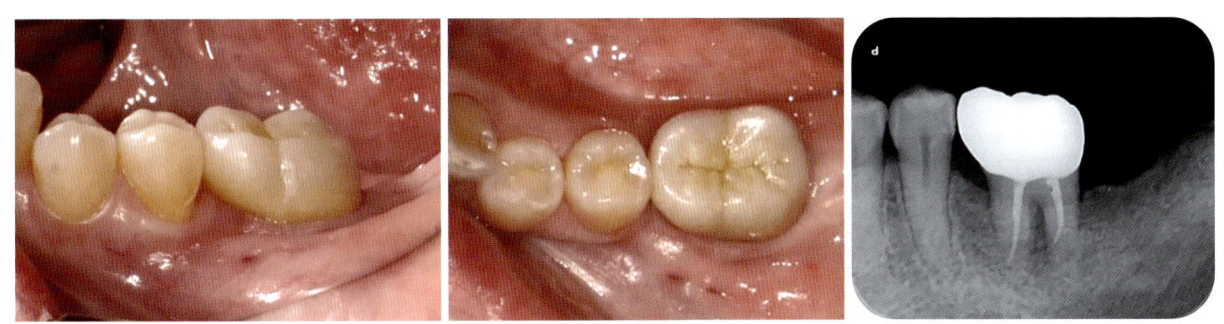

図❺　最終補綴物（ジルコニアクラウン）装着後2年経過時の口腔内写真およびデンタルX線写真。移植歯の歯根膜によって骨造成を行うことなく歯槽骨が回復したと考えられる。

と再認識した症例である。

▶抜歯後待時移植という選択肢

　移植治療には受容側の抜歯と同日にドナー歯を移植する即時型移植と、受容側の抜歯とドナー歯の移植を別日に行う抜歯後待時移植という方法がある。

　即時型移植のメリットには受容側の歯根膜が残存している点や外科処置が1回で済むため患者の負担が少ない点が挙げられる。一方で、抜歯後待時移植のメリットには移植歯の周囲を歯肉弁で閉鎖できる点や受容側の感染源の残存のリスクが低い点、外科処置を2回に分けることで術者に心の

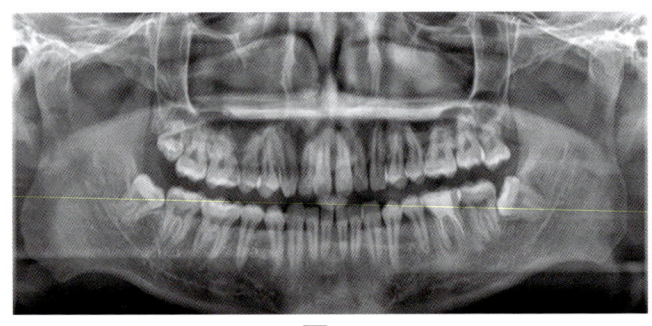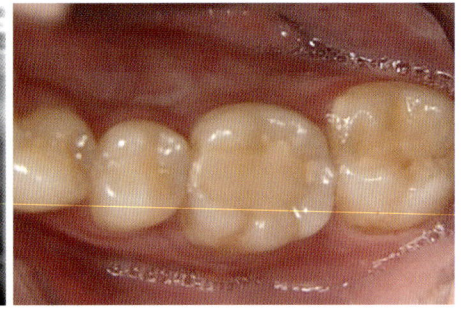

図❻　症例2。20代、男性。「6の咬合痛を主訴に来院

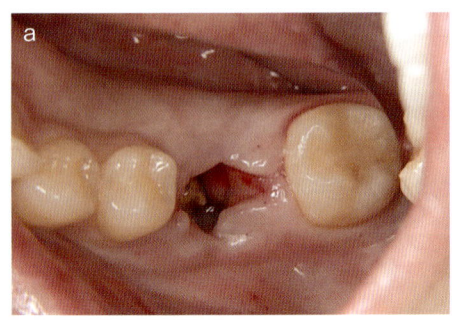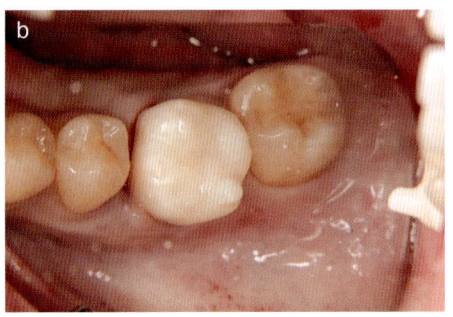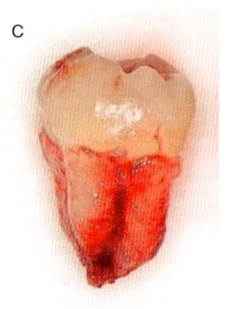

図❼　a：「6抜歯後2週間経過時、b：3Dレプリカを試適した状態、c：8｜抜歯後の状態

余裕が生まれる点が挙げられると考える。

　現在、筆者は抜歯後待時移植で行うことがほとんどである。受容側抜歯からドナー歯移植を行うまでの待時期間は、受容側とドナー歯の大きさや軟組織の治癒の状況にもよるが、2〜3週間であることが多い。

　以下に、抜歯後待時移植を行った症例を提示する。

👉 症例2（図6〜9）

患者：20代、男性。

主訴：左下の奥歯が咬むと痛む。

　「6は歯根破折しており、抜歯適応と診断し、「6抜歯後2週で8｜を移植することとした。

　本症例では、「6は歯根破折しているものの、骨植良好のため難抜歯となる可能性がある点、「6根尖部に透過像を認めた点、抜歯後歯肉の治癒を待つことで移植時に歯肉弁での閉鎖が達成されやすい点から、抜歯後待時移植を選択した。

　ドナー歯の選択についてはソケット形成の点から考えると、8｜や｜8のほうが容易であったがどちらもやや挺出しており、歯根膜の残存量が十分でないと考え、CBCT画像からも「6の根形態に

近似した8｜を選択した。

　本症例では待時移植を選択した点や「6と8｜の根形態が類似していた点から歯肉弁での閉鎖を達成でき、移植後2ヵ月ほどで動揺が収束し、コンポジットレジン修復で治療を終了できた。ただし本症例ではまだ経過が浅く、歯髄腔の閉塞（pulp canal obliteration：以下、PCO）もあきらかではないため、現在定期的にデンタルX線写真を撮影し、炎症性吸収の発現がないかを確認し、発現した場合は根管治療を行う予定としている。PCOについては4ヵ月以降に生じるとされている[3]。

　歯の移植は、テクニカルセンシティブかつ診査・診断が非常に重要である。筆者はこれまでドナー歯や受容側の診査・診断が正確にできず、十分な結果が得られないことも経験した。患者の協力度や全身状態、歯周組織の状態などドナー歯や受容側のみならずさまざまな因子によって失敗に繋がることもある。

　ただし、移植治療の一つ一つの術式の過程は抜歯、骨削合、歯内治療、歯冠修復と日々の臨床で行っているものを組み合わせたものであると考える。CBCTや3Dレプリカのような新たなマテリ

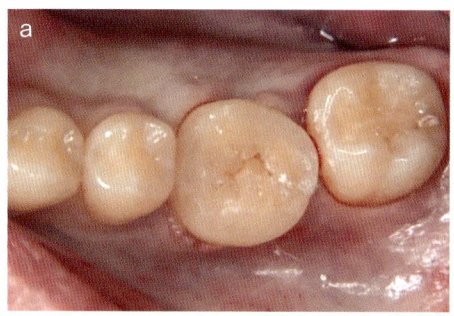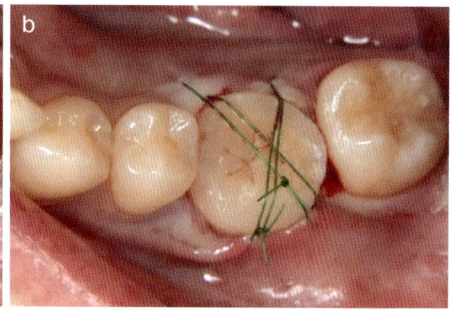

図❽　a：縫合前、b：歯肉弁による閉鎖が可能と判断し、縫合糸のみで固定を行った

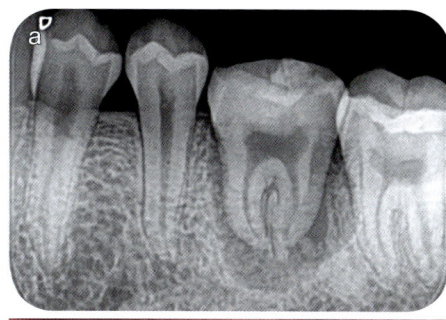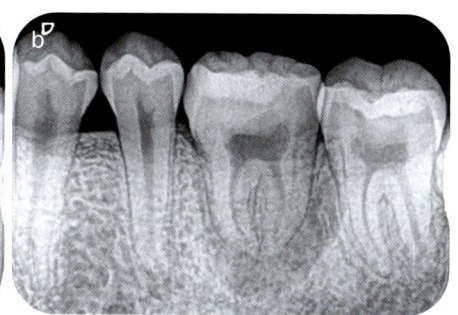

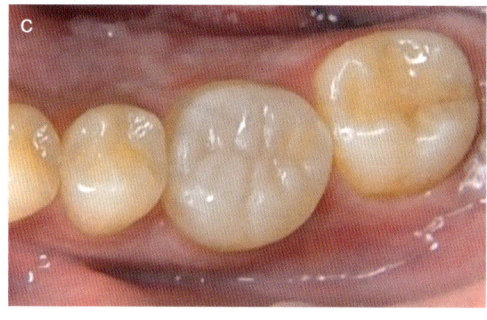

図❾　a：移植当日のデンタル X 線写真、b：移植後４ヵ月経過時のデンタル X 線写真、c：移植後２ヵ月で動揺が収束したため、コンポジットレジン修復で最終修復を行った

アルにより治療の再現性や多様性が高まってきている昨今だからこそ、より診査・診断や術式の選択の重要性を感じる。

　稿を終えるにあたり、編集委員の先生方、デンタルダイヤモンド社編集部の皆様、日ごろご丁寧にご指導くださる泉 英之先生（滋賀県・泉歯科医院）、3D レプリカを作成していただいている渋谷歯科技工所様をはじめ、関係各所の皆様に心より感謝申し上げます。

【参考文献】

1 ）Verweij JP, Jongkees FA, Anssari Moin D, Wismeijer D, van Merkesteyn JPR: Autotransplantation of teeth using computer-aided rapid prototyping of a three-dimensional replica of the donor tooth: a systematic literature review. Int J Oral Maxillofac Surg, 46（11）：1466-1474, 2017.

2 ）Andreasen JO, Borum MK, Jacobsen HL, Andreasen FM: Replantation of 400 avulsed permanent incisors. 4. Factors related to periodontal ligament healing. Endod Dent Traumatol, 11（2）：76-89, 1995.

3 ）Andreasen JO, Borum MK, Jacobsen HL, Andreasen FM: Replantation of 400 avulsed permanent incisors. 2. Factors related to pulpal healing. Endod Dent Traumatol, 11（2）：59-68, 1995.

これで完璧！おさらい

　患者の年齢や協力度、全身状態、ドナー歯および受容側の状態など多角的な視点からの診査診断が重要と考える。自家歯牙移植はテクニックセンシティブな治療だが、CBCT や3D レプリカの応用により治療の再現性は高まると感じている。

Q.8

術式

移植床の形成のコツはありますか。また、骨造成の併用についてどのように判断すればよいでしょうか。

A

新名主耕平 Kouhei SHINMYOUZU
東京都・新名主歯科・口腔外科医院

　歯の移植の移植床形成は手術の成功・不成功にかかわる重要なポイントである。p. 64第2章 Q.10で木下先生のお考えを参考にしてほしい。やはり、歯の移植において、"浅いポジショニングは命取り"という点に注意して手術を進めることは重要であり、とくに、インプラント治療との比較において、同じような感覚で手術を進めることは危険である。

　歯の移植手術においては、術後の歯根の生理的移動、歯根膜表面へ周囲骨を誘導するための足場作りという2つのポイントに注意しながら、計画を立案し実行していく。

　前述の点に注意しながら移植床の形成を行うが、歯の移植の移植床形成のコツはズバリ、しっかり深く・広く形成することである。

　インプラント埋入窩の形成では小さい窩洞に少し大きいインプラント体を嚙ませてポジショニングすることにより、初期固定という概念を意識せねばならないが、歯の移植の際は初期固定という概念は存在せず、"ふかふかの大きな移植床にどっぷりドナー歯を置いてくる"感覚が必要である。インプラント埋入窩の形成イメージで手術に臨むと、なかなかうまくいかない。

　以下に症例を供覧し、説明していく。

移植床形成のコツ

▶症例1（図1〜図7）

　6|欠損に対して、埋伏している|8が使用できないかというセカンドオピニオンを求めて来院された。Yamada らの報告[1] によると、32歳が抜歯の難易度を分けるカットオフ年齢であり、ドナー歯の抜歯が問題なく可能かどうか、術前に矯正力をかけて動くことを確認して手術計画を立案した。ここまでは術前の一工夫であるが、手術計画の立

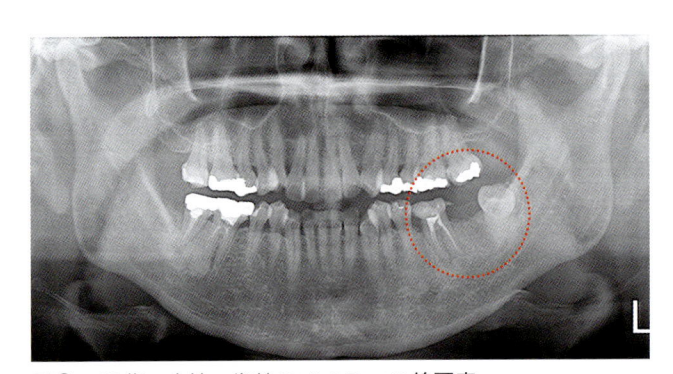

図❶　40代、女性。術前のパノラマX線写真

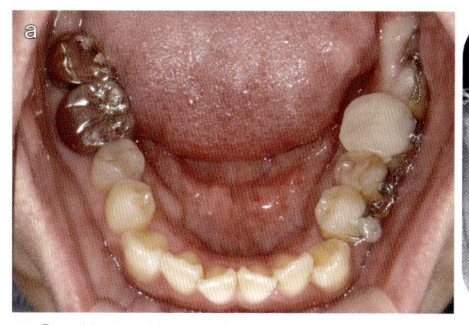
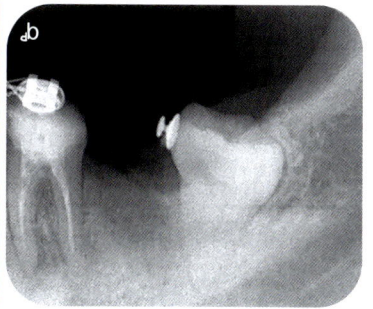

図❷　抜歯可能かの確認のための矯正学的検査
a：埋伏歯にリンガルボタンを装着し、前方の臼歯と牽引している
b：デンタルX線写真。牽引後歯間遠心の骨との空隙が広がってきていることがわかる

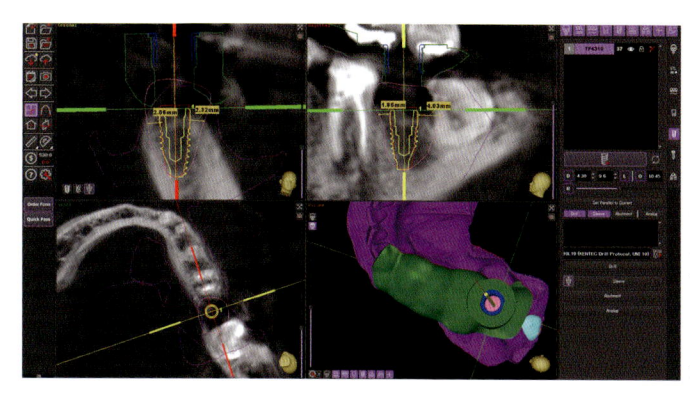

図❸　CTによる検査時所見。移植床形成時にドナー歯が干渉することがわかるえる。近遠心・頬舌的にどの程度切削すればよいか予測が立てられる

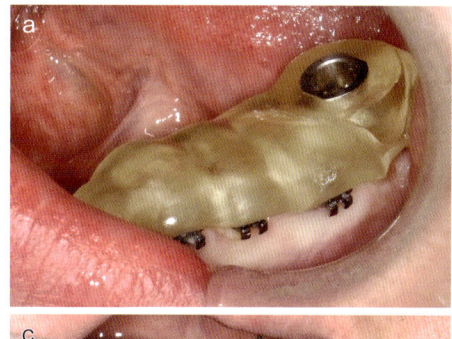
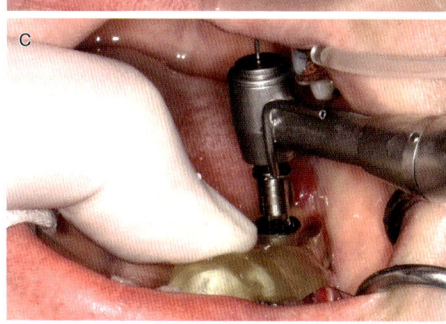
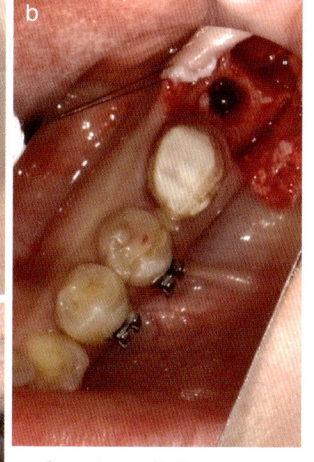

図❹　ガイド装着
a：ドリル挿入
b：術後所見
c：最深部まで形成後、約13mmの深さまで直径4.1mmの形成を行った

案に関して、ポイントは、"術前のシミュレーションとそれを実行可能な器具の使用"に尽きる。

　シミュレーションに関しては、図3のように、ガイドにて最深部まで骨を形成したのち、歯槽頂レベルにおいて舌側に2.06mm、頬側に2.32mm、近心に1.86mm、遠心に4.03mm形成すれば、理論上、ドナー歯がシミュレーションどおりに設定可能なこ

とが理解できる。その際、移植床とドナー歯の歯冠が被るので、先に抜歯しなくてはいけないことも把握・理解できる。そのシミュレーションを再現するために、経験が乏しいうちは、模型にて予行演習を行うことをお勧めする。術中の答え合わせの意味も込めて、レプリカ歯の使用も有効である。

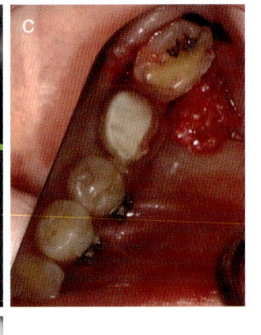
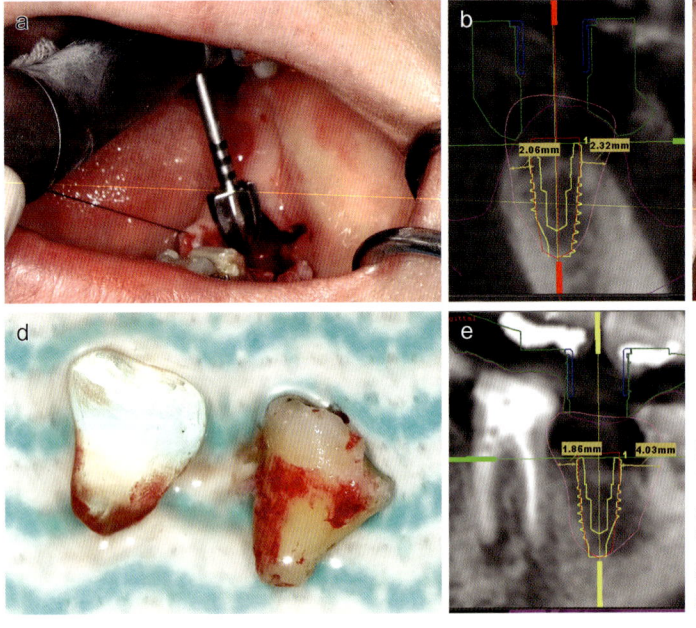

図❺　術前に大まかな予測が立てられていたため、手術はスムースであった
a、b、e：最深部形成後、近遠心・頬舌的骨切り
d：ドナー歯とレプリカ歯
c：ドナー歯設置後

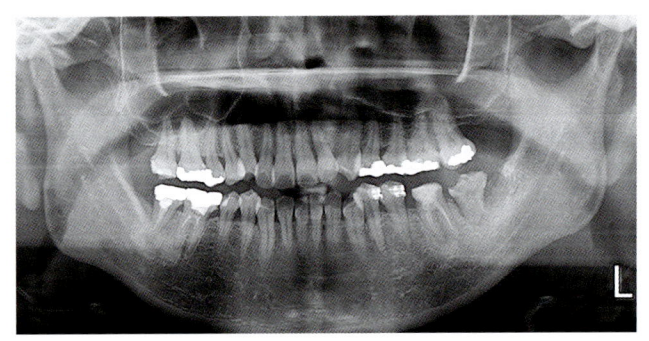

図❻　術直後のパノラマX線写真。術前予測と同じ位置に移植できている

　シミュレーションの再現において、術者が信頼できる器具を使用すべきである。筆者は株式会社ケンテック、プロスパーと共同開発した、アルベオ・シェーバーを好んで使用している（図8）。アルベオ・シェーバーの特徴として、大きく2つ挙げられる。1つ目は、SUS 630を使用している点である。骨切削器具の母材にはマルテンサイト系、オーステナイト系、析出硬化系の大きく3つの素材がありそれぞれに特徴があるが、析出硬化系のSUS 630を用いることにより、刃先にしなりがあり、繰り返し使用による切れ味の変化が起きにくく、器具で骨を触診するような感覚での手術が可能となる。2つ目に器具が切削する部位別に3種類に分かれており、それぞれの刃先の形態がメジャーの役割を担っており、計測しながら骨削合が可能である。

　本症例においても、術前の計測値を参考にアルベオ・シェーバーを使用し、ソケット形成・レプリカ歯での答え合わせを行い、歯の移植〜最終補綴まで行った。

　繰り返しになるが、歯の移植の移植床形成のコツは"術前のシミュレーションとそれを再現する器具の使用"であり、現在のデジタル技術を使用して、手術前に一度模型で手術の予行演習を行い本番に臨むことが可能な現在は、先人の先生方が苦労された壁を一瞬で乗り越えられるよい時代ではないかと考える。

骨造成の併用についてどのように考えるか？

　歯の移植と併用の骨造成に関して、一概に答えは求められないが、インプラント治療と比較して、歯根膜組織由来の骨誘導・伝導能は考慮されるべ

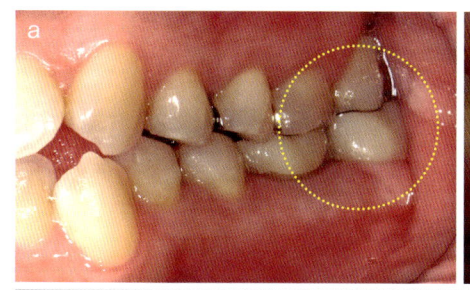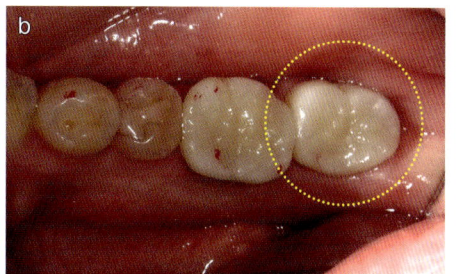

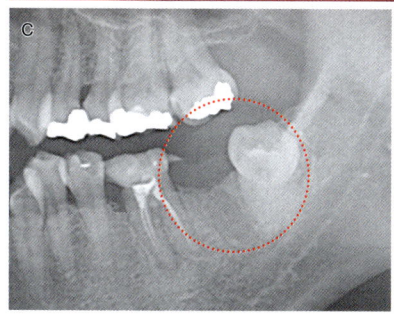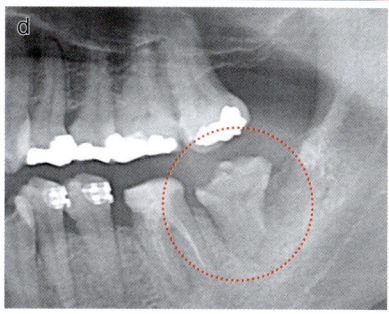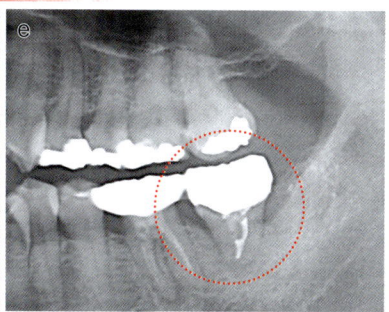

図❼ ⎿7の所見。歯周組織は問題なく咀嚼運動が可能な状況で推移している
a、b：口腔内写真、c：術前のX線写真、d：術直後のX線写真、e：補綴後のX線写真

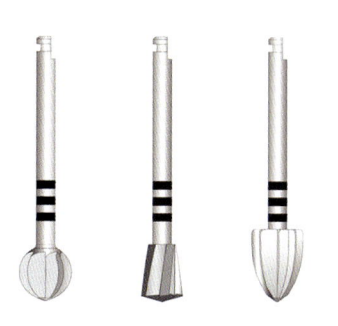

図❽ アルベオ・シェーバー（ケンテック）。3種類の形態からなり先端の直径が大きく骨削合が容易（画像はメーカーより提供）

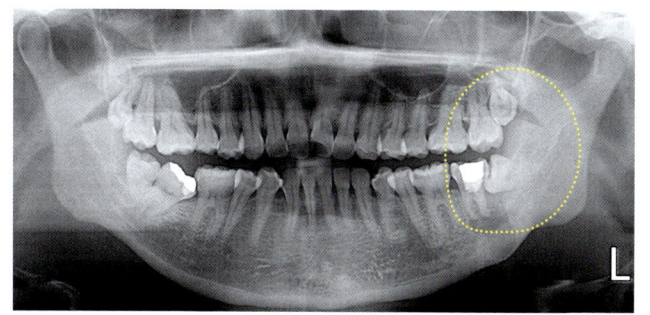

図❾ 30代、女性。初診時のパノラマX線写真

きポイントである。骨誘導能をもたない酸化チタン表面インプラントを支台としたインプラント補綴においては、人工歯根周囲に骨があることが条件で治療を進めなくてはならず、その点においては、インプラントの普及に伴い、骨造成の手技の発展に繋がったことは、歯科治療においてプラスの一面である。しかし、それをそのまま歯の移植に応用することは危険であると考えられる。症例を通じて解説していく。

▶症例2（図9〜20）

患者は30代、女性。左側下顎臼歯部の疼痛を主訴に来院された。

初診時X線写真にて、⎾8半埋伏歯および、⎾7根尖から下顎下縁にかけての病変を認めた。消炎後、⎾8、⎾7抜歯、⎾7根尖病変に関して、病理組織検査の結果、歯根肉芽腫の診断であった。術後3ヵ月経過観察時のX線検査にて広範囲の骨欠損を認めており、インプラント補綴を行うのであれば、大幅な骨移植を行う必要が示唆された。⎾8埋伏歯を認めており、歯根形態も単根で歯の移植には良好なドナー歯と考えられたため、歯根膜表面の骨誘導・伝導能を期待して歯の移植術〜歯冠補綴を施行した。

詳細は割愛するが、前症例同様、術前のシミュレーションを行い、アルベオ・シェーバー、ガイドを用いて手術を行い、通法に従い、根管治療、歯冠補綴を行った 。手術時の所見として、移植床はほぼ形成せずとも深い位置まで設置可能であり、術後3週でラバーダムの設置が可能であったため、根管治療を行った。ここで、術前・抜歯後・

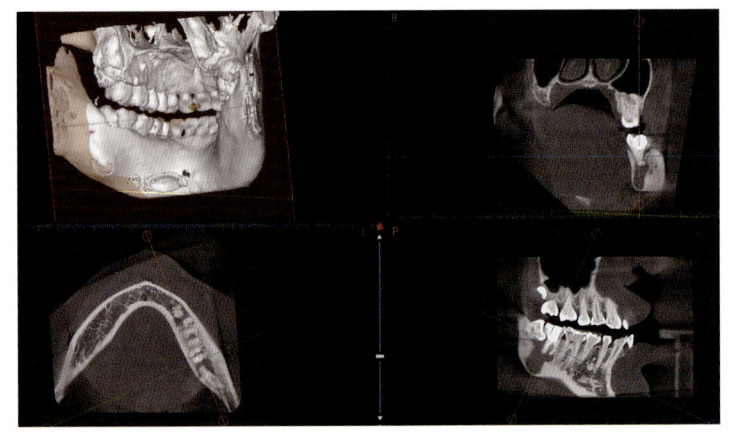

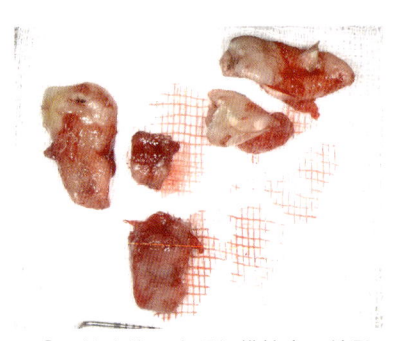

図⓫　摘出物。病理組織検査の結果、歯根肉芽腫であった

図❿　術前CT画像。「7歯根と連続した構造物が確認される

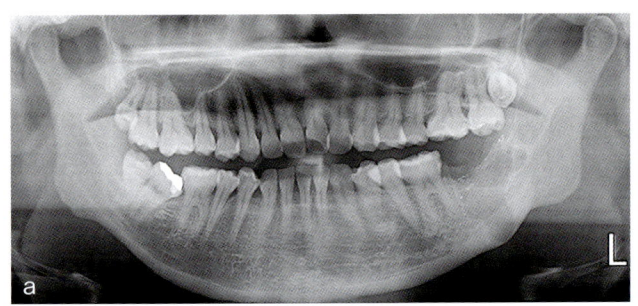

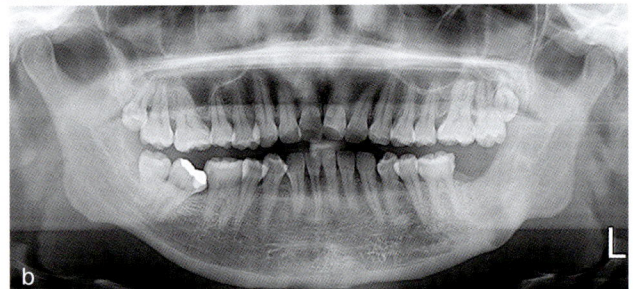

図⓬　a：術直後、b：3ヵ月後

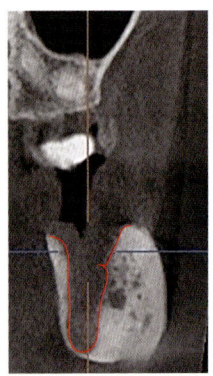

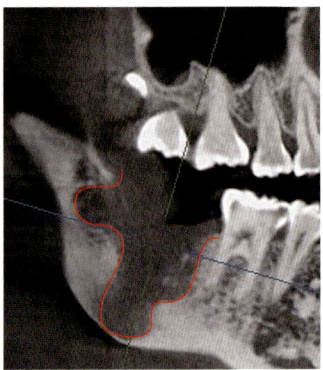

図⓭　術後3ヵ月のCT写真

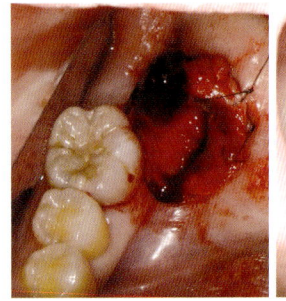

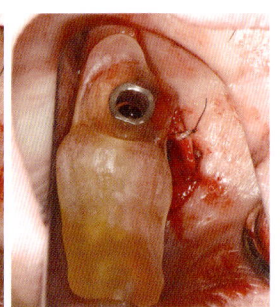

図⓮　術野展開〜ガイド装着

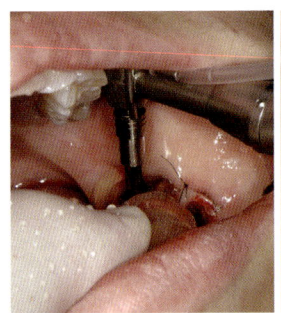

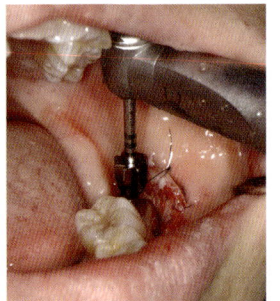

図⓯　ガイドドリリング〜アルベオ・シェーバーによる骨削合

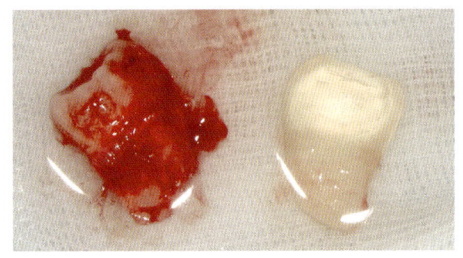

図⓰　レプリカ歯（右）とドナー歯（左）の比較

補綴治療後（3ヵ月）の写真を比較すると、歯の移植後に骨梁の明瞭化、下歯槽神経管の明瞭化、下顎下縁皮質骨の明瞭化が確認される。本症例では骨造成は行っていないが、骨再生の足場が整った骨欠損部位へ、歯根膜由来の骨誘導・伝導能を応用することにより、より素早く、確実な骨形成がなされたと考えられた。

本症例より、歯の移植においては、歯根膜の骨誘導・伝導能を期待することが可能と示唆され、必ずしも骨がある部位に歯根を入れる必要がない

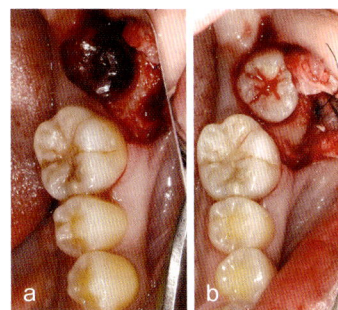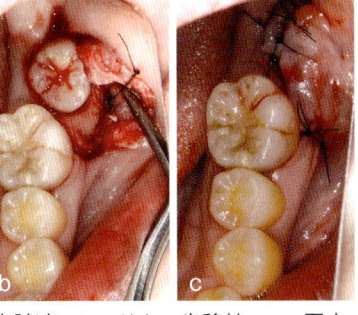

図⓱　a：レプリカ歯試適、b：ドナー歯移植、c：固定

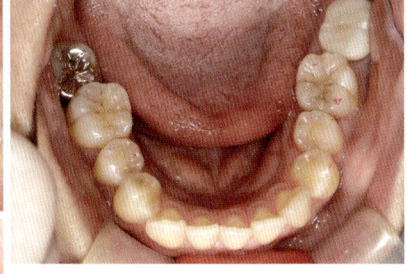

図⓲　術直後のＸ線写真

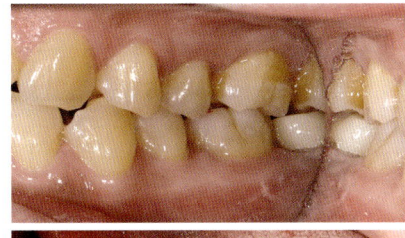
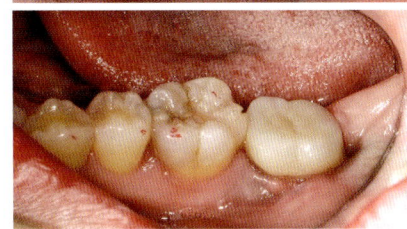

図⓳　最終補綴装置装着後

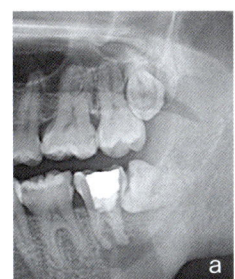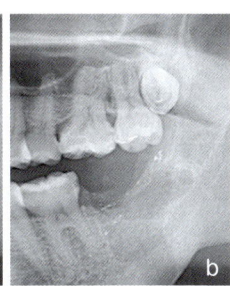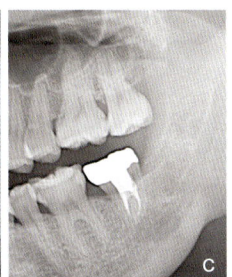

図⓴　a：初診時、b：抜歯３ヵ月後、c：最終補綴後

可能性が確認される。つまり、すべての症例ではないものの、歯の移植手術においては、術前に骨不足が懸念されてもある程度歯根膜の骨誘導・伝導能を期待できる可能性があることが考えられ、前述のように手術前のシミュレーションの際に考慮すべきポイントであることが考えられる。

【参考文献】
1 ）Yamada S, Hasegawa T, Yoshimura N, Hakoyama Y, Nitta T, Hirahara N, Miyamoto H, Yoshimura H, Ueda N, Yamamura Y, Okuyama H, Takizawa A, Nakanishi Y, Iwata E, Akita D, Itoh R, Kubo K, Kondo S, Hata H, Koyama Y, Miyamoto Y, Nakahara H, Akashi M, Kirita T, Shibuya Y, Umeda M, Kurita H: Prevalence of and risk factors for postoperative complications after lower third molar extraction: A multicenter prospective observational study in Japan. Medicine（Baltimore）, 101（32）：e29989, 2022.

これで完璧！おさらい

　移植床形成のコツはサージカルガイド、レプリカ歯の使用！　近遠心・頬舌的の骨切りは使い慣れた器具を使うべし！　歯の移植においては、骨移植は不必要であることがほとんどで、骨再生の足場を考えて手術すべし！

Q.9

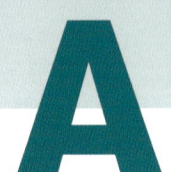

術式

移植にお勧めの器具を教えてください。

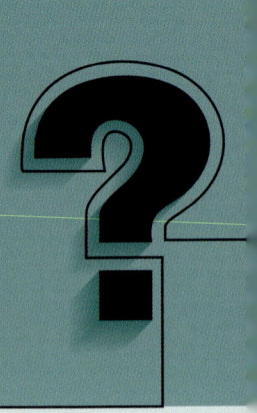

A

春日太一 Taichi KASUGA
東京都・新名主歯科・口腔外科医院

　歯の移植手術を成功に導くためには、適切な器具の選択が欠かせない。術中の繊細な操作や患者の負担軽減、術後の良好な予後を実現するために、器具の選定は重要なステップの1つである。本項では、移植手術の効率と安全性を高めるために推奨される器具について、具体的な特徴や使用例を挙げながら解説する。
①術前シミュレーション・準備編
②術中（移植床形成やドナー歯の保存に焦点を当てて）
③術後の歯内療法
の3パターンについてまとめた。興味あるところろから読み進めてほしい。

術前シミュレーション・準備編

　術前シミュレーションとして、最近、発達しているデジタル機器を紹介したい。移植の成功にはドナー歯が入るように正確な移植床形成が求められる。しかし、上顎であれば上顎洞、下顎であれば下歯槽神経など、損傷すると重篤な偶発症を引き起こす隣接解剖を時には近いところまで触れる可能性がある。安心安全な移植手術を心がけるために、以下のシミュレーションや準備しておくと安心な器具を紹介する。

1．3D slicer（図1）

　時間や場所に制約を受けずにCBCTが観察で

きる無料AIソフト。このソフトがあれば院外でも患者のCBCTが読影できる。DICOMデータから制作するのでCBCTの機種に左右されない。

2．Implastation（図2）

　こちらも無料でCBCTが読影できる。DICOMデータからセグメントできるため、ドナー歯を動かすことも可能。下歯槽管や上顎洞底も印記できる。

3．Holoeyes（図3）

　杉本真樹先生（帝京大学沖永総合研究所教授）が開発したHoloeyes MD。CTや光学印象の3DデータをVR（仮想現実）やAR（拡張現実）に、5分で自動変換するクラウドサービス。MetaQuest

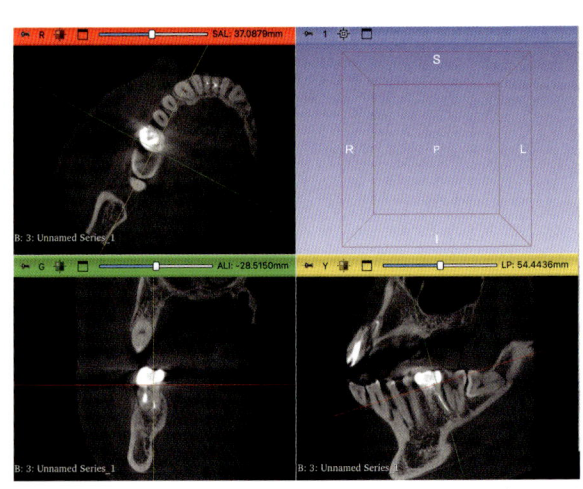

図❶　3D Slicer：CBCTが時間や場所に捉われずに読影できる無料ソフト

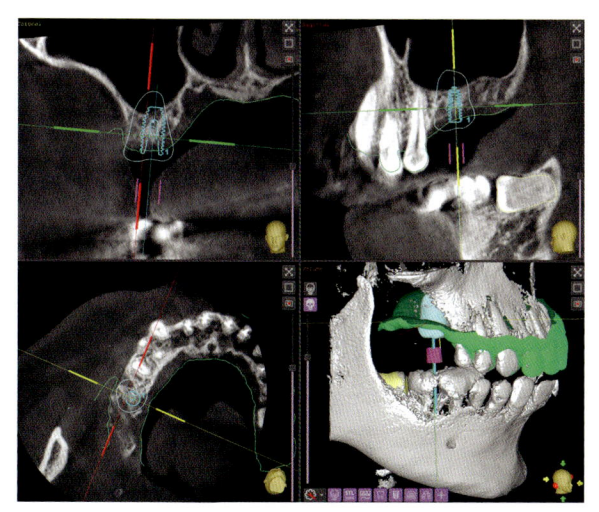

図❷ Implastation。無料で使用できる移植・インプラントシミュレーションソフト

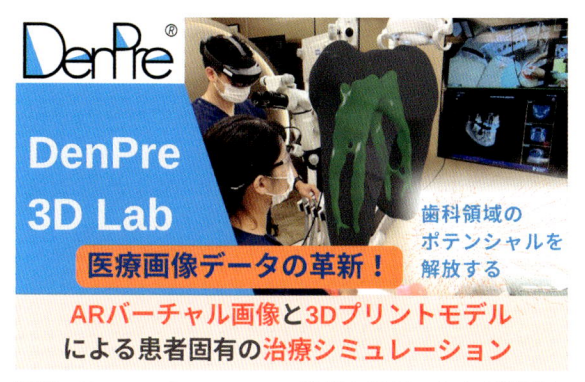

図❹ Denpre 3D Lab。XR 技術を活用した患者説明とトレーニングが可能

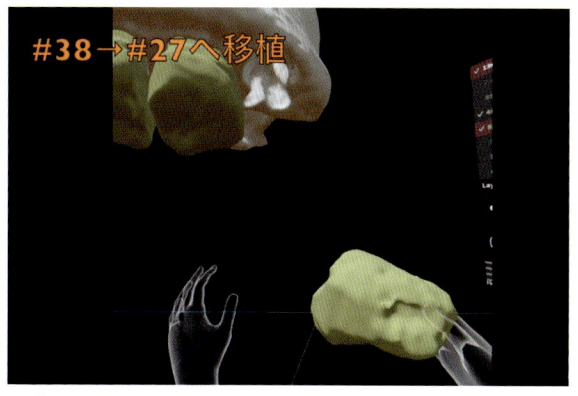

図❸ Holoeyes MD。人体解剖の3次元情報を VR で再現。仮想空間内で遠隔診断も可能

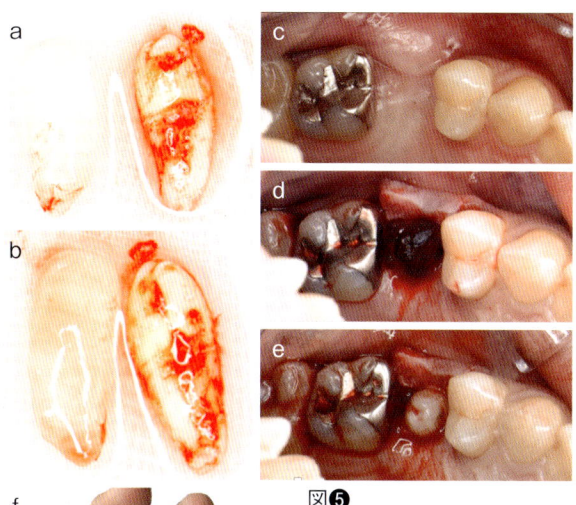

図❺
a、b：左；レプリカ、右；ドナー歯
c：術前。5│部に│8│を移植
d：レプリカ試適
e：ドナー歯試適。ドナー歯とレプリカの形態が同一のため、正確な位置への移植が可能
f：ドナー歯のレプリカ、3D printing model。手術シミュレーションと歯根膜の温存に役立つ

3、3S、HoloLens2、Apple Vision Pro に対応。解剖的構造を自由にカラーリングでき、現実空間に重ねて直感的に理解できる。

4. Denpre 3D Lab（図4）

宇野澤元春先生（株式会社 Dental Prediction 代表）・岡崎勝至先生（NYU 歯学部臨床准教授・東京歯科大学臨床准教授）が開発した先進的な XR（拡張現実）を応用したラボは、症例の DICOM データを送信するだけで、患者固有の顎骨・歯牙構造を、高精度な AR ホログラムと3D プリンティングモデルで再現するサービスを展開。筆者はさまざまな技術を症例に応じて使い分けているが、本ラボの活用頻度が最も高い。

5. ドナー歯のレプリカ「3D printing model」（図5）

ドナー歯のレプリカを事前に作製しておくことで術中のドナー歯の歯根膜の温存と処置時間の短縮になる。3D printing model は隣接解剖のイメージ・術前トレーニングにも用いることができる。ドナー歯のレプリカは滅菌を必ず行うこと。3D プリンターの精度によるので、迷ったら1.0倍（等倍）ではなく少し大きめの1.1倍や1.2倍で作成している。

6. ドナー歯に対するジグリングフォース（図6）

抜歯前、ドナー歯にセパレータゴムを入れておくことでジグリングフォースがかかり、抜歯が容易になる。移植のドナー歯の抜歯はなるべく歯根膜を温存して、抜歯にかかる時間を短縮する。患

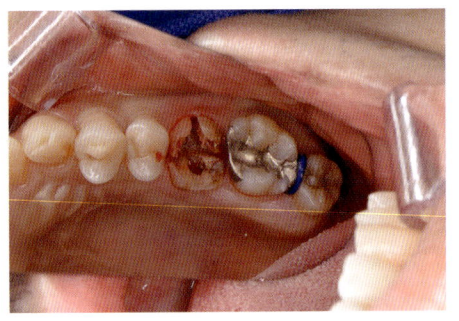
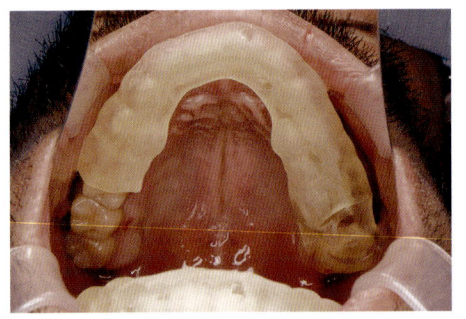

図❻　術前矯正器具。ドナー歯にジグリング
フォースをかけられる器具・装置

図❼　サージカルガイド。移植床形成時に形
成方向の規制が可能

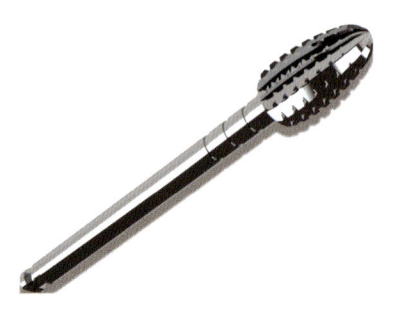
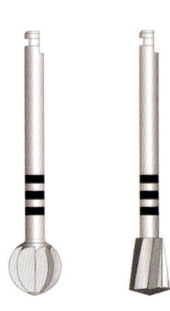
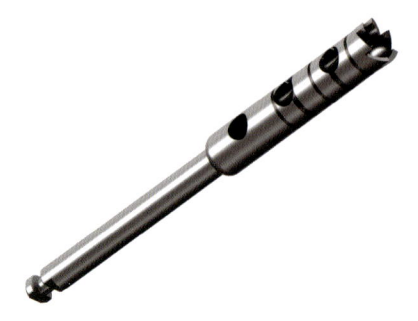

図❽　テクニカ TN バー（デンテック）。
内部注水のため骨火傷も予防できる。
目盛が付いている（画像はメーカー
より提供）

図❾　アルベオ・シェーバー（ケンテッ
ク）。3種類の形態からなり先端の直
径が大きく骨削合が容易（画像はメー
カーより提供）

図❿　トレフィンバー（デンテック）。
骨片が採取できる移植床形成バー（画
像はメーカーより提供）

者にも低侵襲な処置になり、術者にも手術時間の
余裕が生まれる。

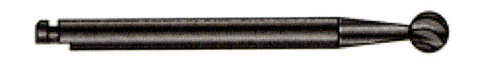

図⓫　サージカルラウンドバー（インプラ
テックス）。直径が1.0mm〜5.0mmと7種類か
らなる（画像はメーカーより提供）

術中（移植床形成やドナー歯の保存に焦点を当てて）

　術中はおもに移植床形成において各社から販売
されている形成器具と、ドナー歯の保存に焦点を
当てて器具を紹介する。回転数などは必ず各社か
らの添付文書を参考にし、必ず模型などで事前に
使用感を確認しておくことが望ましい。筆者はイ
ンプラントのようになるべく規格化できるよう、
自院の使用予定器具を用いて模型上などで移植床
の形成を事前に行うことにより当日の処置時間の
短縮を狙っている。

1．サージカルガイド（図7）

　インプラントと同様に、サージカルガイドがあ
ることで埋入の方向性のずれなどが補正できるた
め、作成しておくとよい。

2．テクニカ TN バー（図8）

　デンテック社製。移植床形成用の骨切削バー。
内部注水仕様のため骨火傷を予防できる。溝があ
り切削深度の確認ができる。当院でアルベオ・シェ

ーバーを開発する前に筆者は多用していた。

3．アルベオ・シェーバー（図9）

　ケンテック社製。3種類からなる移植に使用さ
れる床形成に使用されるバー（P.52第2章 Q.8
参照）。

4．トレフィンバー（図10）

　移植床形成が容易で、なおかつ骨片が採取でき
る。移植床周囲に骨量が不足するような症例に対
して、移植骨として骨片を利用できる。

5．サージカルラウンドバー（図11）

　インプラテックス社製。直径1.0〜5.0mmまで7
種類からなる骨切削用のラウンドバー。

6．プローブなどの目盛がついた器材（図12）

　移植床形成時の深度の指標となる。インプラン
トドリルセットをお持ちの先生はデプスゲージも
効果的。当院ではフィンガールーラーで使用器具

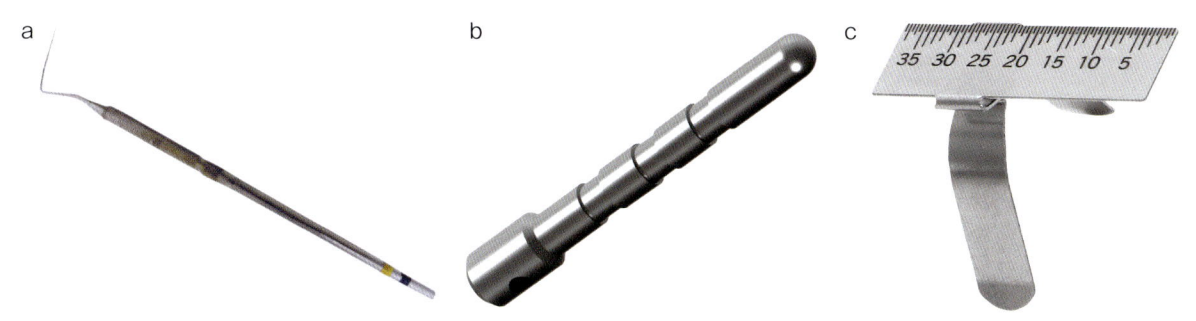

図⓬　移植床深度測定機器。a：プローブ、b：デプスゲージ（デンテック）、c：フィンガールーラー（YDM）（b、c の画像はメーカーより提供）

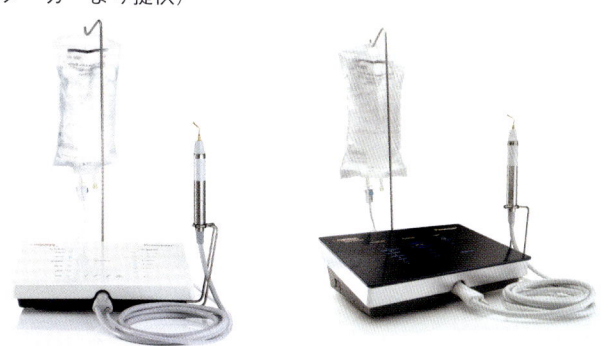

図⓭　ピエゾサージェリー（インプラテックス）。上顎洞底骨の切削や移植床の形成の仕上げに用いる（画像はメーカーより提供）

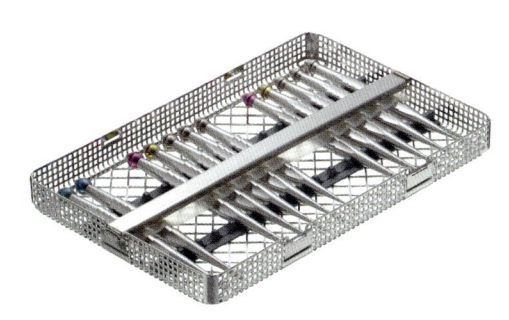

図⓮　オステオトーム（マイクロテック）。上顎洞底挙上時に用いる。移植ではソケットリフト併用が多い（画像はメーカーより提供）

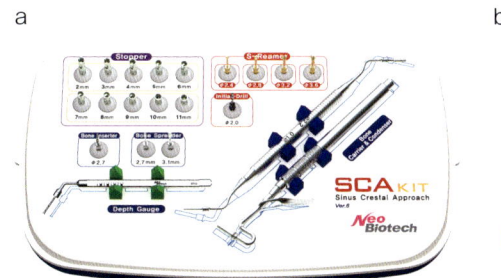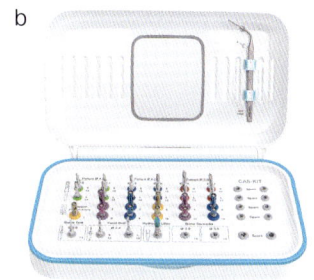

図⓯　SCA kit（a：ネオバイオテック）、CAS kit（b：Osstem Japan）。ソケットリフト時に用いるドリルキット（画像はメーカーより提供）

の長さをステップごとに確認している。

7．ピエゾサージェリー（図13）

　軟組織を傷つけないで、硬組織のみを切削できる。ドナー歯の抜歯時にも有効。

8．オステオトーム（図14）

　洞底骨を若木骨折させて挙上するためのインスツルメント。インプラテックス社。BAOSFE（Bone-Added Osteotome Sinus Flour Elevation）でボーンコンデンサーとともに用いる。

9．SCA kit、CAS kit（図15）

　サイナスフロアエレベーションにおいてクレスタルアプローチの際に用いられる kit。SCA kit が Neo Biotech 社、CAS kit が OSSTEM 社。

10．牛乳、生理食塩液、ネオキーパー（図16）

　ドナー歯を保存する液体。ドナー歯は乾燥状態では成功率が下がってしまうので、必ず湿潤状態で保存する。

👍 術後の歯内療法

　根完成歯の場合、術後に歯内療法が必要になるケースが多い。歯内療法が通常と比べて難しいところとして、ドナー歯の根管形態が複雑であること。また、治療対象歯が移動してきているため頭の中で術前の X 線写真から対象歯を移動して根

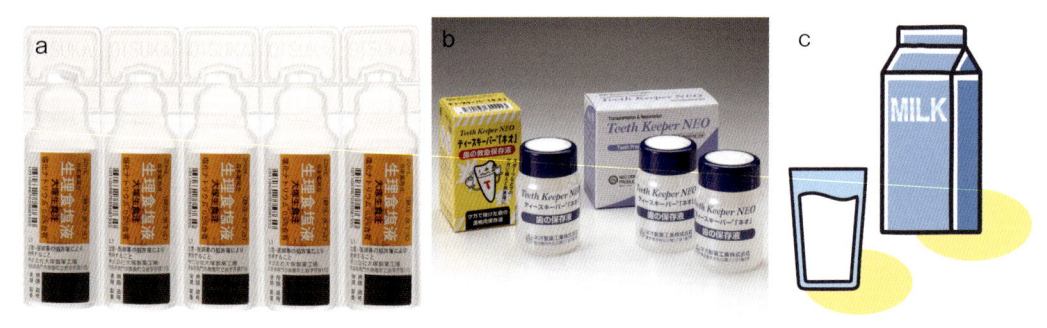

図⓰　ドナー歯の保存液。ドナー歯の歯根膜の活性が失われないように湿潤状態を保つ（a：大塚生食注［大塚製薬工場］）（b：ティースキーパー「ネオ」［ネオ製薬］）（c：無調整牛乳）（画像はメーカーより提供）

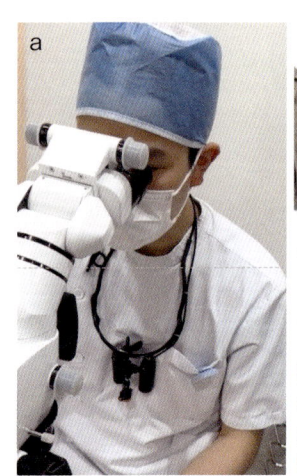
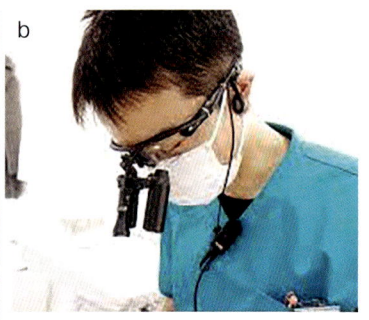

図⓱　拡大機器：移植のドナー歯として、智歯の根管形態は複雑であり拡大は必須である
a：マイクロスコープ（ペントロンジャパン）
b：surgitel（オーラルケア）

管形態を把握しなければならない。このときには拡大できる診療器具やデジタル技術、対象歯であらかじめ練習しておくなどの工夫をすることで、従来よりも術後の歯内療法のハードルが下がるように感じられる。

1．マイクロスコープ、高倍率拡大鏡（図17）

術後に根完成歯の場合には根管治療が必要になる。とくに移植の場合はドナー歯が智歯のことが多く、根管形態が非定型的なケースが多数を占めるので、拡大診療が必要である。

2．XR技術（VR、AR、MR）（図18）

XR技術はVR（仮想現実）、AR（拡張現実）、MR（複合現実）の総称。現実の物理空間と仮想空間を融合させて、現実では知覚できない新たな体験を創造する技術である。移植はドナー歯がもともとあった位置から必ず移動する。XR技術で根管形態を事前にデジタル化して直感的に理解することができれば、根管治療の際の道標になる。

事前に根管口はいくつあるのか、形態・彎曲はどのようになっているのか、器具の挿入方向から根管上部の拡大の程度など、得られる情報はXR技術を用いることでかなり多い。

3．ドナー歯の精密根管模型（図19）

精密根管模型をCBCTのDICOMデータから作製しておくことで、術前トレーニングが可能になる。ドナー歯で一番多く用いられる智歯は非定型的な根管が多い。術前トレーニングを行うことで医原性の穿孔などの偶発症を防ぐことができる。

移植手術の成功を左右する要素の1つが、器具の適切な選択と使用である。デジタル技術の進歩に伴い、ますます多様化する器具のなかから、自身の診療スタイルに合ったものを見つけることが重要である。本項でご紹介した器具が、先生の日常臨床において役立ち、患者の治療満足度向上に貢献していただけたら幸いである。

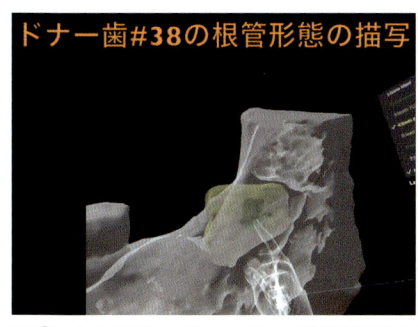
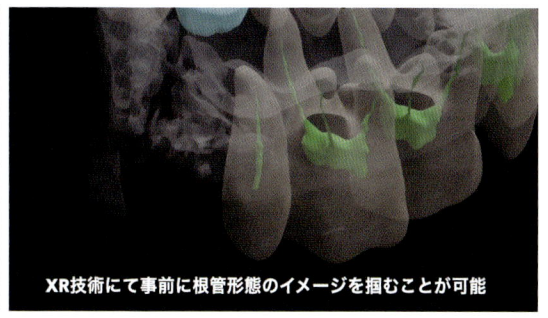

ドナー歯#38の根管形態の描写

XR技術にて事前に根管形態のイメージを掴むことが可能

図⓲　XR技術。ドナー歯の根管解剖を三次元的に直感的に理解できる

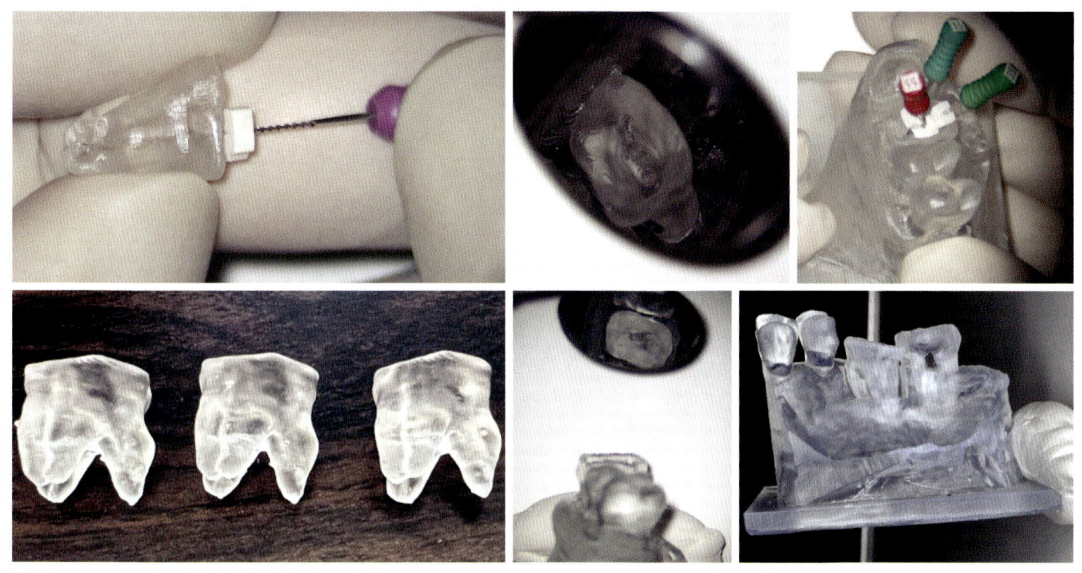

図⓳　ドナー歯の精密根管模型。術前シミュレーション・トレーニングが可能

【参考文献】
1）新名主耕平，春日太一，浜井亮多，前田　曜：備えあれば
　憂いなし下顎埋伏智歯抜歯の進め方．デンタルダイヤモン
　ド，50（3）：53-67，2025.
2）春日太一，新名主耕平：歯の移植．管野貴浩，森　一将，
　新名主耕平（編）：口腔外科のスタートライン，デンタル
　ダイヤモンド社，東京：2022.
3）春日太一，新名主耕平：歯の移植．インプラントジャーナ
　ル，95，2023.
4）春日太一：ラテラルアプローチによるサイナスリフトにお
　ける VR・AR と3D printing model の応用．日本歯科先端
　技術研究所学術会誌，30（2）：107-111，2024.
5）春日太一：双眼ルーペ サージテル．豊山洋輔（監）：誌上
　デンタルショー 使ってみたい歯科のベストアイテム
　2021，デンタルダイヤモンド社，東京，2021.
6）豊山洋輔（監）：誌上デンタルショー 使ってみたい歯科の
　ベストアイテム2023，デンタルダイヤモンド社，東京，
　2023.

これで完璧！おさらい

　　歯の移植にお勧めの器具は、デジタルガイドや XR 技術を活用し、骨削除バーや
レプリカなどを併用することで、正確な位置決めと低侵襲な処置が可能となり、移
植歯の生着率向上が期待できる。

Q.10

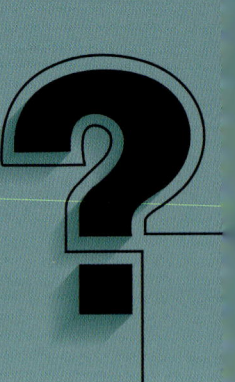

術式

移植後の移植歯のポジショニングや固定は、どのように考えればよいでしょうか。

A

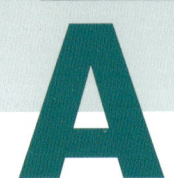

木下康平 Kohei KINOSHITA

九州大学病院　歯内治療科

移植の成功には、移植歯のポジショニングと固定が適切であることが必要不可欠である。しかし、過去の文献において報告が少ないのが現状である。

そこで本項では、移植歯のポジショニングおよび固定について、術前から術後管理までを詳細に解説する。

移植歯のポジショニング

移植歯のポジショニングは、術後の治癒過程、歯根膜および歯槽骨の再生に直接的かつ重要な影響を与えるため非常に重要な要素である[1]。

1．適切なポジショニングの意義

1）治癒の促進

歯根膜や歯槽骨の再生がスムーズに進行し、移植歯の安定性が向上する。

2）長期的な安定性

適切な咬合付与と周囲骨のリモデリングにより、移植歯が他の天然歯と同様に口腔内で機能し続けることが期待できる。

3）審美的・機能的な回復

とくに前歯部の移植では、審美性が確保され、自然な見た目の歯列と機能を回復できる。

一方で、移植歯の位置が不適切な場合、以下の問題が発生する可能性がある。

4）咬合不調和

移植歯を咬合面よりも高位に位置づけしてしま

うことにより、不均一な咬合力が移植歯に集中することで、歯根膜や歯槽骨に過度な咬合力がかかる。

その結果、移植歯が不安定となり、生着しない可能性がある。

5）骨吸収

移植歯が骨内で適切に固定されない場合、周囲の骨組織がリモデリングを起こさず、骨吸収が進行するリスクが高まる。

6）歯周病

不適切な移植歯の位置決めは歯周ポケットを形成する原因となり、プラークの蓄積や歯周組織の炎症を引き起こす可能性がある。

2．ポジショニングの基準

移植歯のポジショニングにおいて最も重要なのは「咬合の影響を最小化すること」であるといえる。そのため、移植歯は「咬合面よりやや低位にポジショニングすること」「側方運動、前方運動時の干渉がないこと」が術後の治癒期間中にとくに重要なポイントである。これにより、以下の利点が得られる。

1）咬合力の分散

移植歯に直接咬合力が加わることを防ぎ、歯根膜や歯周組織への過剰な負担を回避できる。これにより、移植歯周囲組織の治癒が促進される。

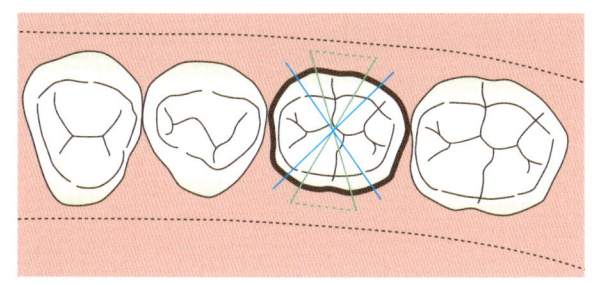

図❶ 縫合方法の１例、刺入点は付着歯肉内にすべきである

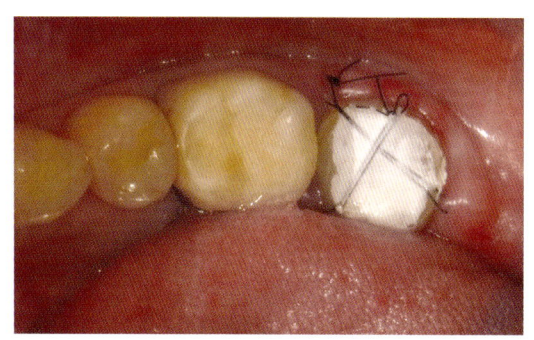

図❷ ⌐7再植後の縫合による固定の１例。門脇正敬先生（大分県・高田歯科醫院）のご厚意による

２）移植歯の安定性向上

適度に咬合面より低位にポジショニングすることで、移植歯が周囲組織と適合しやすくなる[2]。

３）咬合調整の容易さ

咬合面にわずかな余裕を設けることで、術後の咬合調整が柔軟に行うことが可能である。

これは前歯部、臼歯部どちらの移植においても注意すべき点である。前歯部においては、先に述べた審美性を損なわない範囲で低位にポジショニングする必要があると考える。

また、咬合調整については p.68第２章 Q.11、p.70第２章 Q.12を参照されるとよい。

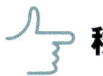 ## 移植歯の固定

移植歯を適切に固定することで、術後の安定性を確保し、歯根膜や歯槽骨、歯髄の治癒を促進する。移植歯の固定は、移植歯の位置を保持することで、咬合力や外的要因による動揺を防ぐ役割を果たして術後の治癒を促進し、治療の成功率を高めるために重要である。固定方法には、縫合、ワイヤー固定、スーパーボンド固定などが使用される。それぞれの方法について以下に詳細を説明する。

1. 縫合による固定（図１、２）

縫合は、周囲軟組織を利用して移植歯を固定する方法で、おもに術後の初期段階で用いられる。

１）特徴

移植歯周囲の歯肉を縫合して移植歯を間接的に固定する。歯周組織の治癒と再生を促進しながら、移植歯の位置を保持する役割を果たす。

２）手順

すべての固定方法に共通していえることだが、まずは移植歯を正確にポジショニングする。その後、歯肉を縫合することで移植歯を保持し、さらに縫合方法を工夫することで周囲歯肉と移植歯の適合を整えながら外部からの刺激や感染を防ぐ処置を行う。術後には、縫合部の炎症や感染の有無、食渣の残留などを確認し、必要に応じて清掃、再調整を実施する。

３）利点と欠点

利点：手術後の歯肉保護と移植歯の固定を同時に行える。 固定が強固になりすぎない。

欠点：縫合のみでは動揺を完全に防ぐのが難しい。強い咬合力がかかる場合、補助的な固定方法が必要となる。

2. ワイヤー固定（図３）

ワイヤー固定は、移植歯をワイヤーを用いて隣在歯に直接固定する方法で、術後の安定性を確保するために広く用いられる。

１）特徴

メタルワイヤーやフレキシブルワイヤーを使用して、移植歯を隣在歯に固定する。柔軟性や剛性を調整することで、移植歯に適度な動揺を許容しつつ固定が可能である。

２）手順

ワイヤー固定を行う際には、まず患者の歯列に

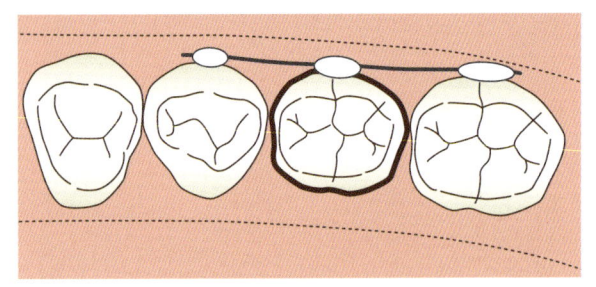

図❸　ワイヤー固定の1例

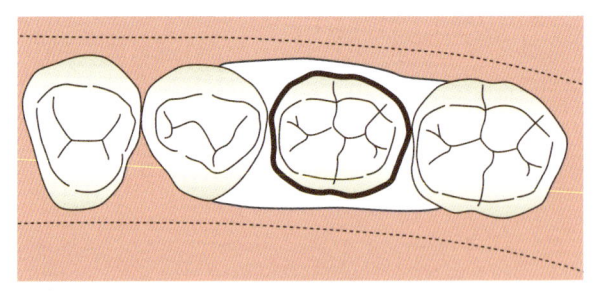

図❹　スーパーボンドによる固定法の1例

合わせて適切な長さに調整したワイヤーを準備する。その後、ワイヤーを隣在歯に沿わせ、移植歯を安定させるように固定する。この際、必要に応じてスーパーボンドを使用してワイヤーと隣在歯、移植歯を固定する（図3）。最後に、移植歯や隣在歯に過剰な圧力がかからないよう、ワイヤーの緊張を適切に調整して固定を仕上げる。

3）利点と欠点

利点：強固な固定が可能である。咬合力の調整が容易である。

欠点：長期間使用すると隣在歯への負担が増大する。唇頬側へワイヤーを沿わせると審美性が低下する可能性がある。

3．スーパーボンド固定（図4、5）

スーパーボンドを用いて移植歯と隣在歯を直接固定する方法で、固定の容易さやスーパーボンドの生体親和性の高さから広く用いられている[3]。

1）特徴

高強度の接着剤を使用して移植歯を隣在歯に固定する。生体親和性が高く、歯周組織への影響が少ない。

2）手順

まず移植歯を適切な位置に配置し、隣在歯との接触面を慎重に調整する。その後、隣在歯と移植歯の接触部分にスーパーボンドを塗布し、短時間で固着させて固定を行う。さらに、必要に応じてワイヤーやスプリントを併用し、移植歯の安定性を向上させる処置を施すことがある。筆者はスーパーボンドの生体親和性の高さを評価しており、図3のように移植歯周囲にも塗布して固定を強化

するようにしている。

利点：短時間で強固な固定が可能。審美性が高く、見た目に影響しない。柔軟性があるため、歯根膜への負荷を軽減できる。

欠点：固定力が強いため、固定期間に注意が必要である。歯周組織の治癒を阻害する場合がある。

固定期間

固定期間は通常2～4週間程度が推奨されているが、移植歯の状態に応じて柔軟に調整する必要がある。とくに、骨組織の治癒が遅延している場合や、移植部位に十分な骨量が確保されていない場合には、固定期間を延長することがある。一方、固定期間が長期化すると、アンキローシスに繋がる可能性がある[4]。そのため、固定期間の延長を検討する際には、慎重に移植歯の状態を確認しながら対応することが求められる。適切な固定期間の設定は、移植歯の長期的な成功に大きく寄与するため、患者個々の治癒過程に合わせた柔軟な管理が必要不可欠である。

また、移植歯のポジショニング、固定方法だけではなく、移植歯が移植先の歯槽骨に適切に適合することは、治療の成功を左右する重要な要因である。これについては先のp. 52第2章Q. 8を参照されるとよい。

術後管理

1．定期的なフォローアップ

術後1～2週間以内に移植歯の状態を確認する。

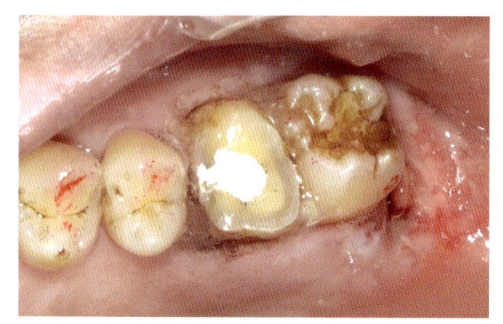

図❺　筆者の1症例。8を6へ移植している

移植歯が歯槽骨内で適切に適合していることを確認し、必要に応じて固定の調整を行う。また、治癒状況を評価するために定期的なX線検査を実施することが推奨される。

2．感染予防

　術後感染は移植歯の生着失敗のおもな原因である。術後に抗菌薬を適切に投与するほか、患者に対して口腔衛生の指導を徹底することが重要である。

3．咬合調整

　手術直後にも確認して咬合調整は行っているが、術後1～2週間以内においても移植歯が咬合面よりやや低位にポジショニングしているか確認する必要がある。過度な固定はアンキローシスに繋がる可能性があるため、徐々に咬合力を付与していくことになるが、この後の咬合付与を含めた術後管理については p.68第2章Q.11、p.70第2章Q.12 を参照されるとよい。

結論

　移植歯のポジショニングと固定は、治療の成功を左右する重要な要素である。縫合による固定やワイヤー固定、スーパーボンド固定は、それぞれに利点と欠点があり、患者の状況に応じて適切に選択する必要がある。また、術後の固定と管理を徹底することで、移植歯の治療成功率を向上させることが可能である。

【参考文献】

1 ）Dokova AF, Lee JY, Mason M, Moretti A, Reside G, Christensen J: Advancements in tooth autotransplantation. J Am Dent Assoc, 155（6）：475-483, 2024.

2 ）Huang J, Gan Y, Han S, Xu HE, Yuan YI, Zhu HE, Tian X, Li N, Li D, Cai Z: OUTCOMES OF AUTOTRANSPLANTED THIRD MOLARS WITH COMPLETE ROOT FORMATION: A SYSTEMIC REVIEW AND META-ANALYSIS. J Evid Based Dent Pract, 23（2）：101842, 2023.

3 ）Nakagawa K, Saita M, Ikeda T, Hirota M, Park W, Lee MC, Ogawa T: Biocompatibility of 4-META/MMA-TBB resin used as a dental luting agent. J Prosthet Dent, 114（1）：114-121, 2015.

4 ）Andersson L, Andreasen JO, Day P, Heithersay G, Trope M, Diangelis AJ, Kenny DJ, Sigurdsson A, Bourguignon C, Flores MT, Hicks ML, Lenzi AR, Malmgren B, Moule AJ, Tsukiboshi M: International Association of Dental Traumatology. International Association of Dental Traumatology guidelines for the management of traumatic dental injuries: 2. Avulsion of permanent teeth. Dent Traumatol, 28（2）：88-96, 2012.

これで完璧！おさらい

　移植歯のポジショニングと固定は、治療成功の重要な要素である。適切な位置決めにより、歯根膜や歯槽骨の治癒が促進され、長期的な安定性が確保できる。縫合やワイヤー固定、スーパーボンド固定を状況に応じて選択し、術後の管理や咬合調整を適切に行うことで、生着率が向上し、長期的な機能維持に繋がる。

Q.11

予後判断

手術後、どのようなことに気をつければよいでしょうか。

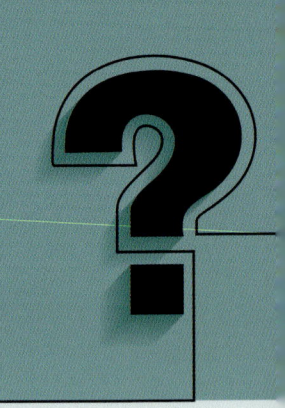

A

兒玉直紀　Naoki KODAMA
岡山大学病院　歯科　（補綴歯科部門）

　歯の移植手術後、最も優先すべき事項は「ドナー歯の生着」であることはいうに及ばない。では、移植歯の生着を獲得するために重要なことは何か。それは、移植歯に対する外傷力のコントロールと創部の感染防止である。

　インプラントまたは再植と比較して、歯の移植の場合においてドナー歯（移植歯）と受容側（つまり移植床）の間、つまりドナー歯根面と移植床歯槽骨面との間には一定の間隙が存在する。インプラントにおいては、オッセオインテグレーションの観点からインプラント体表面−歯槽骨面は密に接触しており、また再植においてももともと存在していた部位に戻すため（歯の位置を変えて戻すことが多いがそれでも）、歯根面−歯槽骨面の距離は移植の場合のそれと比べて少ないことは容易に想像できるだろう。つまり、ドナー歯は移植手術直後には移植床内で周囲組織のサポートなしには安定しない。そのため、ドナー歯を生着させるためにはできるだけドナー歯に対する外傷力のコントロールが重要である。

　ドナー歯に対する外傷力のコントロールとして重要なポイントは、
①対合歯との咬合接触をなくすこと
②適切なドナー歯の固定
であるが、②の適切なドナー歯の固定のポイントについては p. 64第2章 Q.10を参照されたい。こ

こでは、①対合歯との咬合接触をなくす、について解説したい。ドナー歯は当然ながら歯根膜を有するため、移植後の歯の移動も起こり得る（ドナー歯の移動については p.84第2章 Q.15を参照されたい）ことから、対合歯との咬合接触をなくすためにセメントエナメル境を越えて歯根側に移植することが、ドナー歯の生着の観点のみならず対合歯との咬合接触をなくすうえで重要である（**図1**）。どうしてもドナー歯が対合歯と咬合接触する場合には、適宜ドナー歯の歯冠を必要最低限切削することもある。

　移植手術後に生着が得られたら、次に行うべきことは創部の感染防止である。たとえ移植直後の固定が適切に行われていても、創部に感染が生じるとドナー歯の生着は得られないため、固定撤去後の感染コントロールも極めて重要である。ドナー歯を固定している間は創部を十分に清掃することは困難であったため、**図2**のように固定撤去後にはドナー歯や隣在歯周囲にプラークの停滞を認めることが常である。よって、固定撤去後はできるだけ弱いブラッシング圧でプラークコントロールを行う必要がある。とくに大臼歯部に対するブラッシングは注意を要する。よって、できるだけ創部を傷つけないように軟らかい毛先の歯ブラシ（**図3**）や、柄が長く創部にアプローチしやすいワンタフトブラシ（**図4**）を勧めている。

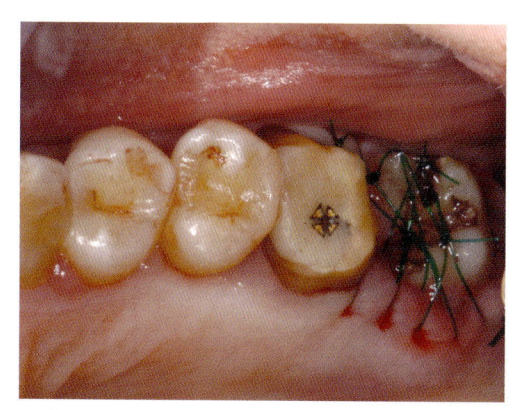

図❶　移植直後。やや深部に移植を行い、対合歯とのクリアランスを獲得するように心がける

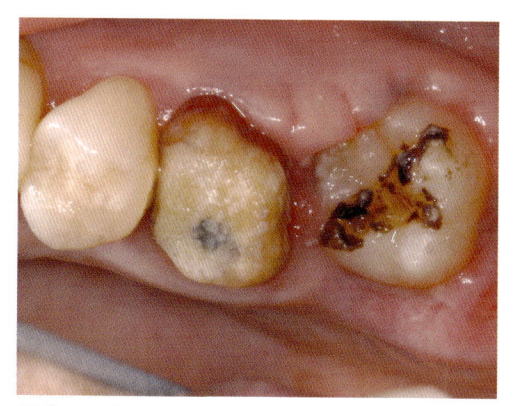

図❷　固定除去後。移植後すぐは十分な清掃を行うことができないため、プラークの停滞を認める

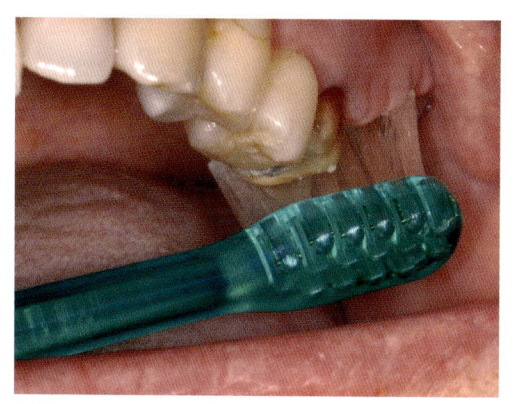

図❸　ドナー歯のブラッシング。上皮性付着が得られるまでの間できるだけ軟らかい毛先の歯ブラシを用いる

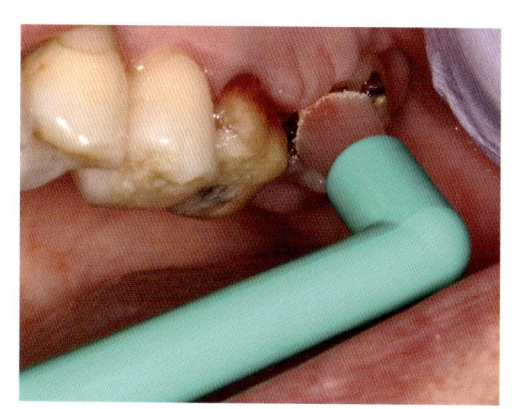

図❹　ドナー歯のブラッシング。ドナー歯は深部に位置することが多いためワンタフトブラシの使用も有効である

これで完璧！おさらい

ドナー歯に対する外傷力のコントロールと創部の感染防止を最優先に考える。

Q.12

予後判断

手術後のドナー歯の
根管治療のポイントを教えてください。

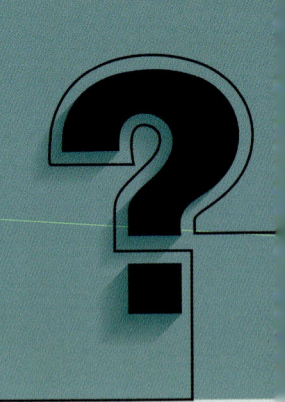

柳沢哲秀　Akihide YANAGISAWA
東京都・調布歯科・かおいく矯正歯科／岡山大学医学部在学中

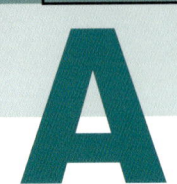

欠損補綴として、可能な場合には智歯の移植が選択されることがある。しかし、移植した智歯の根管治療は難しいといわれており、この理由から、欠損補綴の選択肢として、智歯移植が敬遠される場合もある。

本項では、数多の、どれも同じような論文などで語られるエビデンスにはあえて触れず、根管治療に関する一般論と私自身の経験から、筆者が個人的に考える移植したインタクトな智歯の根管治療のポイントについて解説する。

根管治療＝「歯の中ハミガキ」

根管治療の目的は「根尖性歯周炎の治療と予防」といわれており、根尖性歯周炎の原因は根管内に入り込んだ細菌である。この細菌を機械的拡大、化学的洗浄、根管内貼薬により除去、減少させることにより、根尖性歯周炎を治癒へと導く。体裁よく、形式的に書くとこのような説明になるが、噛み砕いていうと、根管治療はただ単純な汚れ取り、いわば「歯の中ハミガキ」である。読者の方々には、こんな単純明快な「根管治療」などで悩まないでいただきたい。

感染のない移植した智歯の
根管治療の難易度は実は高くない

多くの歯科医師から移植した智歯の根管治療の難しさについて耳にするが、筆者はこの意見に疑問を感じている。むしろ、ポイントを押さえれば「簡単」とさえ感じている。理由は、う蝕にもなっていない、顎骨内に存在していた感染のない移植した智歯の根管内には細菌がまったく、もしくはほとんど存在しないと考えられるからである。そのため、歯科医師側が根管内に細菌を入れてしまわなければ、感染のない移植した智歯の根管治療の成功率は非常に高いと考えている。しかしながら、難易度は決して高くない移植歯に対する根管治療にも、押さえておきたいポイントについて解説していく。

1．ラバーダム

歯内療法に特化した先生方が「ラバーダムのない根管治療はない」「ラバーダムをしないで根管治療をすると成功率が下がる」などの意見をもとにラバーダムの必須性を主張する一方、「ラバーダムをすることで根管治療の成功率が向上する」ということを証明できるだけの科学的根拠もなければ、ラバーダムをせずに成功した根管治療症例が数多く存在することもまた事実である。このような背景があるなかで、筆者の臨床では、根管内の細菌感染のリスクを下げるために、ほぼすべての症例でラバーダムを施し、根管治療を行っている。読者の方々にも、ラバーダムを施して根管治療を行うことを推奨したい。根管内に細菌が存在するリスクの低い移植歯であれば、なおさら、である。

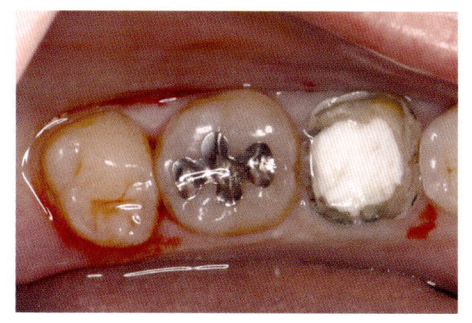

図❶　［6］を抜歯と診断し、［8］を移植することになった

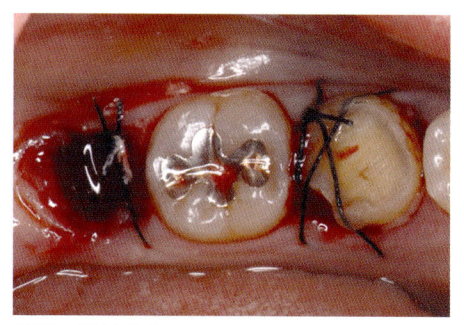

図❷　移植直後

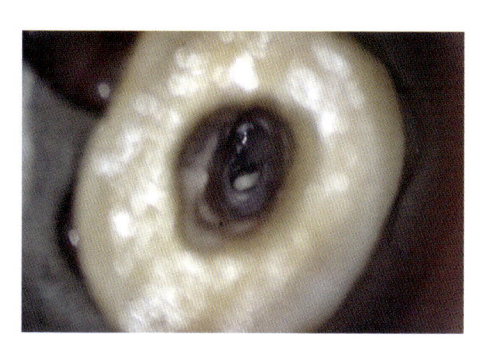

図❸　3週間後、根管治療開始

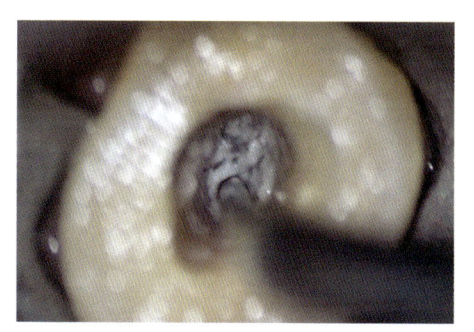

図❹　超音波チップにて根管口拡大

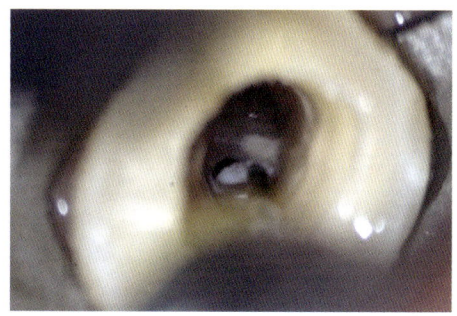

図❺　ニッケルチタンファイルにて根管の探索

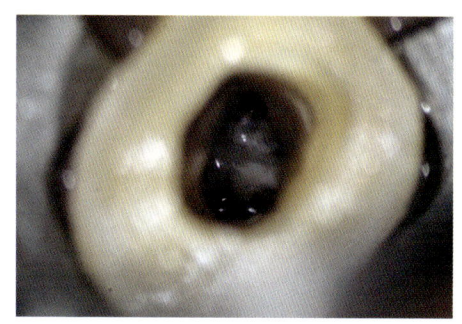

図❻　拡大終了時点

2. 根管口やイスムスやフィンへの対応（図1〜6）

通法に従い髄室開拡した後、マイクロスコープにて内部を確認し、周囲とはあきらかに特徴の違う窪みや溝に細いニッケルチタンファイルを優しく丁寧に挿入する。その部分が根管口であり、下部に根管やイスムスがあれば、そのスペースに追従し、ファイルは進んでいく。また、超音波チップを用いて、その入り口を拡大する。イスムスやフィンは、ニッケルチタンファイル、超音波チップ、細いダイヤモンドバーを用いて拡大、除去する。

3. 彎曲根管に対するアプローチ（図7〜9）

根管口付近に存在する象牙質を除去し、根管口を十分に拡大した後、#8や#10のK−ファイルを用いて、丁寧に優しくウォッチワインディングモーションにて根尖にアプローチする。このとき、レッジやステップができてしまうと、その後の処置が極めて難しくなる。作業長決定後、弾性率の高い、根管追従性に優れたニッケルチタンファイルを用いて拡大する。

根管充塡について、最終拡大に用いたニッケルチタンファイルにフィットした形態のガッタパーチャポイントの先端5mmに流動性の高いバイオセラミックシーラーを塗布し作業長まで挿入する。これを彎曲手前の位置にてヒートプラガーでカットし、圧接する。残りの部分は、インジェクションタイプの充塡法を用いる。シーラーを根管壁に

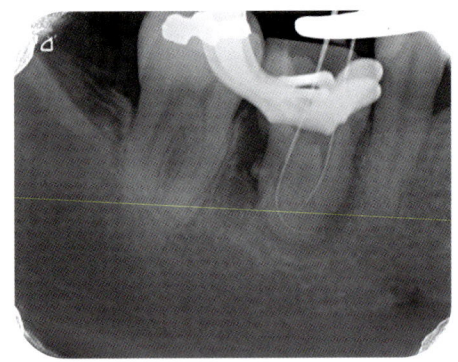

図❼　彎曲根管をもつ移植症例。ファイル試適のデンタルX線写真

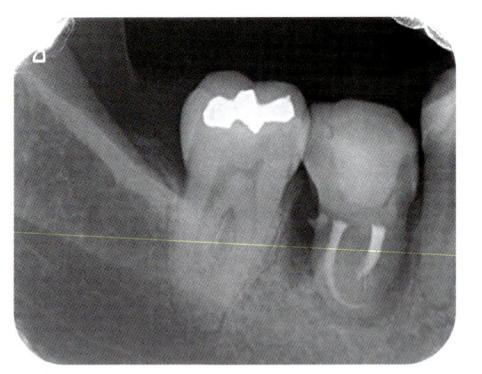

図❽　根管充塡直後

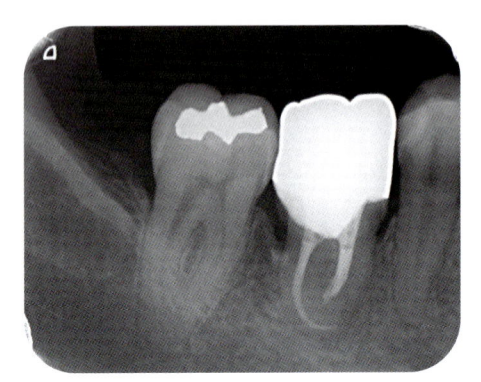

図❾　術後1年

塗布し、軟化した充塡材を流し込み、圧接する。筆者は、どのケースでもそうであるが、咬合力によりかかる根管内への応力を考慮すると、ガッタパーチャポイントの充塡率が高いほうが好ましいと考えるため、このような方法を選択している。

4. 穿通できない根管に対する考え方

　移植歯の場合、根尖部の穿通ができない症例にたびたび遭遇する。原因として、根尖が閉塞している、根尖部の形態が複雑で器具操作が難しい、自分自身がレッジやステップを作ってしまっている、などが挙げられるが、臨床上、その原因ははっきりとはわからないことが多い。しかし、多くの

症例で、K−ファイルを入るところまで挿入しX線写真にて確認すると、ファイルの先端はX線写真上の根尖から2mm以内に位置している。筆者は、これ以上の根尖方向へのアプローチはせず、この長さを作業長としている。

5. 根尖孔が大きく開いている症例に対する考え方

　根尖孔がもともと大きかったのか、外部吸収により大きくなってしまったのかは定かではないが、このような症例では、「根尖部がパーフォレーションしている」と考え、MTAセメントにて根管充塡している。

　新名主耕平先生の「埋伏智歯は未開封の天然インプラント」との言葉に感銘を受け共感し、多くの患者に移植治療を行ってきた。移植治療自体を知らない患者も多いが、選択肢の一つとして説明すると受け入れていただける方も多く、治療後の満足度も高いと感じている。必要ないに越したことはないが、欠損補綴治療の選択肢の一つとして、より多くの患者、そして歯科医師に普及することを願っている。

これで完璧！おさらい

　難しいと思われがちなドナー歯である智歯の根管治療だが、その難易度はそこまで高くないと考えている。いくつかのポイントはあるものの、ラバーダムや根管上部の拡大、彎曲根管に対しては弾性率の高い切削器具の使用など、ひとつひとつのステップを着実に踏むことで、その成功率は確実に高まるであろう。

Q.13

予後判断

成功・失敗の見極め方、成功率・生存率を教えてください。また、ドナー歯の抜歯後、欠損補綴はどのように進めればよいでしょうか。

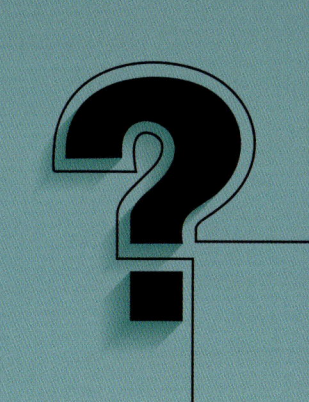

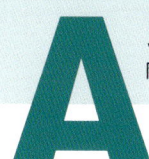

兒玉直紀 Naoki KODAMA
岡山大学病院　歯科（補綴歯科部門）

歯の移植の成功基準は、一般的に視診・触診による口腔内診査ならびにX線検査の結果から判断される。視診・触診による口腔内診査の要件として、①歯周組織が正常であること（目立った炎症所見がなく歯周ポケットが正常範囲内であること）、②患者自身の不快症状がないこと、③動揺度が正常であること、④打診音が正常であること（打診音の異常はアンキローシスの判断基準となる）、である。また、X線検査での要件として、①歯根膜腔に病的な拡大を認めないこと（ドナー歯の場合、通常の健全歯と比べてやや歯根膜腔が拡大することが起こり得る）、②明瞭な歯槽硬線を認めること、③進行性の歯根吸収像を認めないことと考える。

歯の移植の長期的予後に関するMachadoらのシステマティックレビューによると、歯の移植の成功率は記されていなかったが、生存率は75.3〜91%であったと報告されていた。一方、アンキローシスの発生率は4.2〜18.2%、歯根吸収の発生率は3〜10%であったと報告されていた[1]。また、ドナー歯の根尖が開放されている場合の移植に関するシステマティックレビューとして、平均追跡期間6年3ヵ月において成功率が89.68%、生存率は98.21%であったとAtala-Acevedoは報告した[2]。しかし、これらのシステマティックレビューはともに基となる論文のエビデンスの質が高くないことも示されていた。つまり、一見成功率・生存率が高い歯の移植治療は、そのエビデンスの質の低さから一概に信用できる結果とはいえない。そのため、読者の皆様においては現在知られているエビデンスに則って歯の移植治療を進めていただきたい。

以下、歯の移植治療の実例を供覧するが、今回提示する症例はすべて保険範囲内で行った歯の移植手術である。つまり、他の項で示されている歯の3Dレプリカを用いた移植手術ではないことをあらかじめ断っておきたい。もし歯の移植の成功率および生存率を向上させたいと考える場合、やはり歯の3Dレプリカの使用を強くお勧めしたい。当然ながらそのときは、歯の移植治療が保険外診療となることは患者に説明のうえ、どちらの治療を選択するかの最終判断は患者とよく相談のうえ決定してほしい。

👍 移植の成功例

▶症例1

患者は35歳、女性。7|咬合痛が主訴であった。7|根尖病巣により保存不可と診断した。隣在歯として健全な智歯8|が存在していた（図1、2）。抜歯後の補綴設計として、1）7|インプラント、2）7|部分床義歯、3）⑧7⑥ブリッジ、4）7|再植を当初治療オプションとして提示していた。しか

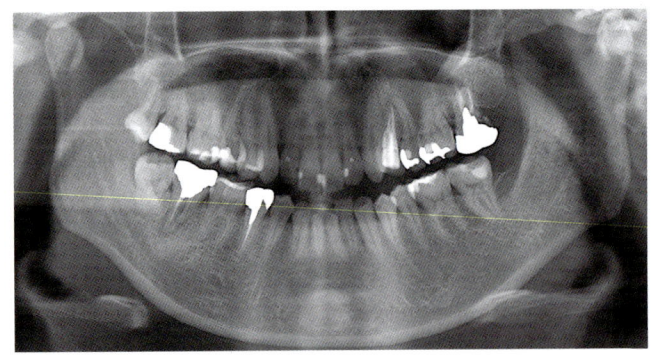
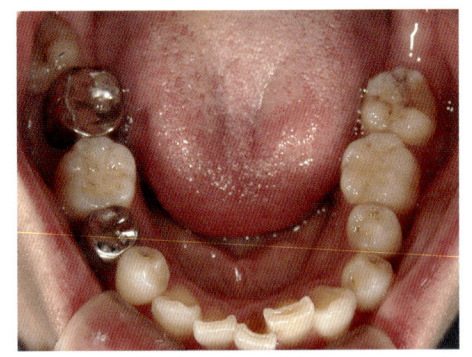

図❶　症例1。35歳、女性。のパノラマX線写真。患歯である⑦根尖部に広範囲のX線透過像を認める

図❷　症例1の口腔内写真。視診ではあきらかな異常所見は認めない

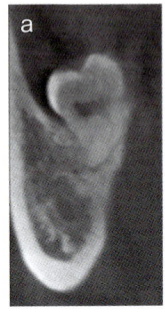
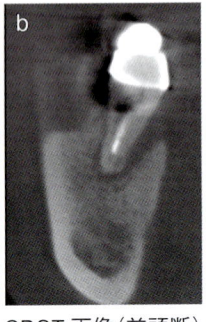
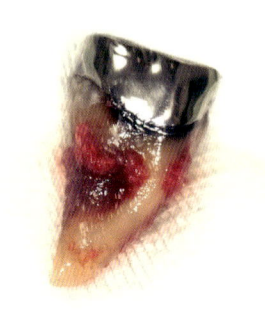
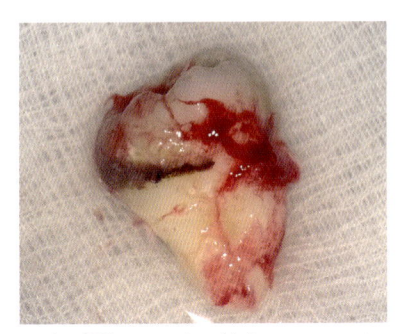

図❸　症例1のCBCT画像(前頭断)。⑧(a)は⑦(b)に対してやや幅径が大きいと予想できる

図❹　⑦抜歯後。破折線および根中央部に穿孔を認める

図❺　⑧ドナー歯を抜歯したところ

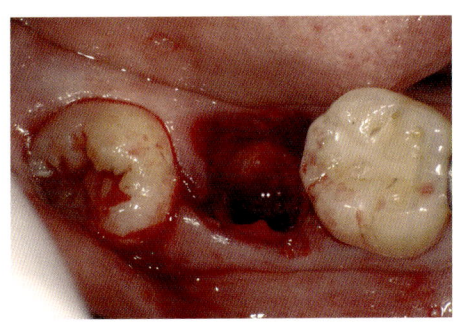

図❻　⑦抜歯後のレシピエントサイト。⑧移植を行うために歯槽骨形成を行った

し、1)は治療費が高額になること、ならびにインプラント治療が未経験であるためにインプラント治療に対して抵抗があること、2)は可撤性装置であることの煩わしさ、ならびに部分床義歯の装着が年齢から考えると早期であること、3)はブリッジ装着により両支台歯に負担が生じること、加えて健全歯への過度の切削を拒むことから、治療を希望されなった。4)は再植の可能性は残しつつも、患歯の状態如何では再植困難と考え、5)は⑧の⑦への移植も治療方針に含めた。そのため、術前にCBCTにて撮影したところ、⑧は健全歯で歯根形態も複雑ではなく、ドナー歯として適していると判断した。しかし、⑦レシピエントサイトに対して⑧がやや大きいため、⑦抜歯後に歯槽骨形成が必要であることを想定した（**図3**）。

　まずは、4)の再植を第一選択に考えて、浸潤麻酔下にて⑦をできるだけ破壊しないように抜歯したところ（**図4**）、患歯のダメージが大きいため再植困難と判断した。そこで、第二選択である、5)の⑧の⑦への移植を選択した。即座に⑧を

抜歯した（**図5**）。⑧を視診にて観察したところ、術前の予想どおり⑧は⑦レシピエントサイトより大きいと判断した（**図6**）。よって、⑦レシピエントサイトに⑧が収まるように歯槽骨の形成を行った。何度か⑧ドナー歯を試適して、⑦レシピエントサイトに適切に移植できることを確認した後、⑧⑦部の歯肉縫合を行い、⑧⑦でA-splintにて固定を行った（**図7、8**）。約2週間後に抜糸を行ったが、目立った炎症所見は認めなかった。暫間固定は移植後3週間継続した（**図9**）。その後、通法に従って根管治療を行い、根管充塡を行った（**図10**：根管充塡は移植後3ヵ

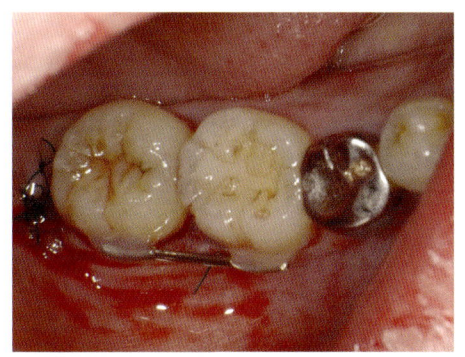

図❼ ⬚8⬚を⬚7⬚に移植した後、歯肉縫合および隣在歯との暫間固定を行った

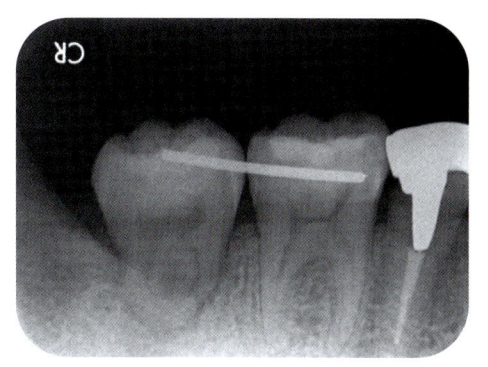

図❽ ⬚8⬚移植後のデンタルX線写真。目立った異常所見は認めない

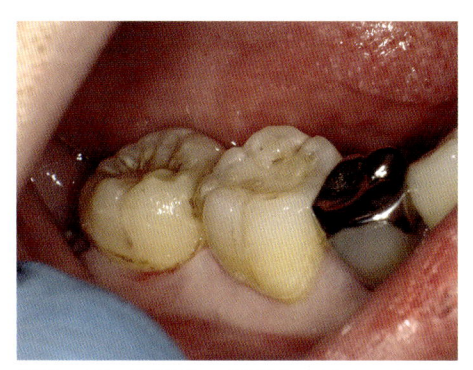

図❾ ⬚8⬚→⬚7⬚移植3週間後。目立った異常所見は認めない

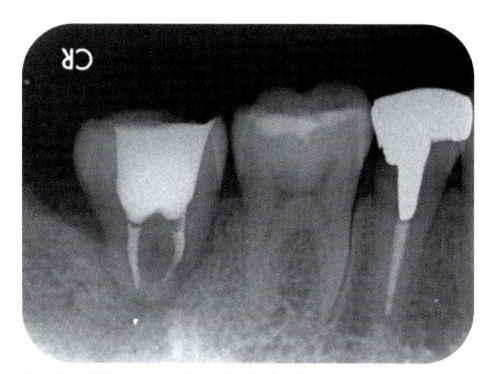

図❿ ⬚8⬚ドナー歯の根管充塡を行ったところ

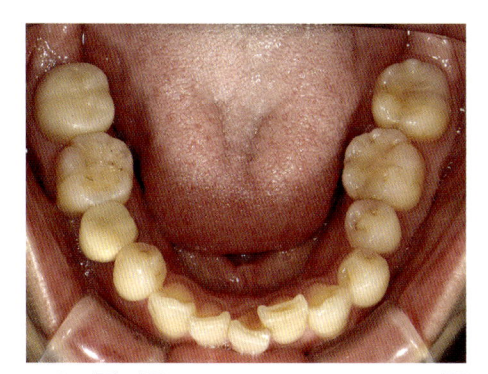

図⓫ ⬚8⬚→⬚7⬚移植3年後の口腔内写真。⬚8⬚ドナー歯に関する異常所見は認めない

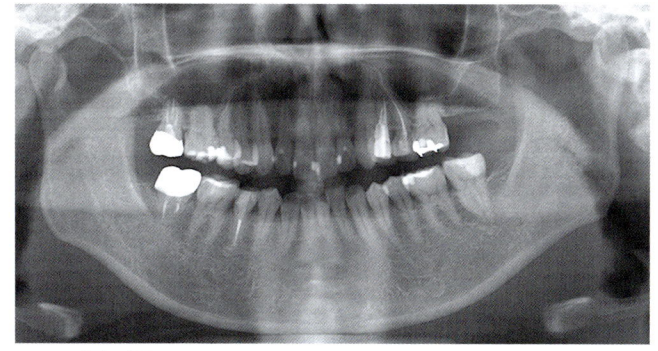

図⓬ ⬚8⬚→⬚7⬚移植3年後のデンタルX線写真。目立った異常所見は認めない

月時点）。根管充塡後に支台歯形成を行い、プロビジョナルレストレーションにて経過観察後、クラウンを装着した。現在、移植から4年以上経過したが、視診ならびにX線写真にて異常所見は認めなかった（図11、12）。

▶症例2

患者は37歳、男性。要治療箇所が複数あるが、今回取り上げる箇所は⬚7⬚である。パノラマX線写真が示すように、⬚7⬚は根分岐部で破折しており、残存歯質も少なく、また根周囲の歯槽骨吸収も進行しており抜歯適応であった（図13）。⬚8⬚智歯は

存在するものの完全埋伏であり、ブリッジの支台歯としては利用できないと判断した。また、欠損部位から考えて可撤性義歯も使用しないだろうと判断した。さらに、インプラント治療に対しては保険適応外であるため希望されなかった。

術前にCBCT撮影を行ったところ、⬚8⬚は健全歯で歯根形態も複雑ではなく、ドナー歯として適している判断した。しかし、⬚7⬚レシピエントサイトに対して⬚8⬚がやや大きいため、⬚7⬚抜歯後に歯槽骨形成が必要であることを想定した。そこで、今回⬚7⬚レシピエントサイトに対してやや大きい

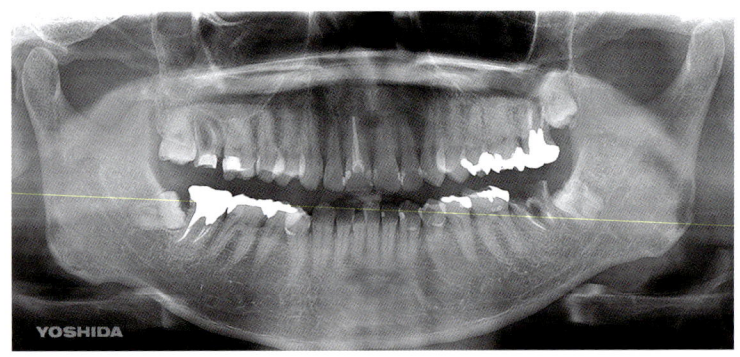

図⓭　症例2。37歳、男性。初診時のパノラマX線写真。患歯である⌐7は残存歯質が希薄で破折も認める

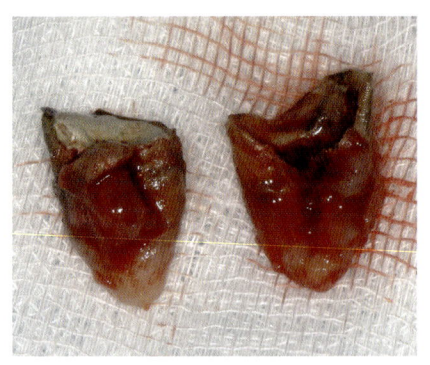

図⓮　⌐7抜去歯。根周囲に不良肉芽を認める

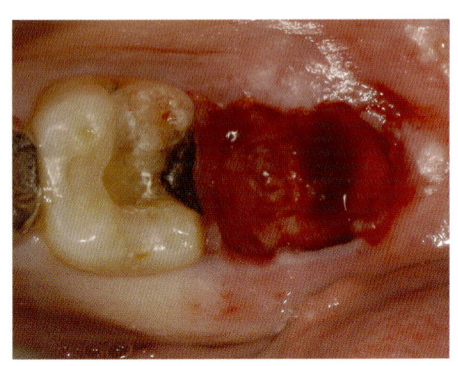

図⓯　⌐7抜歯後、掻爬を行った。既往歴もあり積極的な歯槽骨形成は行えなかった

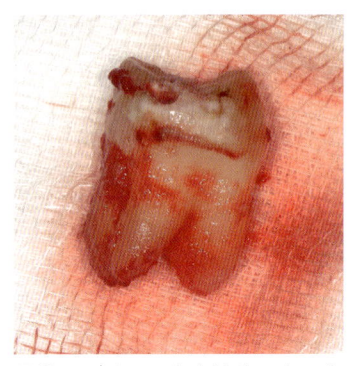

図⓰　8⌐ドナー歯を抜歯した。術前の予想どおり⌐7レシピエントサイトに対して過大である

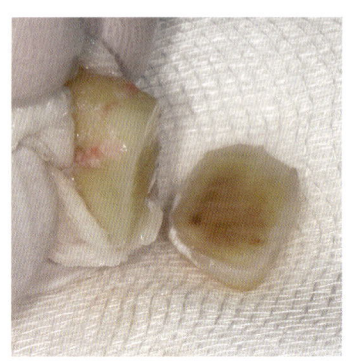

図⓱　移植に際し、8⌐歯冠部を切断してクリアランスを確保

8⌐を移植することとした。

　基礎疾患として心臓弁膜症を有していた。同疾患の治療の必要性はなかったものの、事前に主治医と対診を行った結果、術前投与を指示された。よって、今回は術前にクラリスロマイシン®400mg単回投与を行った。

　浸潤麻酔下にて⌐7を丁寧に抜歯したところ、術前の予想どおり保存困難であった（**図14**）。術前のCBCT画像から予想した8⌐は、⌐7レシピエントサイトに対して大きいことは予想できたが、全身疾患の既往歴もあり、積極的な歯槽骨形成を行うことはできなかった（**図15**）。また、8⌐ドナー歯を抜歯したところ、術前の予想どおりの結果であった（**図16**）。そこで、今回は移植時にあらかじめ8⌐歯冠部を水平方向に切断して移植時のクリアランスの確保に努めた（**図17**）。その結果、8⌐を⌐7レシピエントサイトに苦慮することなく収めることが可能であった（**図18**）。8⌐を⌐7レシピエントサイトに適切に移植できることを確認した後、

歯肉縫合を行い、⌐67でA-splintにて固定を行った（**図19**）。移植時のデンタルX線写真を**図20**に示すが、できればもう少し移植深度を大きくしたかった症例である。とはいうものの、移植後の経過は良好で生着も確認できたので、通法に従い根管治療を行った。

　図21に示すように、ドナー歯としてよく用いる智歯はその根形態が複雑であることが多いため、ドナー歯の根管治療を行うタイミングは症例ごとに決めればよいと考える。根管充填後に支台歯形成を行い（**図22**）、プロビジョナルレストレーションにて経過観察を行った後、クラウンを装着した。

　現在、移植から1年以上経過したが、異常所見は認めなかった（**図23**）。本症例は**図24**に示すように補綴スペースが少ない症例であり、このような場合、インプラントより歯根膜を有する移植のほうが（移植に用いる智歯などが存在するのであれば）適していると考えている。

　移植治療はいつも成功するとはかぎらない。そ

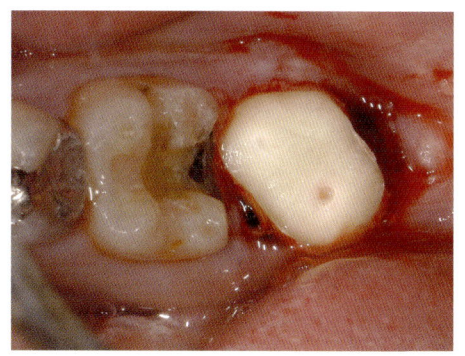
図⓲　⑧→⑦移植を行ったところ。⑧の歯冠を切断することで適切に移植することができた

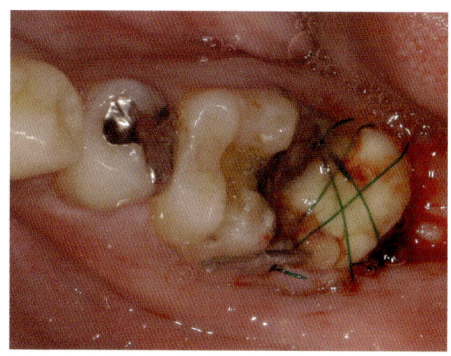
図⓳　⑧を⑦に移植した後、歯肉縫合および隣在歯との暫間固定を行った

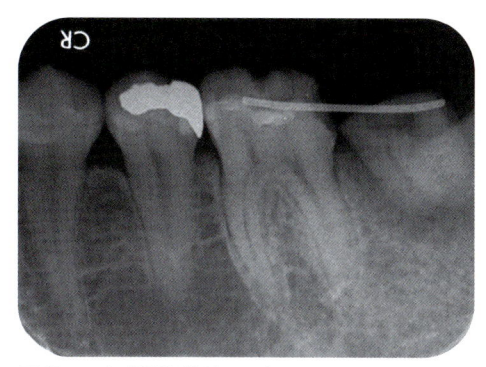
図⓴　⑧→⑦移植後のデンタルX線写真。もう少し移植深度を大きくすることが可能であったと考える

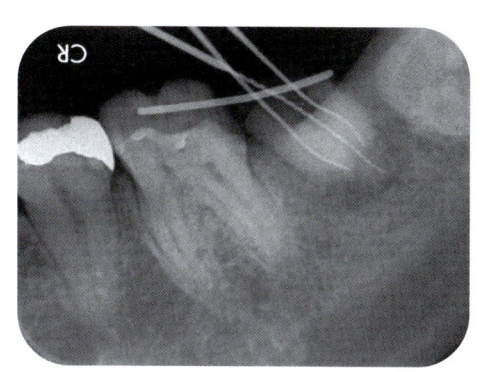
図㉑　⑧根管治療中のデンタルX線写真。智歯の根管治療は複雑であることが多い

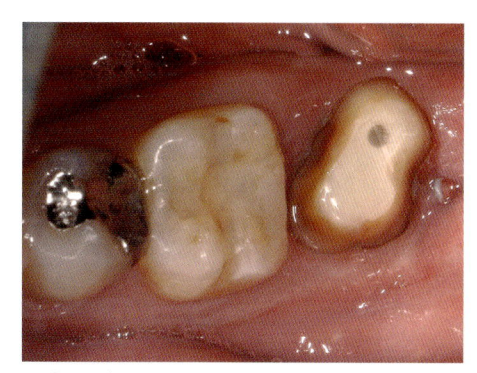
図㉒　⑧支台歯形成を行ったところ

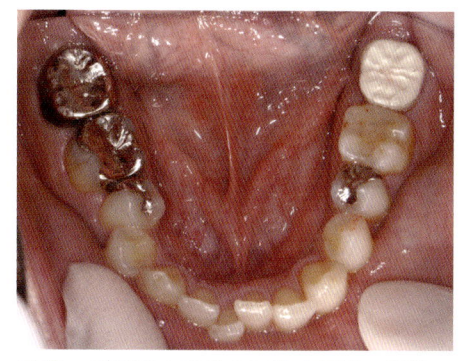
図㉓　⑧移植1年後の口腔内写真。視診にて目立った異常所見は認めない

して、ドナー歯の生着が得られない場合、次の治療プランまで提示する必要がある。

　次に、一度行った歯の移植がうまく奏効せず、治療方針を変更した症例を提示したい。

移植の失敗例

▶症例3

　患者は25歳、女性。主訴は⑥咬合時痛であった。前医では抜歯適応と判断された。その後の欠損補綴歯科治療として、欠損部両隣在歯が健全歯であ

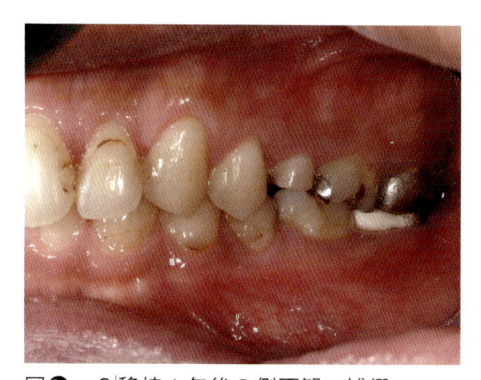
図㉔　⑧移植1年後の側面観。補綴スペースが少ない場合、インプラントより移植のほうが有効である

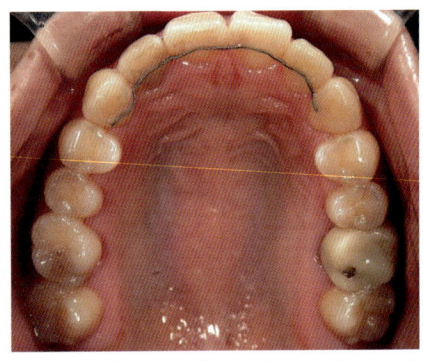
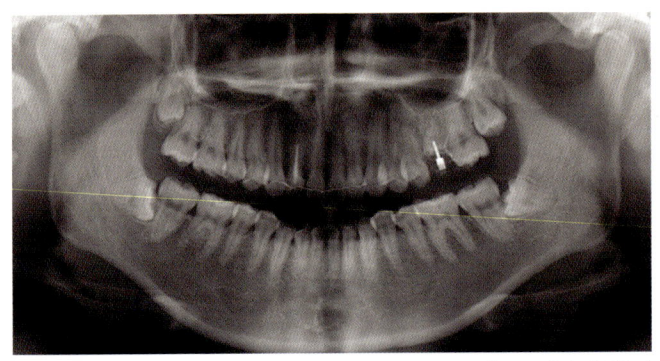

図㉕　症例３。25歳、女性。患歯である6含め視診では口腔内写真に異常所見は認めない

図㉖　症例３のパノラマＸ線写真。患歯である6は残存歯質が希薄であり抜歯適応と考える

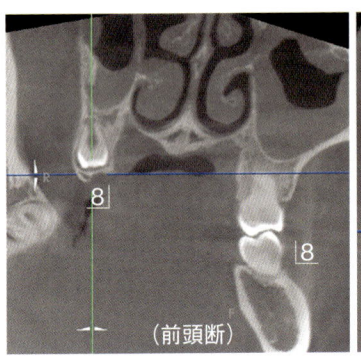
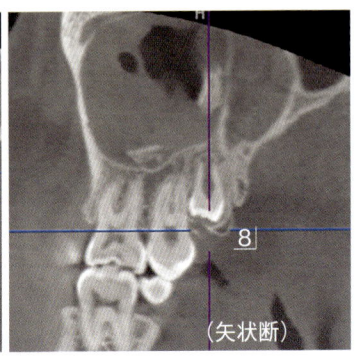
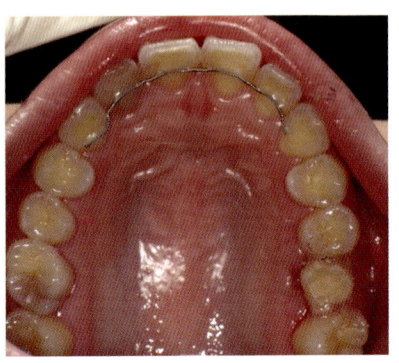

（前頭断）　（矢状断）

図㉗　症例３のCBCT画像。6に対して8はやや小さく、8はやや大きい。さらに、両側上顎洞内ともに広範囲のＸ線不透過像領域を認める

図㉘　8→6移植を行ったところ。術前の予想どおり8の歯冠幅径が6に対して小さい

ることからインプラントを強く勧められた。しかし、いままでインプラント治療を受けたことがなかったこともあり、セカンドオピニオン（インプラント治療以外の治療法）を希望して来院された（図25）。

　患歯である6根尖部にＸ線透過像を有し、残存歯質も希薄であり、かつ歯肉縁下に及んでおり、前医同様に保存困難と判断した（図26）。また、パノラマＸ線写真より上下顎両側に埋伏智歯の存在を確認できた。8|8は水平埋伏歯であったが、8|8は垂直埋伏であったため、8|8をドナー歯として用いることが可能ではないかと考えた。その後CBCT撮影を行ったところ、6に対して8は小さく、一方8は大きいと判断した（図27）。さらに、両側上顎洞内に広範囲のＸ線不透過像領域を認めた。これまで上顎洞炎と診断されたこともなく、同症状も自覚的・他覚的に認めなかったものの、上顎洞（底）を侵害しないように治療方

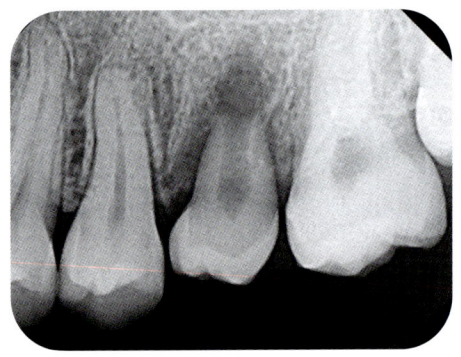

図㉙　8→6移植後のデンタルＸ線写真。6に対して8の根長も短く、埋入深度も浅い

針を検討することとした。

　その結果、第一選択として１）8→6移植を考え、もし8移植が奏効しない場合、２）8→6移植を検討した。

　浸潤麻酔下にて6を抜歯した後、8を抜歯して移植を行ったが、術前の予想より8歯冠・歯根ともに小さく、かつ根尖が開いていた（図28、29）。そのため、レシピエントサイトへの移植は根尖が

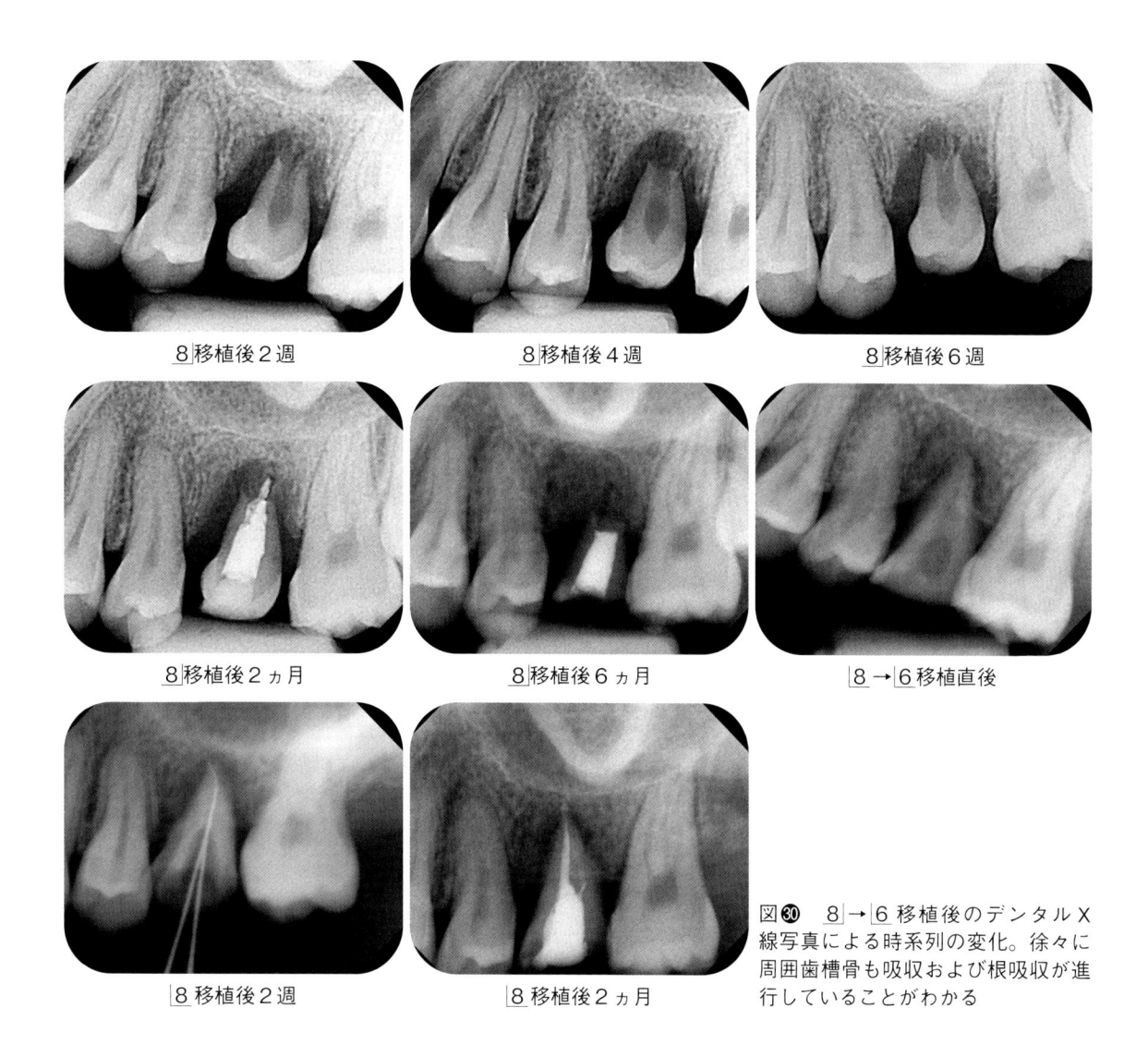

8|移植後2週　　8|移植後4週　　8|移植後6週

8|移植後2ヵ月　　8|移植後6ヵ月　　|8 → |6 移植直後

|8 移植後2週　　|8 移植後2ヵ月

図❸　|8 → |6 移植後のデンタルＸ線写真による時系列の変化。徐々に周囲歯槽骨も吸収および根吸収が進行していることがわかる

開放していることは移植において有利ではあるものの、開放の程度が大きかった。

　移植後のデンタルＸ線写真の時系列を**図30**に示すが、移植後早期に根周囲歯槽骨に吸収像を認めた。移植後2ヵ月に根管充塡を行ったが、依然として根周囲の歯槽骨吸収を認めた。本症例において6ヵ月間の経過観察を行ったが、歯根吸収も認めるようになった。よって、この時点で（やや判断時期としては遅いかもしれないが）、ドナー歯の抜歯を決めた。

　|6 へ移植した8|の抜歯を決めるうえで、その後の治療方針として、1）|8 を移植、2）|6 インプラントを再度治療計画に挙げた。この時点でもやはりインプラント治療に対して消極的であったた

め、1）|8 → |6 を選択した。しかし、先述のとおり|8 は|6 へのドナー歯としてはやや過大であった。頰舌径および近遠心径の差は歯槽骨の形成により対応可能であったが、|8 歯根長は上顎洞底までの距離よりも長く、さらに上顎洞底を挙上することには拒否されていたため、今回は|8 ドナー歯の根尖部が上顎洞を侵害することなく|6 レシピエントサイトに収まるように配慮した（図30）。

　ドナー歯の生着を確認した後、根管充塡を行い、通法に従いプロビジョナルレストレーションを装着して最終補綴に至った。移植2年後の口腔内写真およびデンタルＸ線写真を**図31**に示す。自覚・他覚症状なく問題なく経過している。

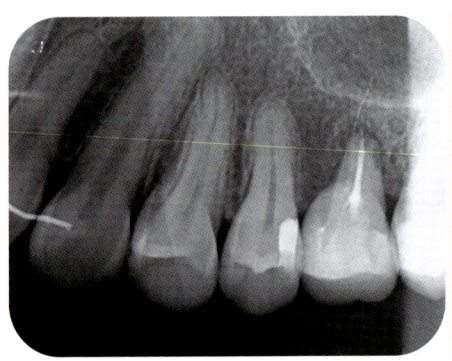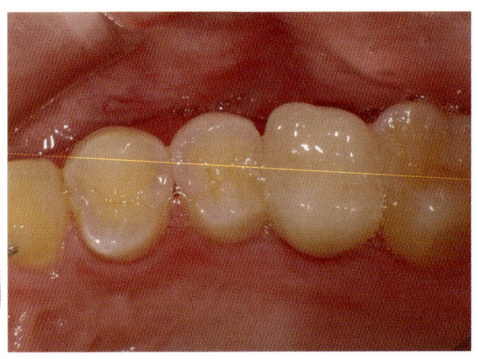

図㉛ 　8→6移植2年後のデンタルX線写真および口腔内写真。ともに異常所見は認めない

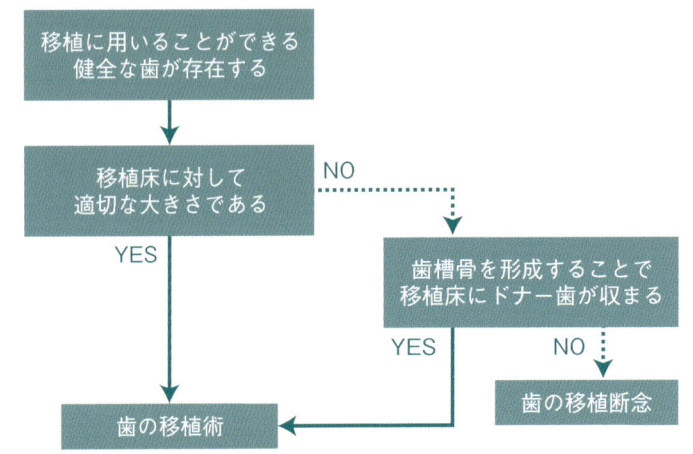

図㉜ 　歯の移植治療の判断樹。条件が合致しない場合は歯の移植を選択しないことも重要である

歯の移植に関する判断樹

　歯の移植に慣れていないころは、何を基準に移植に適しているかを判断することに苦慮すると想像する。

　図32に歯の移植治療に関して筆者が考える判断樹（Decision Tree）を提示したい。

　まずは、移植に用いることができる健全かつ解剖学的形態を損なうことなく抜歯できる歯が存在することが、大前提である。次に、その智歯（ドナー歯）が移植床（レシピエントサイト）に対して適切な大きさであるか、形成を行うことでドナー歯がレシピエントサイトに収まるかどうか、の判断が要求される。解剖学的制限または不一致により移植を行うことが難しい場合は、無理に移植を行うべきではない。

　また、歯の移植を行い目立った異常所見なく経過を辿っているうちはよいが、思わぬ偶発症が生じたときにどうするかで悩むのではないだろうか。

　図33に私が考える歯の移植治療後の判断樹を示す。移植治療後の経過に関しては、先述の成功基準が保たれているかどうかが重要になる。もし、列挙した成功基準が1つでも満たせない場合、ドナー歯も通常の残存歯と同様に考えて然るべき対応が必要になってくる。つまり、①ドナー歯の動揺が一向に改善しない、②ドナー歯の歯根吸収が生じている、さらには③根周囲の歯槽骨吸収が進行している、場合である。これらはドナー歯に限らず通常の残存歯であっても、抜歯適応といえるのではないだろうか。

　残存歯と同様の判断基準で抜歯と考える場合、通常の欠損補綴歯科治療に移行することになる。

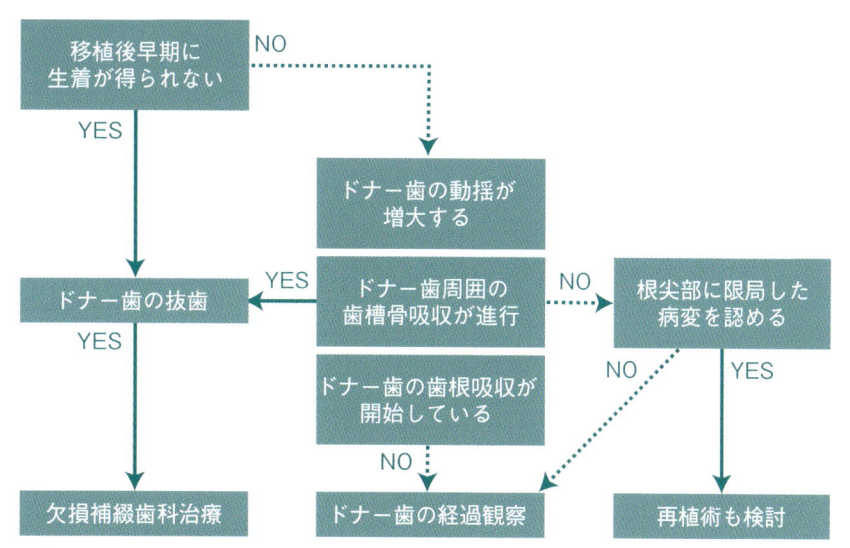

図❸❸ 歯の移植治療後の判断樹。ドナー歯の予後が不良である場合は抜歯を行い、通常の欠損補綴歯科治療に移行する必要がある

もし、ドナー歯の根尖部に限局するX線透過像を認める場合は、意図的再植術も治療オプションに含まれるかもしれないが、症例3のようにあきらかに移植後の経過が不良である場合は二次的な感染を避けるためにもドナー歯の抜歯を検討してもらいたい。

【参考文献】
1) Machado LA, do Nascimento RR, Ferreira DM, Mattos CT, Vilella OV: Long-term prognosis of tooth autotransplantation: a systematic review and meta-analysis. Int J Oral Maxillofac Surg, 45 (5): 610-617, 2016.
2) Atala-Acevedo C, Abarca J, Martínez-Zapata MJ, Díaz J, Olate S, Zaror C: Success Rate of Autotransplantation of Teeth With an Open Apex: Systematic Review and Meta-Analysis. J Oral Maxillofac Surg. 75 (1): 35-50, 2017.

これで完璧！おさらい

　歯の移植の成功・失敗は口腔内診査およびX線検査から総合的に判断する。歯の移植の成功率は不明な点が多いが、生存率は80%弱〜90%程度である。歯の移植が奏効しないと判断した場合には、欠損補綴治療に移行することを視野に入れる必要がある。

Q.14

移植歯をブリッジの支台に用いてよいでしょうか。

A 浜井亮多 Ryota HAMAI
東京都・新名主歯科・口腔外科医院

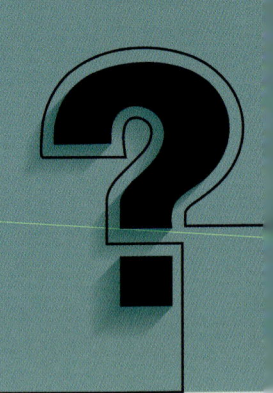

アンテの法則にもあるように、ブリッジには基本的に支台歯のもつ抵抗力がポンティックの部位が本来負担すべき抵抗力より大きいことが必要である。

移植歯を支台歯としても用いるために、支台歯の抵抗力を高める大切な要素がある。歯根、骨植、歯軸、位置、配列が適切なものになるように治療を進めていかなければならない。

移植歯をよく観察し、亀裂や破折しているような歯根は使用できない。また、根尖性歯周炎などにより歯周組織に炎症が強く見られる場合は抜歯後しばらく期間をおき、炎症を鎮めることが必要である。歯軸においても顎堤に垂直になるようにし、移植歯が傾斜していてはならない。通常、ブリッジは支台歯に平行性が求められる。しかし天然歯において支台歯となる歯が平行に植立していないことも多い。移植歯は顎堤に垂直に植立させることで支台歯としての平行性を満たしやすい。

移植歯の埋入窩を形成する際には、移植歯が歯列弓に沿った位置にくるようにする。このとき、上顎洞や下顎管との位置関係が安全であることを確認し、移植歯を1mm以上の骨幅で覆われている

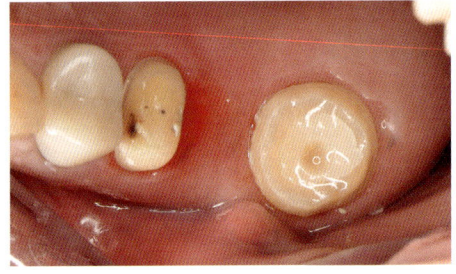

図❸ 支台歯形成後

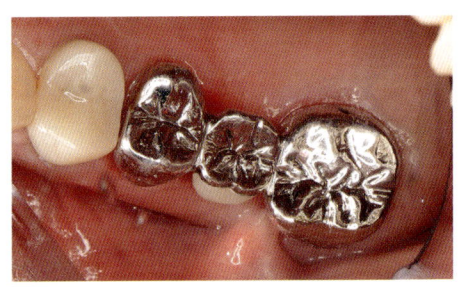

図❹ ブリッジ装着後

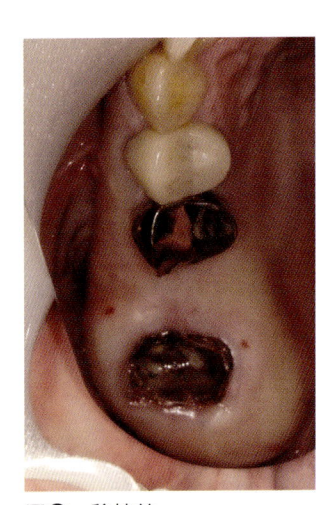

図❶ 移植前

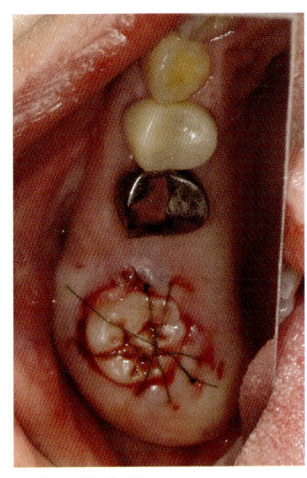

図❷ 移植後

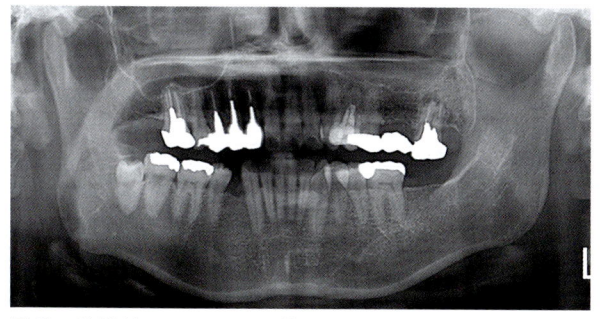

図❺　移植前のパノラマ X 線写真

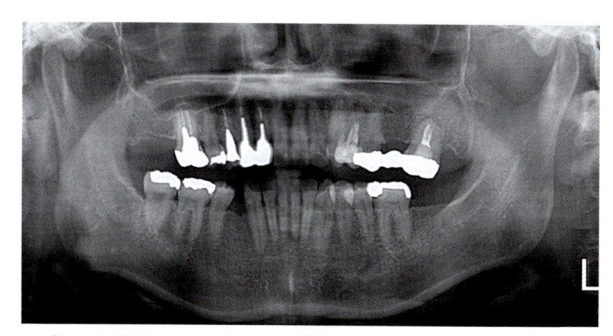

図❻　移植後のパノラマ X 線写真

図❼　事前承認の理由書（厚生労働省の HP から入手可）

ように形成していくとよい。移植歯が複根で大きく、骨内に適切に収まらない場合は、歯根のいずれかを切除して埋入することもできる。

　また、移植の際に歯冠歯根比を考え、移植歯の負担能力を上げるためにも必要十分な深度を考えることも大切である。適切に移植が行われれば、移植歯は通常の歯と同様の負担能力がある捉えて

よい。

　実際の症例を**図1〜6**に示す。

　なお、保険診療で行う場合は事前承認の申請を行う必要がある（**図7**）。模型や X 線を事前に地方厚生局長に提出して判断を求め、承認が得られ次第治療を開始していく。

これで完璧！ おさらい

支台となる歯はブリッジの咬合負担に耐え得る歯根および骨植であり、歯軸方向、位置、配列も適切であることが求められる。

Q.15

その他

移植とインプラントには
どのような違いがありますか。

A

兒玉直紀　Naoki KODAMA
岡山大学病院　歯科（補綴歯科部門）

　移植を行うためには、移植に用いることができるドナー歯（移植歯ともいう）が必要であることは言うに及ばない。今回は、ドナー歯が口腔内に存在している状況を想定して移植とインプラントの違いについて解説したい。

　図1に、一般的な天然歯とインプラントとの構造の違いを示す。移植とインプラントにおける最大の相違点は、ドナー歯には歯根膜が存在しており、インプラントには歯根膜がないことである。歯根膜は、厚さ約200μmのコラーゲン線維に富む結合組織であり、歯を歯槽骨内で固定する役割を有する。そのため、天然歯にかかる咬合力は歯根膜組織を介して干渉され、歯槽骨に伝達される。

　一方、インプラント体周囲には歯根膜組織が存在せず、インプラント体は歯槽骨と直に密接な結合（オッセオインテグレーション）により強固に接触しているため、インプラント体にかかる咬合力は直接骨に伝達される（図1）。また、天然歯の歯根膜組織には圧受容器が分布しており歯に加わった力を感知できるが、歯槽骨に直に接しているインプラントにはそのような感知機構が存在しない。

　また、ドナー歯の場合、歯根膜組織が存在するため、力が加わると歯が歯槽骨内で動くことが可能であるが、顎骨と密接に結合しているインプラントにはそのような可動性がない。歯根膜を有する歯は経年的に移動する可能性を含んでおり、ドナー歯であれば他の残存歯とともに歯の移動も起こり得るが、インプラントの場合歯の移動は期待できない。歯の移植治療において、ドナー歯をできるだけ深く移植することで生着率の向上を図っているが、それは単に生着率の向上だけでなく歯根膜組織の歯の移動に関する機能を期待してのことである。

　さらに、歯根膜を有することで多くの反射を請

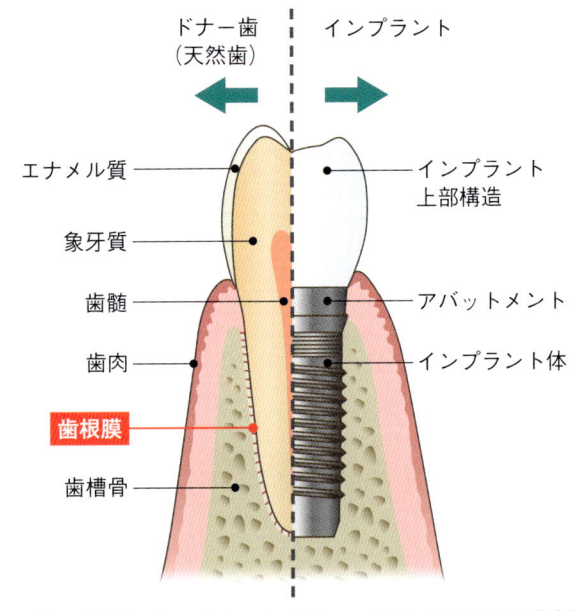

図❶　移植とインプラントの違い。最大の相違点は歯根膜の有無であるといえる

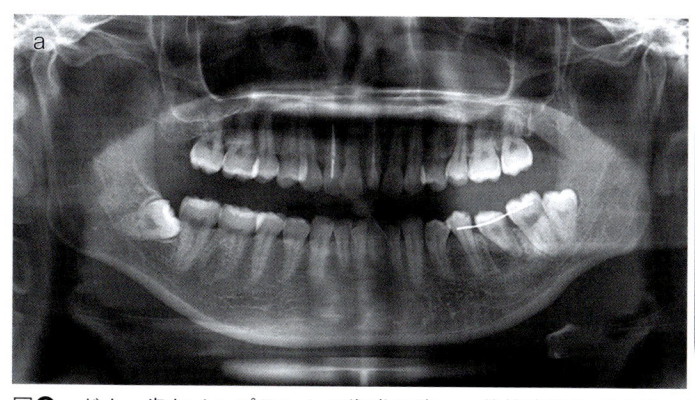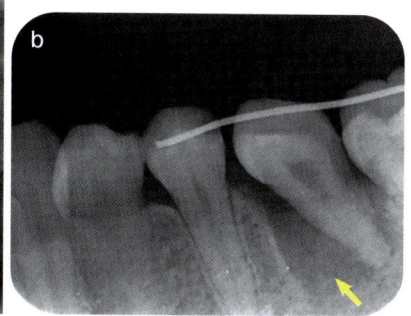

図❷　ドナー歯とインプラントの術式の違い。移植直後のパノラマX線写真（a）、デンタルX線写真（b）。 8 を抜歯して 6 に移植した一例。もともと 8 歯槽骨は歯根形態の空洞となっている。 6 移植部の歯槽骨と歯根との間にX線透過像領域が存在している。移植治療においてドナー歯と移植床の形態を完全に一致させることは不可能である（黄矢印）

け負うことができる。当然ながらインプラント体には歯根膜が存在しないため、歯根膜が担う生理学的な反射も期待できない。一般的に歯根膜が担う反射として、

①開口反射

②歯根膜咬筋反射

が挙げられる。

　①開口反射とは、口腔粘膜や歯根膜の刺激によって開口が誘発される反射で、顎反射の一種である。つまり、侵害刺激により誘発される開口反射である。これは、有害な刺激から口腔組織を守るために働く防御反応である。また、開口反射には非侵害刺激による開口反射も存在する。非侵害刺激による開口反射とは、咀嚼運動の調節に関与する顎反射であり、咀嚼運動の調節機構を担っている。

　②歯根膜咬筋反射とは、閉口反射の一種であり、咬筋が持続的に収縮しているときに、上顎中切歯の唇側を叩くと咬筋が収縮する反射である。歯根膜咬筋反射は、咬合圧の調節に関与するとされている。

　一般的に、一部の根未完成歯を除き、ドナー歯は生着後に根管治療が施される。適切に根管治療を行うことで、歯根膜由来の細胞が、根尖孔部に

セメント質や類セメント質を形成し、根尖部の閉鎖を図る、いわゆる骨性瘢痕治癒が期待できる。

　一方で、歯根膜を有さないインプラントは咬合力や外力が直接顎骨に伝わり、咬合時の衝撃干渉能もなく、また咬合時の感覚が残存歯同士による咬合時のそれとは異なる。さらに、インプラント体は歯槽骨内で強固なオッセオインテグレーションを獲得できているものの、その結合が一度弱くなると感染が進行しやすいという欠点もある。

　ここまでで考えると、移植のほうがインプラントより利点が多いように見受けられる。しかし、インプラントと比較した場合に移植の欠点も存在する。それはドナー歯の解剖学的特徴に起因する。移植治療において多くは智歯がドナー歯に用いられており、場合によっては智歯以外の残存歯がドナー歯として選択される場合もある。しかし、ドナー歯がどの歯種であろうと、移植部の歯槽骨形態と同一である可能性はなく、毎回歯の移植治療においてはドナー歯の形態に応じて移植床を形成する必要があるためである（図2）。当然ながら現在ではCBCT撮影が日常臨床でも行うことができるようになったため、事前にある程度ドナー歯の解剖学的形態を把握することができるようになった。しかし、あらかじめ歯根形態がわかって

いたとしても、移植床を形成することは決して容易ではない。

一方、インプラント治療の場合、適切な形成プロトコルを遵守するとインプラント体と歯槽骨との間に隙間がないように形成を行うことが可能である（図3）。なぜなら、インプラント体の形状が規格化されているためである。

さらに、どれだけ移植治療に精通した歯科医師であっても、おそらくインプラント治療より移植治療のほうが施術時間も要すると考える。それはドナー歯の抜歯（受容側の歯の抜歯）、加えて移植床の形成、さらにはドナー歯の固定が必要であるためである。その観点からすると、移植治療はインプラント治療よりもまだまだ術者依存性の高い、テクニックセンシティブな治療であるといえる。それはつまり移植治療の成功率にもかかわる問題である。

以上のことから、移植はインプラントと比べて歯根膜を有することが最大の利点であるといえる。なぜなら、歯根膜は咬合力や外力のセンサーであ

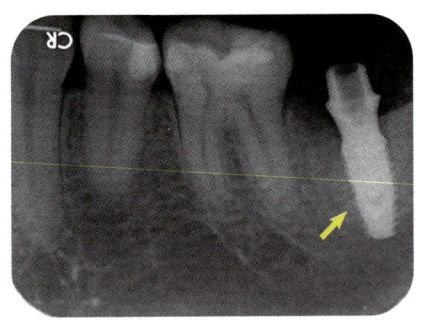

図❸　ドナー歯とインプラントの術式の違い。インプラントの場合、インプラント体と歯槽骨の間にはX線写真では隙間は認めない。プロトコルを遵守すれば、インプラント治療においてインプラント体が歯槽骨内にちょうど収まるような歯槽骨の形成が可能である

るのみならず歯の移動や反射にも関与し、さらにドナー歯の場合には骨性瘢痕治癒が期待できる。一方で、ドナー歯はインプラントより解剖学的形態に制限があるため、術式が困難になる場合もあるので移植・インプラントそれぞれの適応症を見極めることが重要である。

これで完璧！ おさらい

　移植の場合、歯根膜による歯の移動や反射、さらには骨性瘢痕治癒が期待できる。一方で、インプラントより術式が困難になる場合もあるので適応症を見極めることが重要である。

Q.16

その他

川上洋一　Yoichi KAWAKAMI
東京都・祖師谷ポプラ歯科

移植を自費治療で行った場合、補綴を保険治療で行っても問題ありませんか。

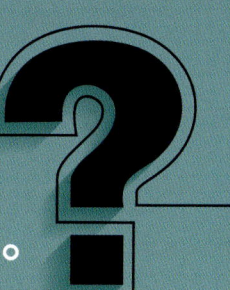

A

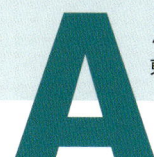 **保険治療の移植**

　保険治療の移植について解説する。診査の段階で歯周病検査、X線画像の撮影を行う。そして移植を進める。ドナー歯を暫間固定して歯内療法を行い、歯冠修復もしくはブリッジの支台歯として補綴し完了する。保険点数としてはX線画像撮影にてパノラマX線やCT撮影を算定、そして移植やドナー歯の抜歯での算定、暫間固定での算定、感染根管処置～根管充填の算定、築造～クラウン・ブリッジの装着もしくは窩洞形成～充填・インレー装着での算定となる。後術する1例にも点数を載せている。ドナー歯がブリッジの支台歯となる場合は、形成前に事前承認ブリッジの申請を行うことが必要となる。

　また、保険治療における移植の算定要件は、同一患者の抜去した埋伏歯、または智歯を移植した場合に限られる。抜歯対象の部位の抜歯と移植を同時に行う即時移植の際は、抜歯対象歯の抜歯術の算定は不可能であるが、別日に移植を行う早期移植の場合は算定可能（抜歯を行った日の抜歯算定は可能）。暫間固定についてはドナー歯1歯につき、エナメルボンドシステムのみ使用の固定で困難なもの500点、線結紮と装着材料を併用した困難なもの530点＋装着材料料のいずれかを算定する。

　ただし、移植は保険治療にて行い、歯内療法からもしくは支台築造から自費治療で行うのであれば、混合診療には該当しない。

 自費治療の移植

　一方、移植から自費治療で行う場合、基本的にクリニックサイドの設定次第となる。保険治療での移植の場合、ガイドサージェリーやレプリカ模型を使用する際は保険算定できないため、それらを使用せずに行う必要がある。

　また、1歯のケースを例として、保険治療の移植、自費治療の移植、インプラントと3者で比較をした（表1、2）。より確実に良好な予後を望めるよう、可能な範囲で十分な準備と材料を使用するならば、自費治療での移植のほうがメリットが大きい。

　いずれにしても、移植が決まった段階で保険治療か自費治療で行うか、患者さんとディスカッションを行い、患者さんにとって、かつ、医院にも有益な手段でインフォームド・コンセントを得てから進めるべきである。

表❶ 移植の費用の比較（1歯のケース1例）

	保険治療	自費治療
①来院回数／時間	①6〜7回／ 移植1.5時間とし4〜4.5時間	①6〜7回／ 移植1.5時間とし4〜4.5時間
②材料代	②約 ¥3,000 （縫合糸、ワイヤー等）	②約 ¥30,000 （縫合糸、ワイヤー、3Dレプリカ、ガイド等）
③治療費	③画像検査1,170点（CT） 移植1,300点 抜歯270点（ドナー歯） （難抜歯加算＋230点） （埋伏歯1,080点） 暫間固定500点（困難なもの） 歯内療法785点（3根管） 築造262点 （ファイバーポスト1本直接法） 支台歯形成印象718点 CAD/CAM冠（Ⅲ）装着1,744点 総点数：6,749点（¥67,490）	③画像検査〜移植：¥330,000 歯内療法から自由診療：¥209,000＋3,240点 支台築造から自由診療：¥154,000＋4,025点
④粗利	④粗利（時間単価） 時間単価：¥14,998	④粗利（時間単価） 移植からクラウン装着までの時間単価：¥73,333 歯内療法から自費治療の時間単価：¥53,644 支台築造から自費治療の時間単価：¥43,166

表❷ 番外編：インプラントの費用（1歯欠損ケースの1例）

①来院回数／時間	①4回／埋入手術1時間とし2.5時間
②材料代	②約 ¥80,000 （縫合糸、インプラント体・アバットメント、技工料等）
③治療費	③画像検査〜埋入手術　¥275,000 印象採得（スキャン）〜上部構造装着　¥154,000
④粗利	④粗利（時間単価） 埋入手術までの時間単価　¥183,333 上部構造装着までの時間単価　¥171,600

【参考文献】

1）お茶の水保険診療研究会（編）：歯科保険請求2024：クインテッセンス出版，東京，2024：373-374.
2）丸川恵理子：歯の移植成功へのファーストステップ．デンタルダイヤモンド，47（15）：31-33, 2022.

これで完璧！おさらい

移植を自費治療で行った場合、根管治療や補綴処置は保険治療で実施できない。
移植を保険治療で行った場合は、歯内療法や補綴処理は自費治療に移行できる。

第 3 章

再 植

Q.17 → Q.30

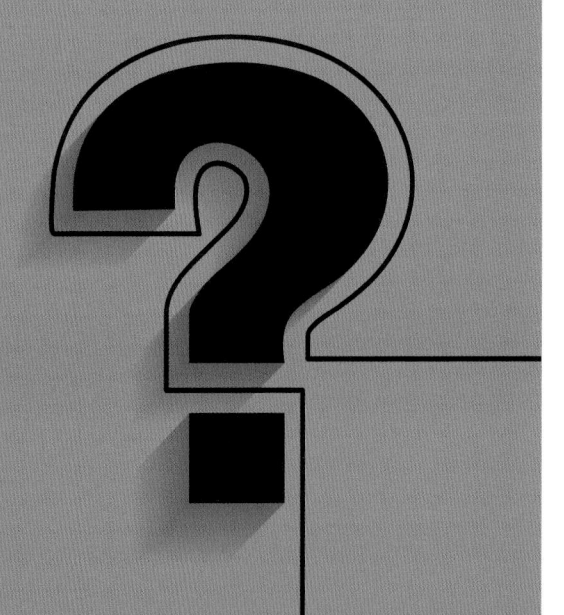

Q.17

どのような症例で
意図的再植を行えばよいでしょうか。

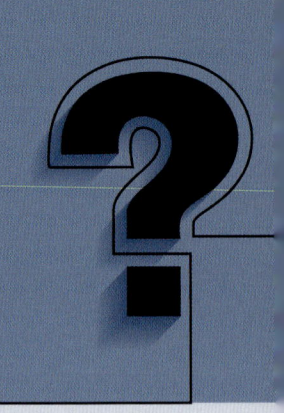

A

菅谷 勉　Tsutomu SUGAYA
北海道大学大学院歯学研究院　難治性歯内・歯周疾患治療学教室（寄附講座）　特任教授

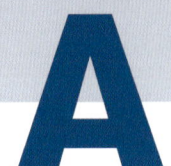 意図的再植法の適応症例

1. どのような症例で適応すべきか

　いったん抜歯して元の抜歯窩に再植する意図的再植法は、口腔内では必要な処置ができないが、抜歯して口腔外に取り出すことで処置が可能となり、抜歯や再植時に歯根膜や骨の損傷がわずかで、術後に歯根と骨の結合が期待できる症例が適応となる。

　具体的には根尖性歯周炎、垂直歯根破折、セメント質剥離破折、深い歯肉縁下う蝕などが該当する。意図的再植法にはリスクもあるので、利点と欠点、他の治療法の選択について十分に考慮して行うことが重要である。

根尖性歯周炎の意図的再植法

1. 根管治療が失敗となる原因

1）根管の複雑性

　根管形態が複雑であるため、感染根管治療はすべてが成功するわけではない。側枝や根尖分岐、イスムスやフィンなど、ファイルが到達しない部位は多く、これらの部位で機械的に細菌が除去できなければ根管洗浄や貼薬による細菌の死滅は難しいのが現状である。さらに一度根管治療が行われている歯では、再根管治療の成功率は低下する。これは、初回の治療によりレッジやジップを形成

されていたり、根尖孔が破壊されて開大していたりすると、ファイルを根管に接触させて機械的に切削することが困難なうえに、封鎖も難しくなるためである。意図的再植法で根尖部の切除や逆根管充塡を行うことで、これらの原因は排除可能となる。

2）根管外の原因

　根尖性歯周炎の原因が根管内のみに存在するとは限らず、根尖孔から歯根表面セメント質に細菌が増殖してバイオフィルムを形成することがある（図1）。このような症例では、根管内が十分に清掃できたとしても炎症は改善しない。また、根管から根尖部骨欠損内に感染した根管充塡材や仮封材、ファイルなどを押し出されている場合にも（図2）、根管内からこれらを除去することはきわめて困難で、炎症が改善しない。

3）補綴的要因

　感染根管治療を行うためにはポストを除去しなければならないが、長いポストが接着されている歯では、除去できないことがある。この場合には感染根管治療が行えないので、意図的再植法を検討することになる。ただし、抜歯時にポストが脱離したり歯根破折したりしないことが必須である。

2. 意図的再植法か歯根端切除術か

1）意図的再植法の利点

　根尖性歯周炎が感染根管治療で改善しない場合、

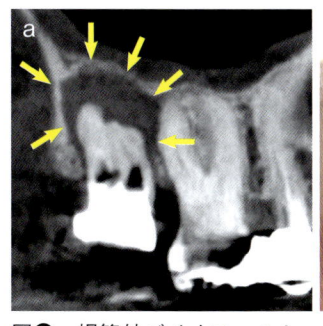

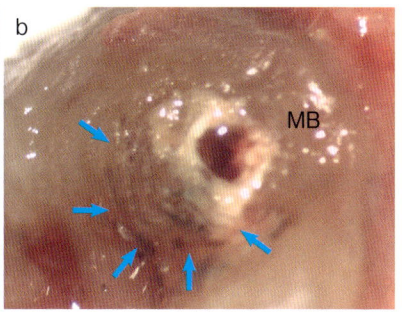

図❷　根尖孔から溢出したファイル（矢印）

図❶　根管外バイオフィルム
a：初診時 CBCT。根尖部に大きな骨欠損（矢印）
b：抜去した歯の MB 根根尖部。根管口から分岐部側に黒色のバイオフィルム（矢印）

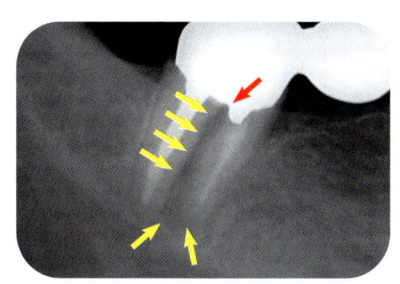

図❸　近遠心根が近接した分岐部への穿孔。初診時 X 線写真。近心根尖から分岐部に骨欠損（黄矢印）。分岐部に穿孔（赤矢印）

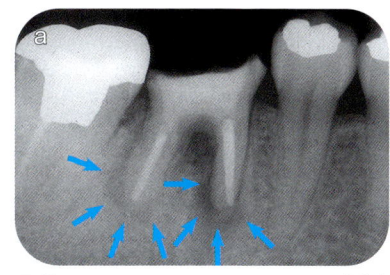

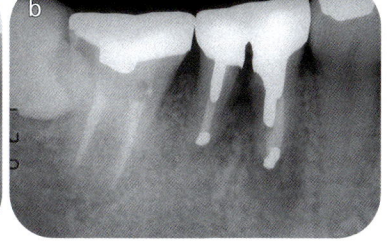

図❹　ルートセパーレションして近遠心根ともに意図的再植を行った症例
a：術前（根管充塡直後）
b：再植後1.5年

歯を保存するためには意図的再植法か歯根端切除術、大臼歯ではヘミセクションやトライセクションのいずれかを検討することになる。

　歯根端切除術では神経や血管を損傷せずに手術できること、原因となっている歯根に器具が届き適切な処置が行えることが条件となる。下歯槽管やオトガイ孔が骨欠損に近接していたり、上顎大臼歯の口蓋根など器具が届かず視野も確保できなかったりすると、歯根端切除術は難しくなる。

　侵襲の程度は、歯根端切除術より意図的再植法のほうが小さく、手術時間も短いことが多い。とくに病変の全周が厚い骨壁で囲まれている場合には、歯根端切除術は骨の削除量が多く、術後の疼痛や腫脹が大きくなる。

　意図的再植法では口腔外で歯に対する処置を行うため、出血はなく歯根は多方向から観察可能で、視野も明瞭となり、原因の特定、根尖部の切除や逆根管充塡は確実に行える。しかし、髄床底への穿孔で歯根が近接して分岐部が離開していない場合（図3）など、口腔外に歯を取り出しても穿孔部への逆根管充塡が行えないこともあり、つねに原因部位への器具到達性に優れているとは限らない。

2）意図的再植法の欠点

　意図的再植法では、抜歯時に歯根を破折させたり、歯根膜や歯槽骨を著しく損傷させたりすることが最大の失敗原因となる。多根歯の歯根離開、歯根の彎曲や大きな陥凹にはとくに注意が必要となる。歯根膜の損傷は抜歯時の機械的損傷だけでなく、口腔外での処置時間が長くなり、歯根膜が乾燥すると骨性癒着や置換性吸収を生じるが、生理食塩液や歯の保存液にときどき浸漬することで、乾燥による障害を発生させることなく、根尖部の切除や逆根管充塡は十分に可能である。

　大臼歯など歯根が大きく離開していると、抜歯した瞬間に抜歯窩が収縮して、抜歯した歯をもとの位置に戻せず、根尖部を必要以上に切除しなければならないことがある。このような症例ではルートセパレーションして1根あるいは2根に意図的再植を行うことを検討する（図4）。

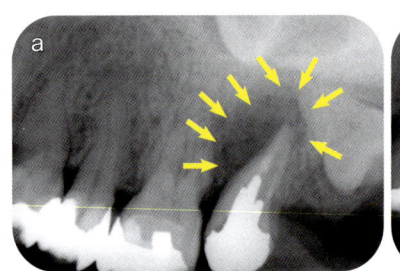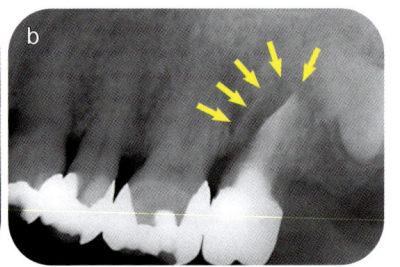

図❺　歯冠側に拡大した根尖性歯周炎
a：術前。大きな根尖部骨欠損（矢印）
b：意図的再植7年後。骨の修復は不十分（矢印）

また、再植後に一定期間固定が必要となるため、確実に固定できることが必須である。多くの場合には隣接歯への固定が行われるが、隣接歯がなく孤立している症例では、歯肉への縫合により固定することになる。縫合は付着歯肉に行わないと固定効果が得られず、また頬粘膜と舌との間のスペースが不十分だと、再植した歯が頬や舌により動かされて歯根膜と骨との再結合を妨げる（詳細はp. 64第2章Q.10、p. 142第3章Q.28を参照）。

側枝は根尖部3mmに多いがそれより歯冠側には存在しないわけではないので、骨欠損内に露出していた部分はすべて切除したほうが安全である。しかし、根尖部骨欠損が歯冠側に拡大している症例では歯根が短くなりすぎるので、根尖部3mm程度の切除にとどめたり斜めに切除したりして、マイクロスコープで側枝がないかを十分に調べ、必要な逆根管充塡を行って再植する（図5）。

なお、歯根膜が広く失われていると骨再生は不十分となり、正常な骨と歯根との結合が回復するのは難しくなる。骨性癒着を狙っても、骨と歯根との距離が大きいと結合組織が介在し、大きな動揺を示すことになる。

垂直歯根破折の意図的再植法

1．意図的再植法の適応症例

1）破折間隙の離開

垂直歯根破折の治療では、破折間隙と根管の細菌を除去して封鎖するとともに、再破折を阻止することが基本である[1]。これを行うための治療法は、大きく分けると根管内から行う方法（口腔内接着法）と、一度抜歯して口腔外で接着して再植

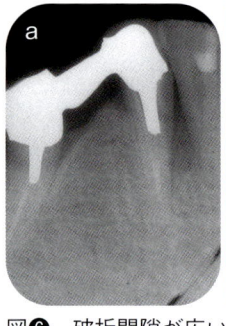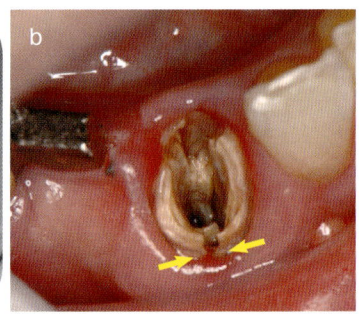

図❻　破折間隙が広い症例
a：術前X線写真。近心に深い垂直性骨欠損
b：ポスト除去後。破折片は離開し、間隙幅（矢印）が広い

する方法（口腔外接着再植法）がある[2]。すでに破折間隙が広くなっている場合には、口腔外接着再植法の適応と考えてよい（図6）。これは、破折間隙に侵入した肉芽組織を切除し、根管内から破折面を清掃しようとしても出血が障害となること、破折面の清掃が行えたとしても、出血や浸出液が接着を阻害するためである。高周波電流で肉芽組織を蒸散させ、破折面の殺菌、洗浄を行うことにより[3]、口腔内接着法が適応可能な症例は増えているが、第一選択は口腔外接着法である。

2）歯周組織の炎症状態

根尖性歯周炎で歯根表面のセメント質にバイオフィルムが形成されることがあるように、垂直歯根破折でもセメント質へのバイオフィルム形成が生じることがある。この場合、根管内から破折線を切削し、洗浄、貼薬しても炎症が改善しないので、歯根外表面側からの処置が必要となる[1]。破折間隙への出血や排膿が接着を阻害するようであれば、口腔外接着再植法の適応となる。また、破折線が歯根の彎曲に沿って曲がっていて、破折線を切削する器具が届かない部位があると炎症が改

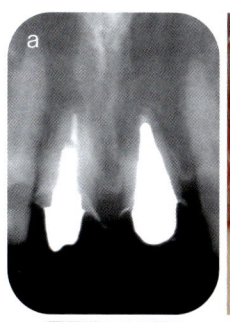
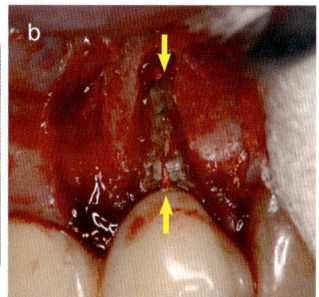
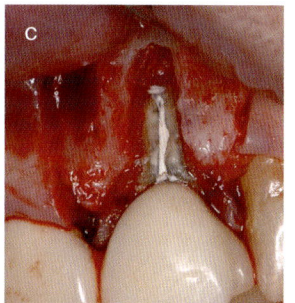
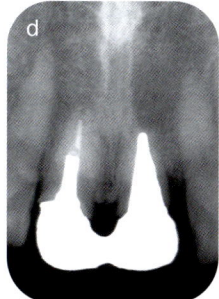
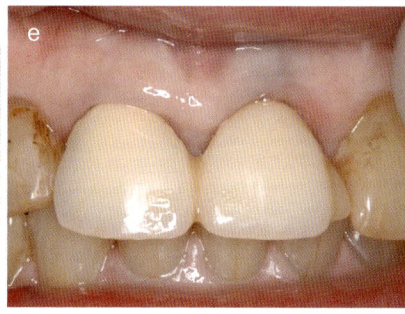

図**❼** フラップ手術で歯根外表面側から破折線を封鎖した症例
a：口腔内接着後X線写真
b：5ヵ月後、フラップ手術時。唇側に未封鎖の破折線（矢印）
c：破折線を切削してスーパーボンドで封鎖後
d：4年後のX線写真
e：4年後。経過は良好

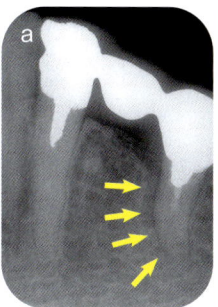
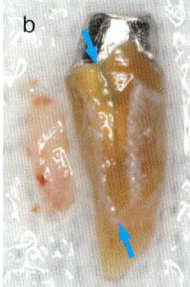
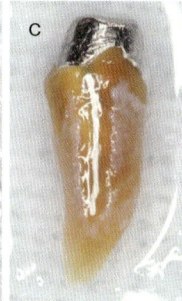
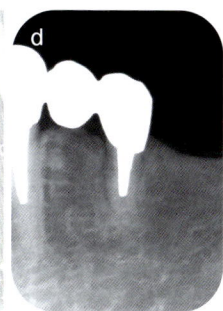

図**❽** 意図的再植法で歯根外表面側から破折線を封鎖した症例（参考文献[5]より転載）
a：術前。近心に垂直性骨欠損（矢印）
b：近心面に未封鎖の破折線（矢印）
c：破折線を切削してスーパーボンドで封鎖後
d：再植してBrを再製し9年後。歯根膜腔拡大はあるが経過良好

善しないので、外科的処置が必要となる。

3）口腔内接着法か口腔外接着再植法か

　口腔外接着再植法は、抜歯時に歯根を破折させるリスクがあり、とくに骨欠損がない症例や歯根の陥凹や彎曲がある症例、根管壁が薄くなっている症例では注意すべきである。したがって、破折間隙が狭い場合には口腔内接着法が第一選択であり、抜歯時のリスクが高くなるほど、口腔内接着法の優先度が上がる。

　一方、口腔内接着法は時間もかかり、マイクロスコープ下で破折線を切削しなければならない難易度の高い治療なので、抜歯が得意であれば口腔外接着再植法の適応範囲を広げてもよい。

4）口腔内接着法後の意図的再植法とフラップ手術

　口腔内接着法後に歯周ポケットからの排膿や瘻孔が発生した場合、破折間隙の感染源残存や死腔の残存、歯根表面のバイオフィルムの存在が疑わ

れる。破折部位が頬側面に限局し、裂開状骨欠損になっていれば、フラップを開いて破折線を切削し、スーパーボンドで封鎖することが可能である（図7）。しかし、破折線が狭い骨縁下に及んでいたり止血が不完全だと、破折線の感染を取り残したり封鎖が不十分となって再発する。この場合には、意図的再植法が必要となる。

　ポストが接着されていれば、抜歯時に歯根を破折させたり、抜歯器具で歯根膜を損傷させたりするリスクは低減できるので、まず根管内から破折線を切削せずにポストを接着し、その後抜歯して歯根外表面側から破折線を切削、スーパーボンドで接着封鎖して再植するのもよい（図8）。抜歯時に歯根を破折する危険性が高い症例や、歯根が3分割されているなど（図9）、口腔内接着法も口腔外接着再植法も難しい場合には、この方法で対応可能となることがある。

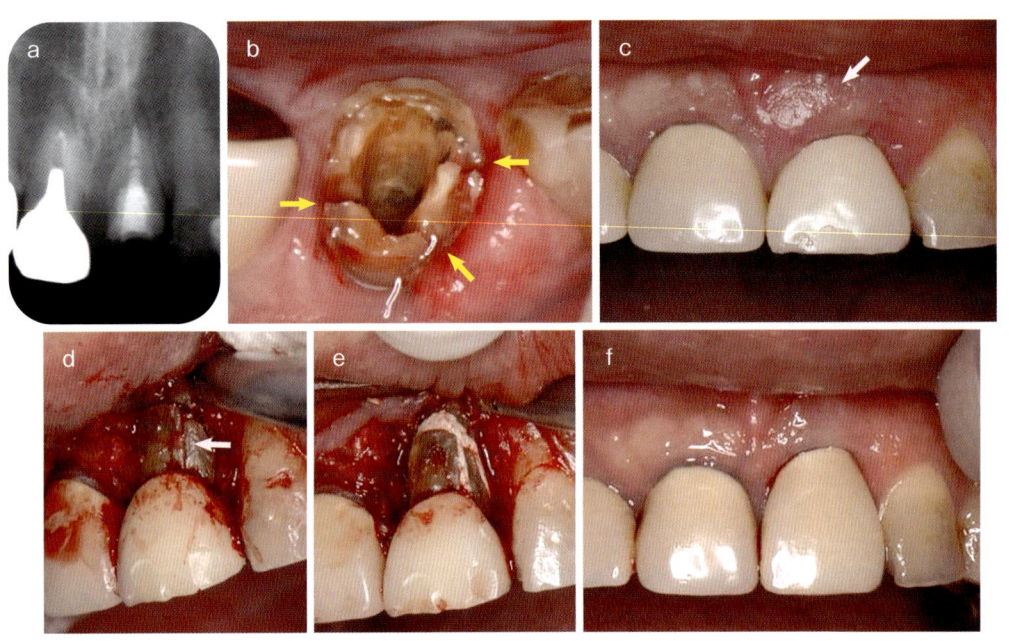

図❾ 破折片が小さく口腔内接着再植後にフラップ手術した症例
a：初診時X線写真
b：初診時口腔内。破折線（矢印）は3つで歯根は3分割であった
c：口腔内接着5ヵ月後。唇側歯肉にわずかな腫脹
d：フラップ手術時。未封鎖の破折線（矢印）
e：破折線を切削して封鎖後
f：手術後6ヵ月。歯肉の炎症なし。歯肉退縮したため歯冠補綴装置を再作製

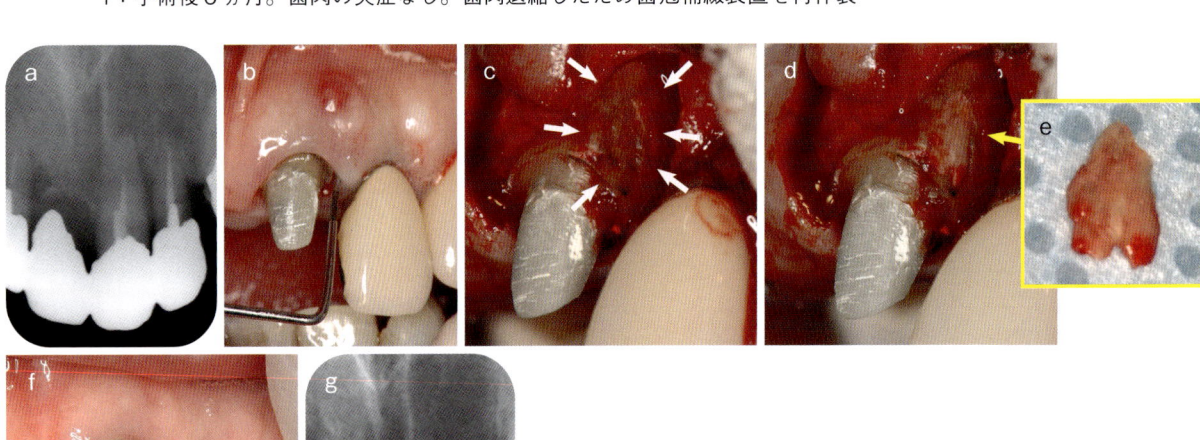

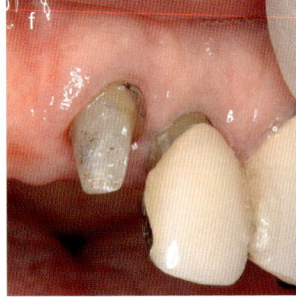
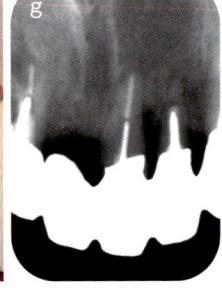

図❿ セメント質剥離性歯根破折例
a：初診時X線写真。⌐1近心に垂直性骨欠損とセメント質剥離破折片
b：手術直前。遠心に8mmのプロービングデプスと歯肉の腫脹
c：手術時。根面に陥凹（矢印）
d：摘出した剥離破折片と根面の陥凹が適合
e：術後2ヵ月。歯肉の炎症は消失
f：術後5ヵ月。プロービングデプス3mm、わずかな骨の再生

セメント質剥離性破折

1．破折片への細菌感染と歯周組織の炎症

　セメント質が剥離性に破折すると、歯周組織に炎症が生じる[4]。破折後早期には破折片への細菌感染はなく、剥離破折片を除去することで炎症は消失し、プロービングデプスは浅くなり歯槽骨も改善しやすい（図10）。しかし、破折片を放置すると炎症が持続して骨欠損が拡大し、歯周ポケットと交通して根面がプラークに汚染されるなど、予後が悪化するので早期に除去することが望ましい[4]。

2．破折片の除去方法

　歯頸部付近では非外科的に除去できるが、骨縁下深くなったり根尖部に生じたりするとフラップ

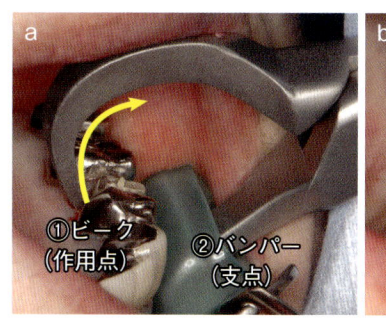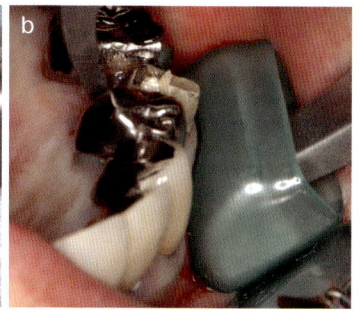

図⓫ テコの原理で歯を引き抜く器具
a：抜歯前。頬側歯槽部を支点、口蓋側の歯頸部を作用点にして歯根を
　引き抜く
b：脱臼後

①ビーク
（作用点）
②バンパー
（支点）

手術や歯根端切除術が必要となる。また、剥離破折した周囲のセメント質は剥離しかけていることが多いので、スケーラーなどで簡単に剥がれるセメント質は除去しておかないと、セメント質剥離破折を繰り返すことになる。

フラップ手術ではセメント質剥離破折片の除去と同時に再生療法を行うことが可能である。セメント質が剥離した部位は歯根膜とセメント質が喪失しているので、その面積が広い場合にはエムドゲイン®やリグロス®などを用いた再生療法を併用したほうがよいと考えられるが、その効果についてはいまのところあきらかではない。

根尖部付近のセメント質剥離破折では、歯根端切除の要領で行う。唇側であれば歯根を切除しなくてもよいが、舌側にある場合には器具が届かないため根尖部の切除が必用となる。

骨欠損が小さく全周に骨壁が残存したりしている場合には、骨壁を穿孔して根面にアクセスする必要があり、侵襲が大きくなり、視野も狭く根面への処置も不確実になりやすいので、意図的再植法の適応を検討することになる。意図的再植法では歯髄を失うことになるので、そのデメリット、抜髄の難易度も十分に検討すべきである。

歯肉縁下う蝕

1. 歯肉縁上への歯質露出方法

う蝕が歯肉縁下深くに及んでいて歯冠補綴できない場合、歯根長が十分であれば歯質を歯肉縁上に露出させることで処置可能となる。その具体的

な方法としては、歯冠長延長術により歯肉辺縁を根尖側に移動する方法、矯正力により挺出させる方法、さらには亜脱臼、またはいったん抜歯して挺出させた位置で固定する外科的挺出法がある。

歯冠長延長術は歯肉が退縮し歯冠補綴物が長くなり、審美性を損なう場合があるので、審美性が要求される場合には挺出が望ましい。矯正力で挺出させるには数ヵ月を要し、その間は暫間補綴物で矯正装置も必要なため、清掃状態は悪化し、審美性や咬合確保も十分ではない。外科的挺出法では固定期間は1ヵ月程度であるが、歯根を破折させたり歯根吸収を生じる危険性があるので、それぞれの利点と欠点を十分考慮して方法を選択する。

意図的再植に必要な器材

1. 抜歯器具

通法の抜歯と同様に、抜歯鉗子や挺子が必要で、歯根膜の損傷を最小限にするためには、挺子を骨縁下に入れないことが望ましい。テコの原理を応用した抜歯器具もあり（図11）、舌側の歯頸部にのみ器具が接触するので、舌側歯頸部にわずかにアンダーカットがある症例では有効である。抜歯鉗子は骨縁下に深く挿入しなくても歯根を把持しやすいダイヤモンドコーティングなど加工されたものがよい（詳細は p.58第2章 Q.9参照）。

2. 破折歯根接着器材

口腔外接着再植法では、まず、破折面の根管壁の感染歯質を除去しなければならない。そのためには生理食塩液の注水下で切削を行うことになる

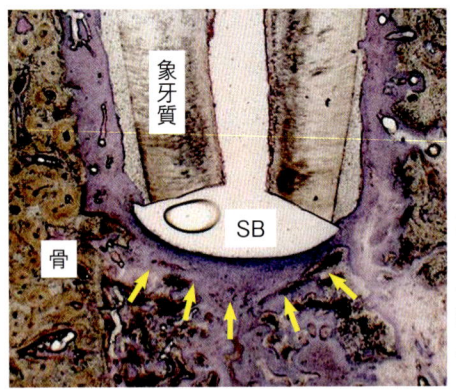

図⑫　意図的再植法でroot-end sealing 4週後の組織図（イヌ）。根管内は細菌感染したままだが、根尖歯周組織に炎症はなく骨欠損は消失し、正常な歯根膜幅になっている（矢印）（参考文献[6]より引用）

が、破折歯根をピンセットで把持していると不安定で落としてしまうこともあるので、鉗子で把持するとよい。

　口腔外接着再植法に用いるレジンセメントはスーパーボンドで、これは他のレジンセメントに比較して圧倒的に生体親和性が高いためである[5]（詳細はp. 97第3章 Q.18、p. 131第3章 Q.25参照）。

3．逆根管充填材料

　根尖性歯周炎で歯根端切除を行う場合、逆根管充填窩洞の形成には超音波レトロチップが使用されることが多い。しかし、意図的再植ではバーの方向に制限がないので、ダイヤモンドポイントやスチールバーのほうが形成は早い。チッピングして歯根に亀裂を生じさせないように注意は必要である。使用する逆根管充填材はMTAまたはSuperEBAセメントで、封鎖性や生体親和性などはMTAのほうが優れている。根尖部を切除して、切除面をスーパーボンドですべて被覆する方法では、逆根管充填窩洞は不要である[6]（**図12**）。

4．暫間固定器材

　歯を元の位置に再植後、隣接歯があればスーパーボンドや光重合タイプの暫間固定用レジンで暫間固定を行う。隣接歯がない場合には、ワイヤーを隣接歯まで伸ばして固定するか、歯肉への縫合を行う。固定期間は歯根と骨との適合性により2週から2ヵ月で、動揺度をみながら固定を除去する（詳細はp. 142第3章 Q.28参照）。

【参考文献】

1）菅谷 勉：いざという時使いたいサイエンス＆テクニック 垂直歯根破折歯を救え！．クインテッセンス出版，東京，2013：34-162.
2）眞坂信夫：i-TFC 根築1回法による歯根破折歯の診断と治療．医歯薬出版，東京，2016.
3）菅谷 勉：垂直歯根破折の接着治療と予後に影響する要因．日本顎咬合学会誌，咬み合わせの科学，44：5-13，2024.
4）菅谷 勉，元木洋史，川浪雅光：セメント質剥離破折による歯周組織破壊の治療．日歯周誌，54（4）：307-314，2012.
5）菅谷 勉：スーパーボンドの基礎 no. 4 スーパーボンドの生体親和性．完全攻略 スーパーボンド 接着の悩み即解決．クインテッセンス出版，東京，2013：42-51.
6）長谷川有紀子，菅谷 勉，川浪雅光：根尖性歯周炎の治癒に対する4-META/MMA-TBBレジンによる root-end sealing の有効性．日歯保存誌，47（5）：622-632，2004.

これで完璧！おさらい

　意図的再植は、根尖性歯周炎、垂直歯根破折、セメント質剥離破折、深い歯肉縁下う蝕などで、口腔内では必要な処置ができないが、口腔外では処置が可能となり、術後に歯根と骨の結合が期待できる症例が適応となる。

Q.18

再植にふさわしい条件の歯は
どのようなものでしょうか。

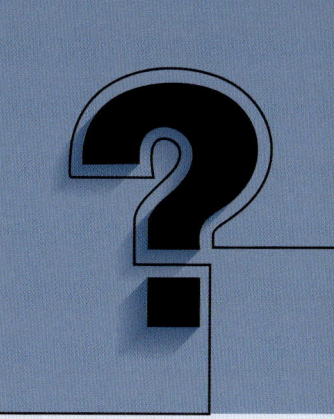

A

新名主耕平　Kouhei SHINMYOUZU
東京都・新名主歯科・口腔外科医院

　p. 90第3章 Q.17にて菅谷先生が触れられているように、歯の再植に関しては、根尖性歯周炎の意図的再植法、根管外の原因、補綴的要因、セメント質剥離性破折、歯肉縁下う蝕のような症例で意図的再植を行うことで有益な結果が得られることが多い、また、使用する材料についても、p. 90第3章 Q.17を参照されたい。

　本項では、前項とオーバーラップする部分もあるが、筆者が実際どのように再植を行っているか、とくに、はじめに取り掛かるに適当な症例を勘所を踏まえて供覧する。

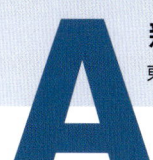 ### 審美領域における乳頭再生を
考慮した歯根破折歯の再植症例
（図1〜9、表1）

　患者は60代、女性。上顎前歯部ブリッジ支台歯の破折を主訴に来院された。初診時唇側歯肉に瘻孔を認め、X線などの検査にて1|歯根破折の診断

であった。治療計画に際して、固定性補綴装置を希望されていたため、1|抜歯となった際、1|1インプラント支台補綴装置、もしくは、3|3まで支台に取り込んだブリッジによる補綴治療の2つの選択肢が考えられた。

　ここでポイントとなるのは、審美的予後となってくる。過去の報告[1]では、インプラントの並列症例では骨頂〜歯間乳頭頂までの距離は3.5mmまでしか上がってこないことが報告されており、抜歯後ポンティックで補綴した場合の6.75mmと比較して不利であることが考えられた。また、健全な3|3を削合することは患者の同意が得られなかった。このようなケースは臨床において多々みられ、計画の立案に際して苦難を強いられることが多い。しかも幸いにも、再植術は有効である。処置に際しては、愛護的な抜歯を行うために、術前に矯正学的挺出力を3週にわたり付与した。挺

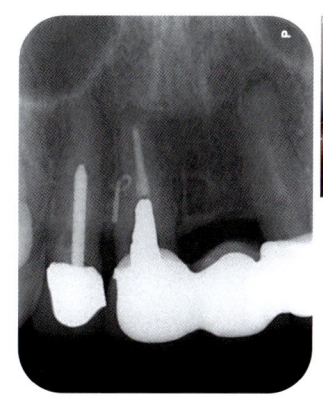
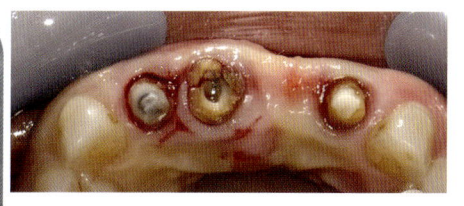

図❶　術前のX線写真と口腔内写真。1|に歯根破折を認め、唇側に瘻孔を認める。垂直性歯根破折の診断で抜歯対象であるが、ここからが、再植の出番ではあろうかと考えられる

表❶　歯間乳頭再生のためのガイドライン[1]

修復方法	近接距離	骨頂ー歯間乳頭頂距離
Tooth － Tooth	1 mm	5 mm
Tooth － Pontic		6.5mm
Pontic － Pontic		6.75mm
Tooth － Implant	1.5mm	4.5mm
Implant － Pontic		5.75mm
Implant － Implant	3 mm	3.5mm

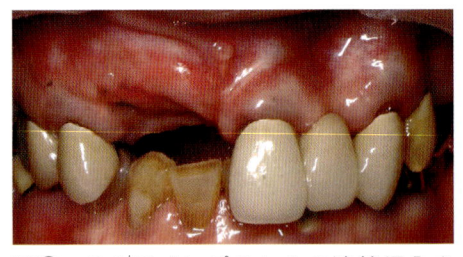

図❷　 2 1 にインプラントの連続埋入を行った後の口腔内写真。インプラント間の軟組織が消失していることが確認される。このような状況になると、審美的補綴が難しくなる（新名主耕平：様々な Complication Case に対するインプラント審美補綴. Implant Journal, 61, 2015. より転載）

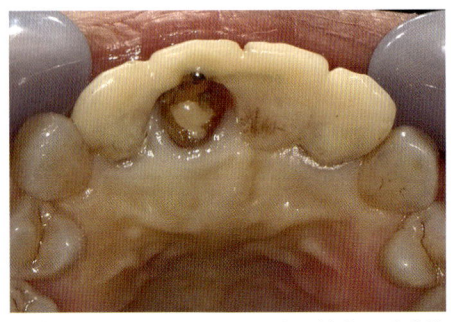

図❸　矯正的挺出。再植の際の抜歯を愛護的に行うための一工夫（口腔内所見）

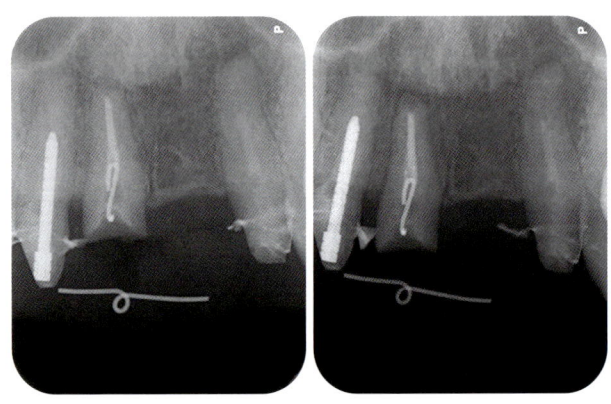

図❹　矯正的挺出。再植の際の抜歯を愛護的に行うための一工夫（X 線所見）。数週間で挺出を認める

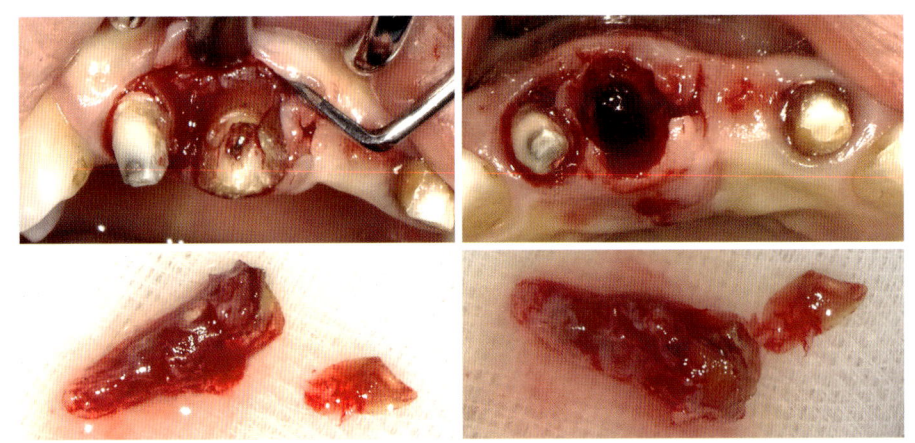

図❺　手術時所見では骨縁下に至る破折線を認める。口腔外にて歯根を確認してみると、破折部位は歯冠側 3 ～ 4 mm程度であり、健全と考えられる歯根長は10mm以上確保可能であった

出歯の抜歯は容易であり、鉗子にて抜去後、歯根表面の精査（検歯：p.139第 3 章 Q.27参照）を行った。

　結果、破折部位は歯根上部 4 mmまでであり、10mm以上の歯根を温存することが可能と判断し、破折部位の除去・根管洗浄・支台築造まで行い、破折部位が骨縁上にくるように設置した。術後 1 ヵ月の治癒期間の後、暫間補綴装置にて経過を確認し、最終補綴装置に変更した。

　本症例では、機能的側面からみれば、インプラ

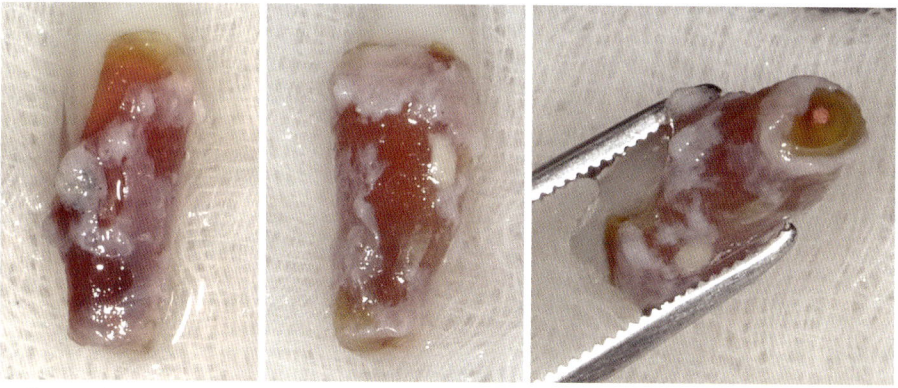

図❻　口腔外処置後。破折部位は除去して築造まで行い、根尖は嚢胞を認めていたため、カットしている

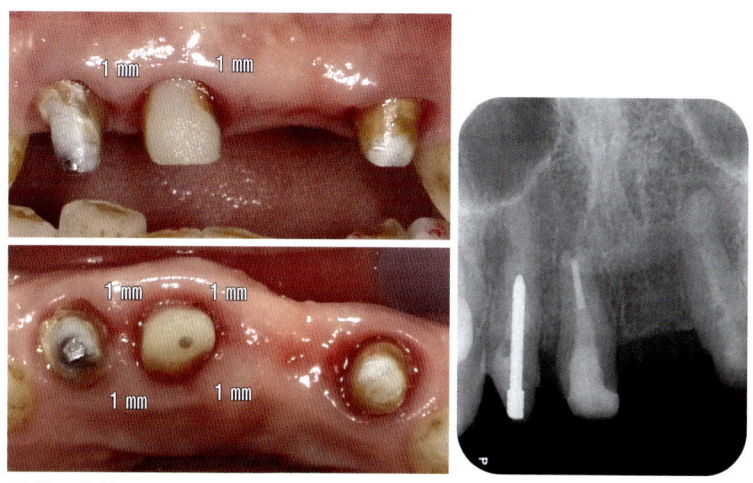

図❼　術後1ヵ月経過時。歯周組織は安定しており、補綴装置作製に必要な条件を満たしている

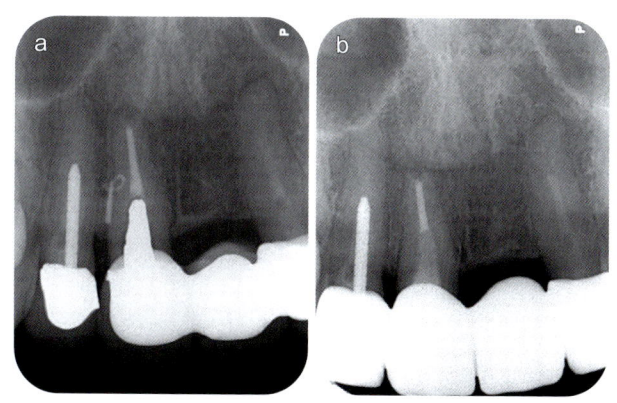

図❽　骨吸収などの異常所見は認めず、経過良好であることがうかがえる。a：術前X線写真、b：最終補綴装着後、経過観察時のX線写真

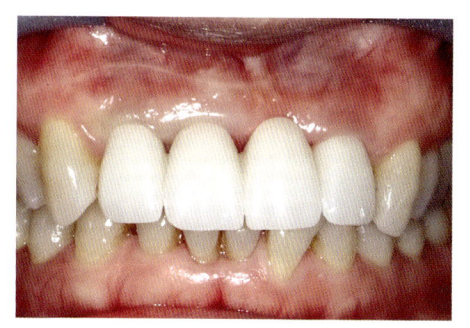

図❾　補綴装置装着後、経過観察時口腔内所見。歯間乳頭の左右差を認めず、軟組織の審美障害は生じていない

ント支台補綴装置も考えられたが、インプラント同士を並列配置することにより審美的ハードルが上がり、乳頭再生を行わなくてはいけない可能性を回避できたことは、歯の再植処置の利点と考えられた。

進行性歯頸部歯根吸収症に対して歯の再植・術後矯正を行い対応した1例（図10〜13）

患者は40代、女性。｜2 に対する進行性歯頸部歯根吸収症（invasive cervical root resorption：以下、

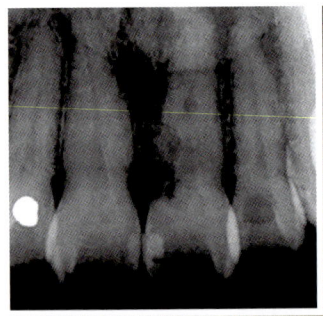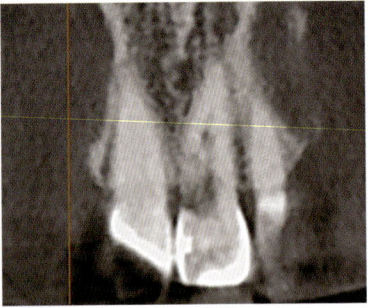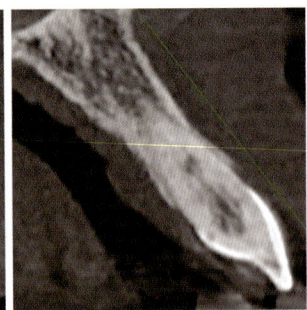
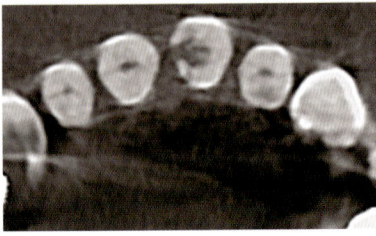

図⓾　初診時 CT 所見。⌞1 近心歯根に吸収像を認める。進行性歯頸部歯根吸収の像を呈している

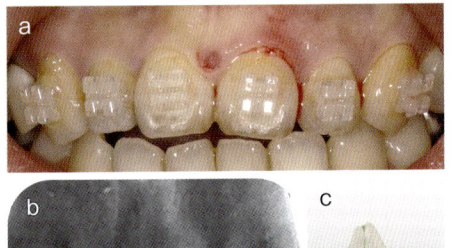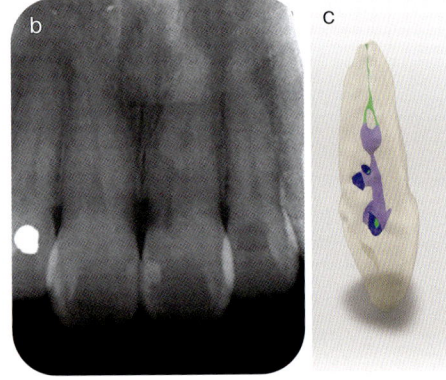

図⓫　a：術前口腔内写真、b：術前 X 線写真、c：AR による診断。QR コードをタブレットで読み込んでいただくと、実際の患者の診断に使用した AR 画像が確認できる

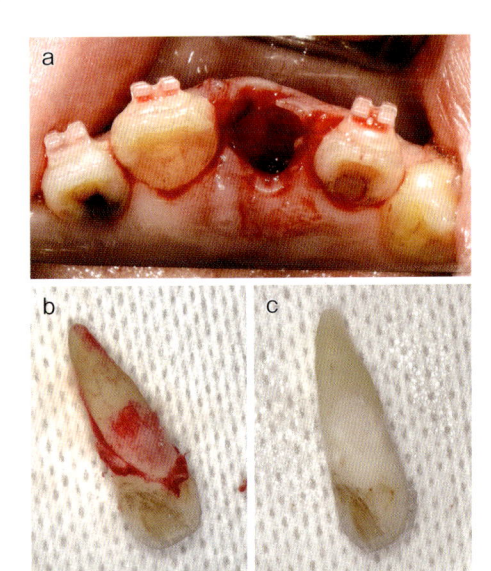

図⓬　術中所見。術前に認められた歯根吸収部位はグラスポリアルケノエートセメントにて緊密に封鎖し、処置は10分で終了した

ICR）の診断のもと、保存ができないか、セカンドオピニオンを求めて来院された。

　初診時 1⌞1 唇側歯間乳頭中央部に瘻孔を認め、⌞2 は生活歯であったが、近心に出血を伴う歯周ポケットを認めた。X 線にて ⌞2 近心歯頸部に骨縁下に至る透過像を認め、ICR 3 度の診断であった。ICR においては、AR 診断が有効である。本症例では AR 診断にて、近心歯根表面に 3 箇所のパーフォレーションを認めたため、口腔内での処置は困難であると考えた。また、自然歴として歯根吸収の進行に伴う歯根の喪失が予測されたため、意図的再植・検歯を行い、保存の可否を術中に判断することとした。愛護的抜歯を行うに際して、術前に矯正学的処置を行い処置を行った。歯根表面の穿孔部分に関して、グラスポリアルケノエートセメント（フジⅦ：ジーシー）にて封鎖し、歯髄腔の開拡・根管内壁に穿孔がない状況に修復、根尖までファイリングし再植を行った。

　術後 3 週間で根管充塡を行い、症状がないことを確認した。前歯の再配列に関して、患者からの

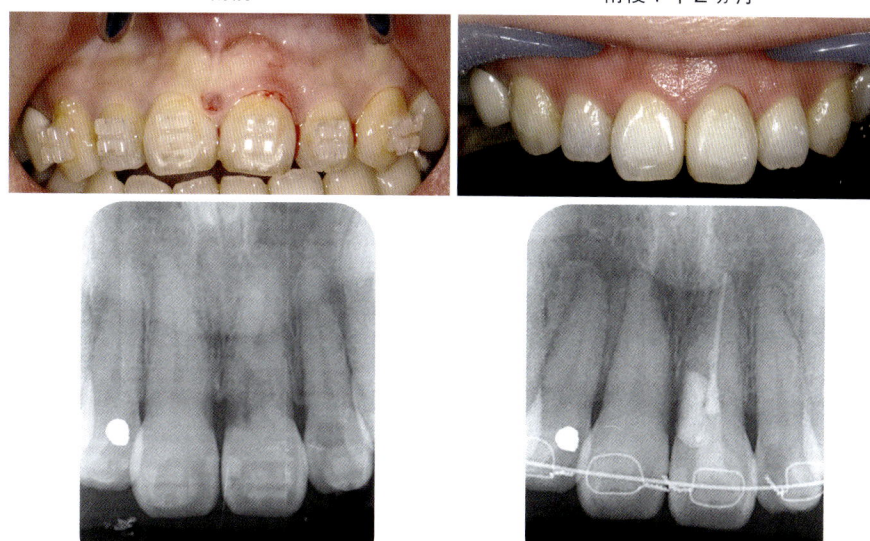

術前　　　　　　　　　　　術後１年２ヵ月

図⓭　左：術前、右：術後１年２ヵ月（ブラケット除去当日）時の比較。根尖病変や骨吸収は生じておらず、経過良好と考えられた

強い要望があり、追加矯正を行った。術後、１年２ヵ月目にブラケットの除去を行い、現在経過良好に推移している。本症例では、口腔内で困難な歯根表面の穿孔部～根管内の確実な修復、術後矯正は再植を選択したことで可能であったと考えられた。

　２例の症例を供覧したが、再植にふさわしい歯の条件として、成書に書かれている抜歯対象歯が望ましいと考える。まさに根管治療では治癒しない根尖性歯周炎（根管外の原因、補綴的要因、セメント質剝離性破折）、歯肉縁下う蝕、歯根破折

である。抜歯の診断が下った歯に関して、万が一残せなかったとしても、術者・患者双方に不満が残ることはない。その際、愛護的な抜歯、検歯（p.139第３章 Q.27参照）による根拠をもった対応がポイントとなってくる。歯の再植に関する文献的報告は近年ますます増加してきており、国家試験で培った知識に加えて、新しい情報を収集し、臨床に繋げていく姿勢が必要である。

【参考文献】
1) Garber DA, Belser UC: Restoration-driven implant placement with restoration-generated site development. Compend Contin Educ Dent, 16（8）：796, 798-802, 804, 1995.

これで完璧！おさらい

　抜歯しかない！　と診断された歯をもう一度見てみる。「検歯：抜歯の延長上にある破壊検査の結果、残せる可能性を秘めた歯があるかもしれない」と思って抜歯に臨んでみる。仮に抜歯になっても誰も傷つかないだろう。そして、抜去した歯からもいろんな情報が得られることに気づくはずである（根管充塡の緊密性、根尖の解剖学的形態の個体差の豊富さなどなど……）。

Q.19

症例選択

再植可能な垂直破折歯の
基準を教えてください。

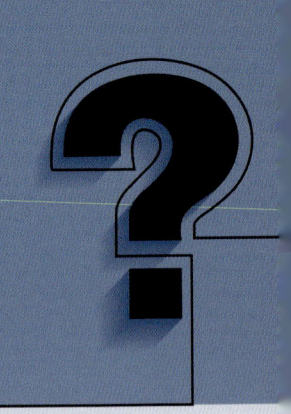

A

菅谷 勉　Tsutomu SUGAYA
北海道大学大学院歯学研究院　難治性歯内・歯周疾患治療学教室（寄附講座）　特任教授

予後に影響する要因

1. 歯根の状態

1）破折片の大きさと数

　口腔外での処置根管壁と破折面の汚染を除去して接着するとき、歯根が多数に割れていたり、破折片が小さく作業できない場合には難易度が高くなる（**図1**）。術前にポストや根管充塡材を除去し、破折片の大きさと数を把握しておくことが重要である。

2）歯根の汚染状態

　破折面や根管の汚染が著しく、軟化した象牙質を除去しても着色が除去しきれないと接着強さが十分に得られない可能性があり、再破折のリスクが高くなる。

3）歯根の適合性

　汚染が著しく切削量が多くなったり、小さい破折片が脱落している場合などでは、適合性が悪く、スーパーボンドの露出面が広くなる（**図2**）。スーパーボンドの幅が広くなると術後に歯周ポケッ

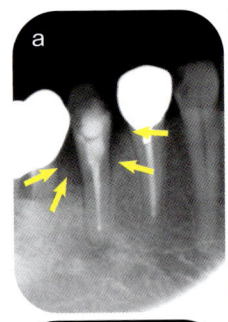
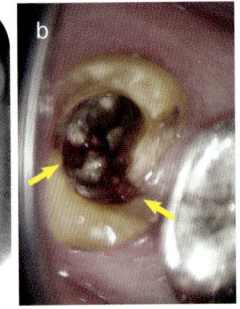
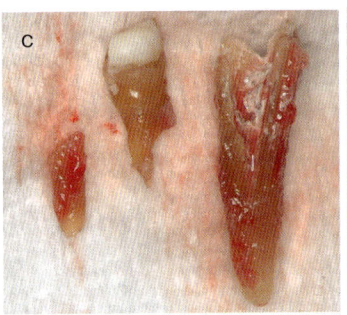
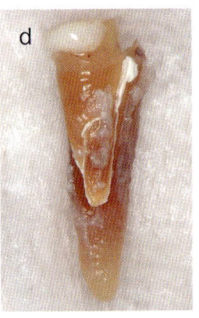

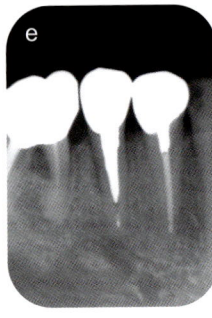

図❶　3分割の垂直破折症例
a：初診時X線写真。垂直性骨欠損（矢印）がみられる
b：初診時口腔内。破折線から肉芽組織の侵入がみられる（矢印）
c：抜去した歯根。歯根は3分割であった
d：接着後。歯根膜の喪失はわずかであった
e：1年後。骨欠損はおおむね消失した

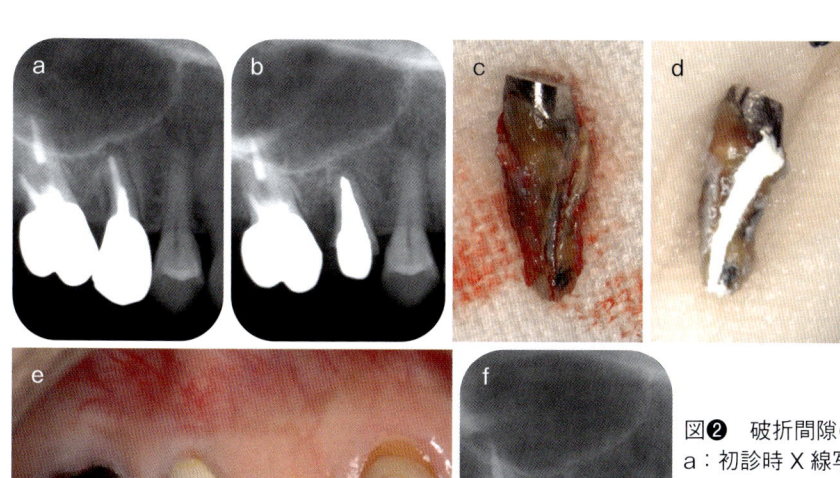

図❷　破折間隙の幅が広い症例
a：初診時X線写真
b：口腔内接着3ヵ月後のX線写真
c：抜去した歯根破折間隙が広い
d：スーパーボンドで封鎖後
e：再植後6ヵ月。炎症はないが、頰側のプロービングデプスは8㎜
f：6ヵ月後のX線写真

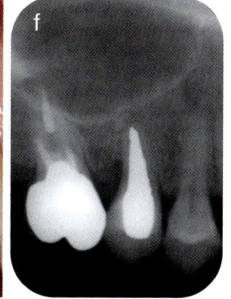

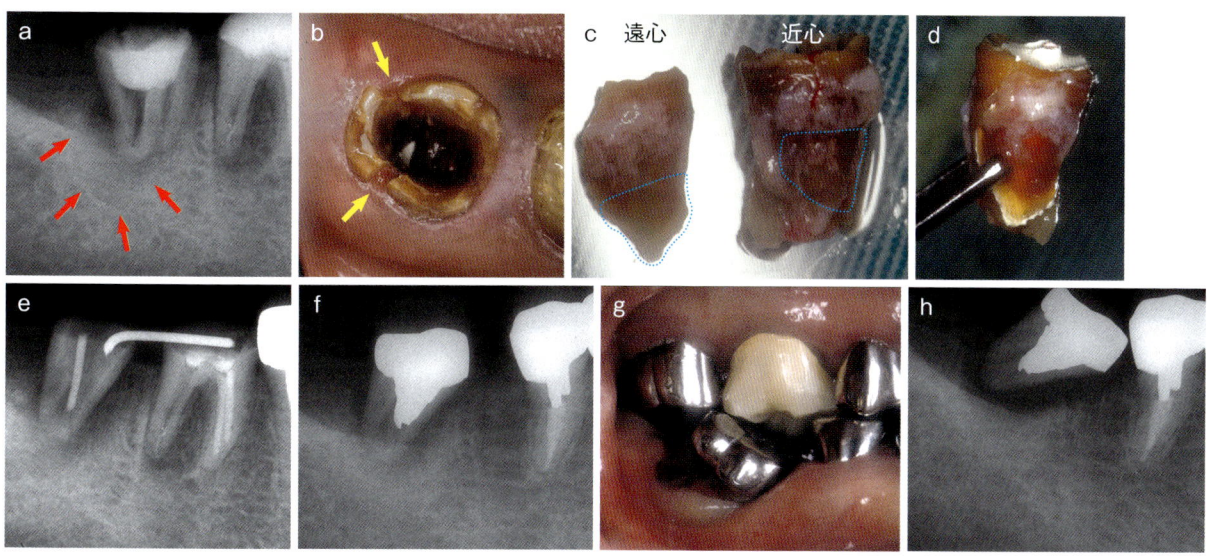

図❸　歯根膜喪失面積と骨欠損が大きく脱臼した症例
a：初診時X線写真。根尖から遠心に大きな骨欠損（矢印）
b：初診時口腔内写真。破折間隙が離開し肉芽組織が侵入（矢印）
c：抜去した歯根。近遠心と破折間隙が歯根膜の喪失範囲（点線内）、d：接着後
e：再植直後。骨と歯根との適合は悪い、f：1年後X線写真。骨の修復が進んでいないが動揺度は0度
g：1年7ヵ月後。咀嚼時に急に動揺し、歯が近心傾斜した、h：1年7ヵ月後X線写真。歯槽窩からの脱離が確認できる

トが深くなりやすく[1]、予後を悪化させる要因の一つになる。

4）歯根膜残存状態

歯根膜があれば骨欠損があっても骨が再生し、正常な歯周組織が回復する。しかし、歯頸部付近で歯根膜の喪失面積が大きいと、再植後のポケット形成に繋がる。さらに、歯頸部に歯根膜があっても、根尖部の歯根膜欠損は再生するとは限らず、喪失範囲が広ければ歯槽骨と正常な結合が得られず、咬合力の支持が困難となる（図3）。骨欠損が残存すると歯の移動も起こりやすくなるので、咬合性外傷に注意しながらメインテナンスする必要がある。

2．骨欠損の大きさ

1）歯根を支持する骨量

歯根を取り囲む骨欠損が大きいと、歯根膜が大きく失われていることが多く、骨欠損が術後に十分改善しないこともあり、予後は悪い。

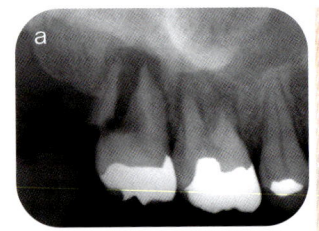
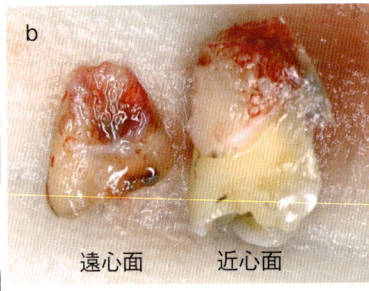
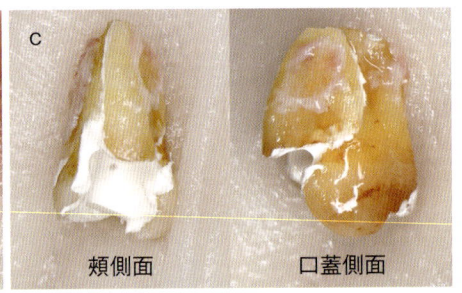
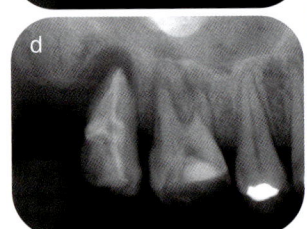

遠心面　　近心面　　　　　頬側面　　　口蓋側面

図❹　歯根膜があっても骨との結合が得られなかった症例
a：初診時X線写真。歯根が分離し間隙が大きく開いている
b：抜去した歯根。近遠心とも歯根膜が残存
c：接着後
d：再植5ヵ月後。遠心〜根尖部の骨欠損は改善せずプロービングデプスは6㎜であった

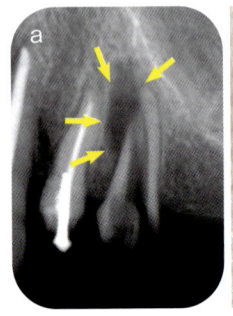
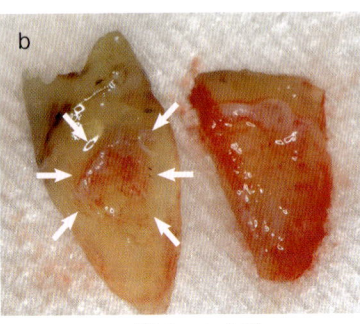
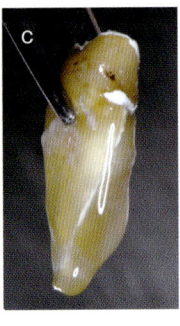
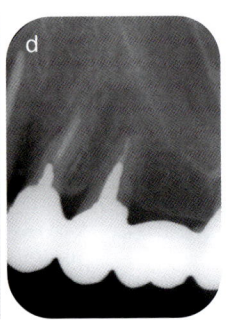

図❺　意図的再植にエムドゲインを併用した症例
a：術前X線写真。根尖から近心に大きな骨欠損がみられる（矢印）
b：抜去した歯根。近心根面の歯根膜残存範囲は狭い（矢印）
c：接着後。エムドゲインを塗布
d：9ヵ月後のX線写真。骨欠損は消失している

2）歯根と歯槽骨の距離

　歯根膜があっても、歯根と歯槽骨の距離が遠いと骨再生が十分に得られず、深い垂直性骨欠損が生じる。歯根が大きく分離して離開していると、歯根表面には骨があって歯根と結合していても、再植後に歯根離開の分だけ骨と歯根との距離が広がることになり、この距離が大きいと歯根と骨との結合は得られない（**図4**）。

3）再生療法の効果

　骨欠損が大きく歯根膜の喪失範囲が広い場合、再植時にエムドゲインやリグロスを根面に塗布して再植することで、再生効果を思わせる症例もある（**図5**）。しかし、エムドゲインを用いた動物実験では、支持力を高めるだけの十分な再生効果は得られていない[2]。リグロスについては不明である。

3．プロービングデプス

　術前のプロービングデプスは歯根膜の喪失を意味するものではなく、破折線に沿って炎症が生じて結合組織のコラーゲン繊維が失われているため、プロービングに対する抵抗性が低下してポケットプローブが穿通していることが多い[3]。この場合には炎症が消失することによってプロービングデプスが浅くなる。

　初診時にプロービングデプスが深くても、補綴装置や根管充塡材を除去し、根管と破折間隙を超音波エンドファイルなどで洗浄した後、水酸化カルシウム貼薬することで炎症を改善させてから破折線周囲のプロービングを行うと、歯根膜の残存状態を把握しやすくなる[4]（**図6**）。

4．術後に想定される咬合負荷

　垂直歯根破折の予後不良となる最大の原因は再破折で、負荷される咬合力が大きく、ポストの接着面積が小さいほど再破折のリスクが高くなる。さらに、歯根膜や歯槽骨の喪失に伴い支持力が低下していると、大きな咬合力は咬合性外傷となり

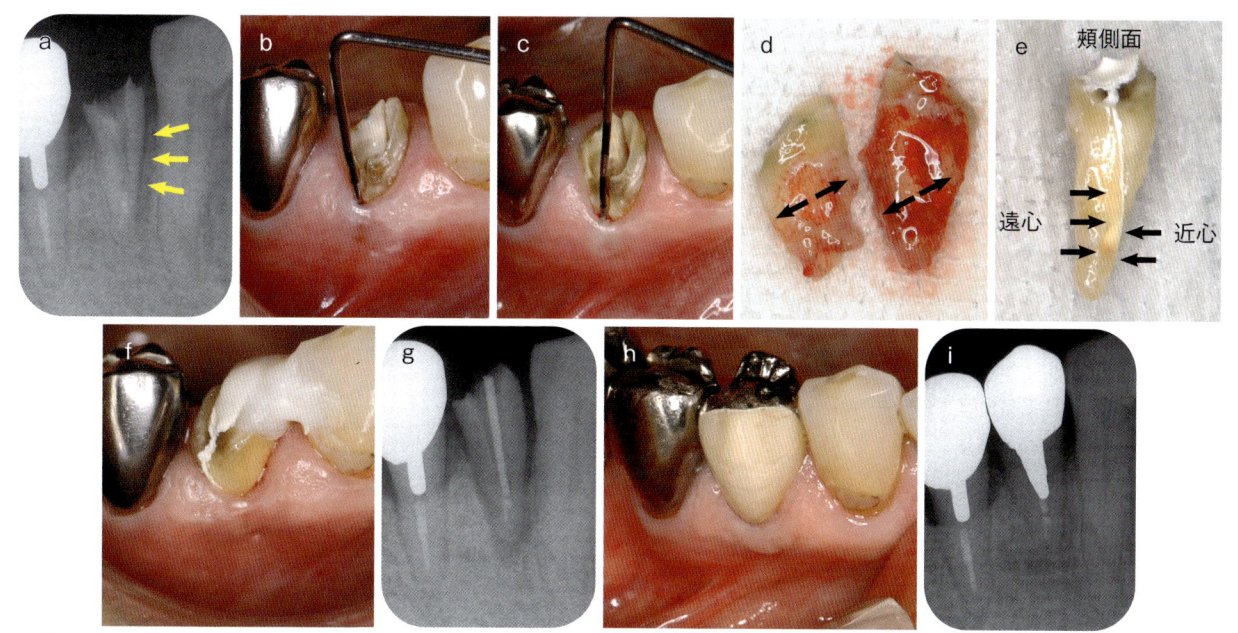

図❻　歯根膜が残存し骨欠損が消失した症例（参考文献[4]より転載）
a：初診時Ｘ線写真。根側部に骨欠損（矢印）、b：初診時。破折線に沿って6mmのプロービングデプス
c：根管洗浄・貼薬3週後。プロービングデプスは3mmで歯根膜の残存が推察された
d：抜去した歯根。近遠心面ともに歯根膜が広く残存している（矢印）
e：接着後。歯根膜の喪失範囲はわずかである（矢印）、f：再植直後：フェルール確保のため挺出した位置で固定
g：再植直後Ｘ線写真。挺出分、骨と歯根との距離がある、h：1年後。歯肉の炎症はない
i：骨欠損は消失し、歯根膜と骨の正常な結合が推察される

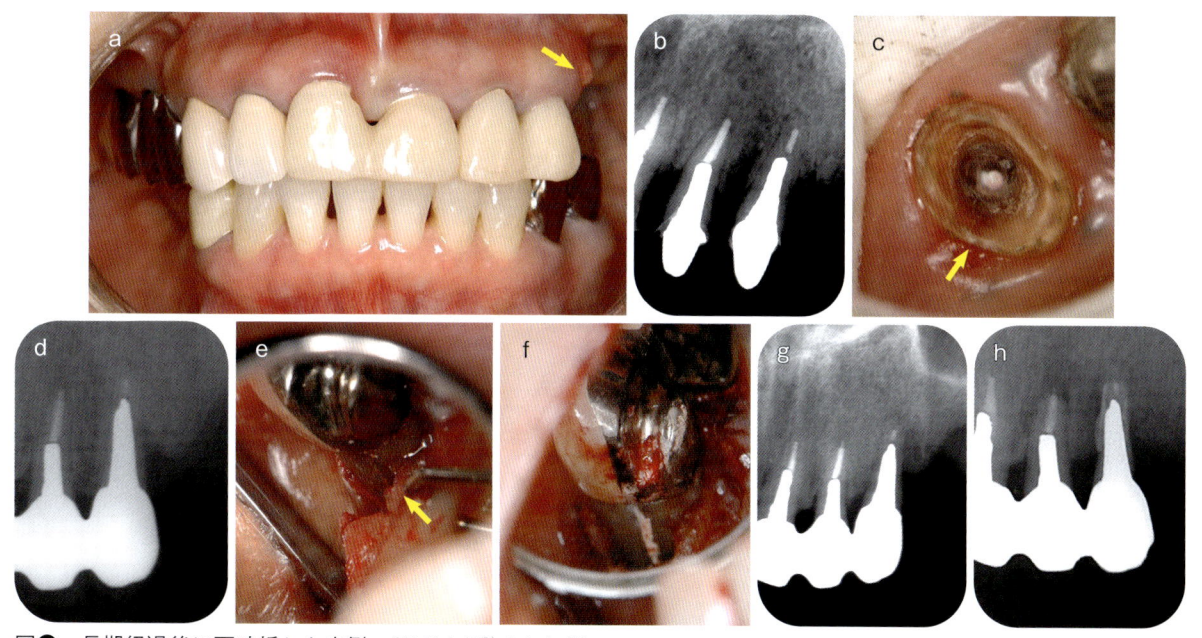

図❼　長期経過後に再破折した症例　（参考文献[5]より転載）
a：初診時。|3頬側歯肉の腫脹（矢印）、b：初診時デンタルＸ線画像
c：ポスト除去時。破折線（矢印）、d：口腔内接着3年後。遠心ポケットから排膿があった
e：手術時。遠心破折線（矢印）は封鎖が不完全である、f：破折線を切削、スーパーボンドで封鎖した
g：16年後（再手術後6年）、h：18年後（再手術後8年）。再破折し抜歯となった

骨吸収を悪化させる[5]。

　したがって、骨吸収が大きかったり歯根膜の喪失が広い場合、歯根が短い場合、ブラキシズムが強い患者などでは、短期間で抜歯に至る症例が多いが、咬合力が低い患者では、Brの支台にしたり義歯の鉤歯にしたりしても、長期間機能可能なこともある（図7）。

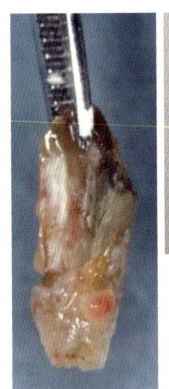
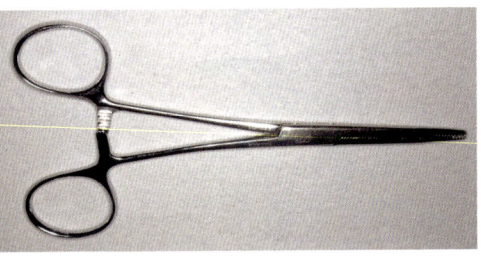
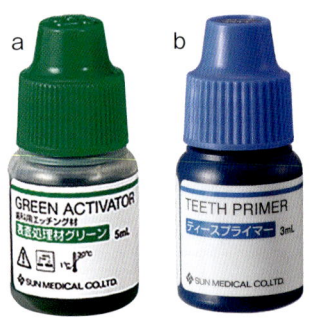

図❽　破折歯根を把持する鉗子型の咬合紙バサミ（YDM）

図❾　象牙質前処理剤の表面処理材グリーン（a）とティースプライマー（b）（サンメディカル）（画像はメーカーより提供）

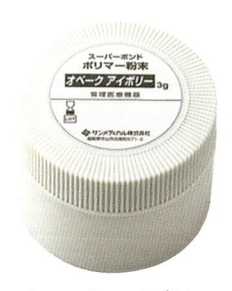
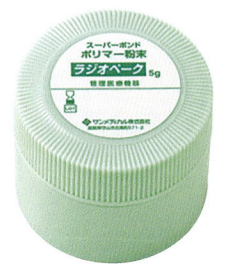
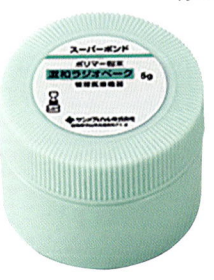
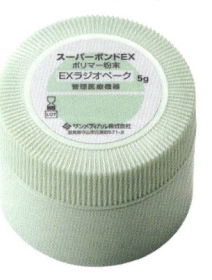

オペークアイボリー　　ラジオペーク　　混和ラジオペーク　　EX ラジオペーク

図❿　口腔外接着再植法に使用可能なスーパーボンドポリマー粉末（サンメディカル）（画像はメーカーより提供）

垂直破折歯根の再植に必用な器材

1．抜歯器具

　他の意図的再植法で使用する器具と同様であるが（詳細は p. 123第3章 Q.23を参照）、破折片が薄くなっていると抜歯時の破折リスクが高くなるため、挺子の使用機会が多くなることは避けられない。その場合でもできるだけ歯頸部付近に使用をとどめ、広範囲に歯根膜を損傷しないように配慮する。

2．破折片把持用の鉗子

　抜去した破折歯根の根管壁と破折面の汚染を切削により除去しなければならない、そのためには回転切削器具を用いるが、破折歯根を切削中に飛ばさないようにしっかりと把持しておく必要がある。ピンセットでは破折片が不安定で落としてしまうこともあるので、鉗子を用いるとよい。止血鉗子はヒンジから先端までの長さが短く、厚みのある歯根を把持すると変形するので、鉗子型咬合紙ホルダー（**図8**）を使用している。

3．歯根の切削機器

　切削時は生理食塩液の注水下で行う。水道水や注射用水は浸透圧の問題で歯根膜細胞を破壊するので使用してはならない。生理食塩液が注水可能なインプランターなどがなければ、注水を OFF にして、シリンジで生理食塩液を注水する。

　倍速コントラ、ストレートエンジンのいずれを使用してもよく、バーも根管の陥凹程度や破折面の状態に合わせて選択すればよい。チッピングには十分注意して軽圧で使用することが重要である。

4．接着性レジンセメント

　破折歯根を接着するレジンセメントは、接着強さと生体親和性が必要で、スーパーボンドは最も生体親和性に優れていると考えられる[6]。象牙質に対する前処理にはティースプライマーと表面処理材グリーンがあり（**図9**）、ティースプライマーは接着強さを向上させるが、歯根膜細胞を変性させるので再植では用いないほうが安全である。

　モノマー液は、操作時間は変わらないが硬化が早いクイックモノマーが使いやすい。ポリマー粉

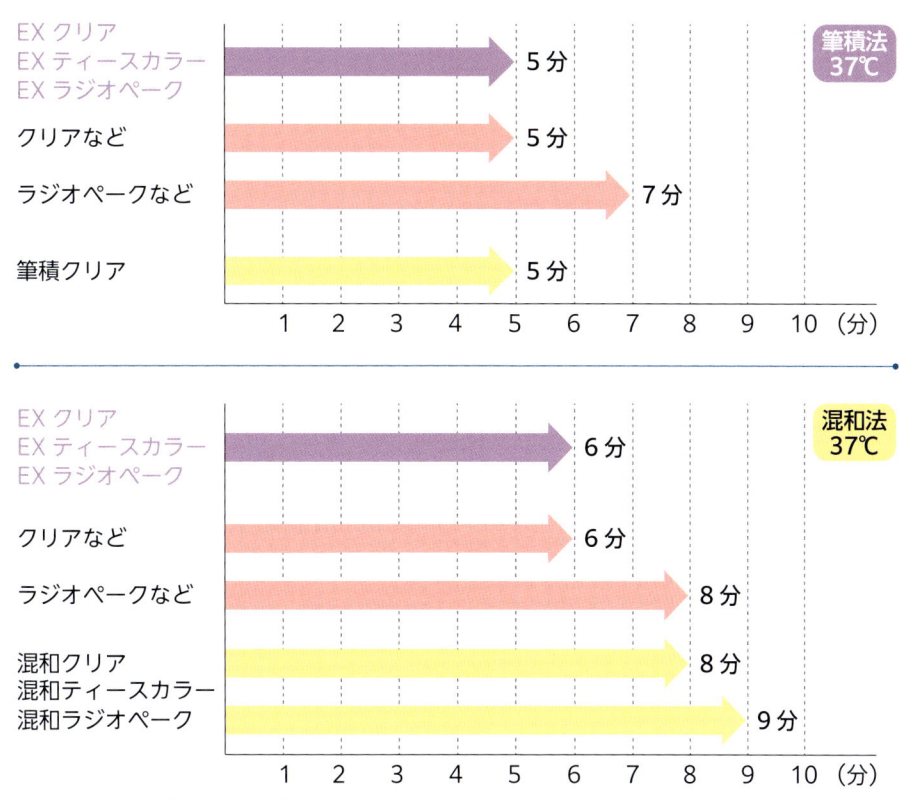

図⓫ スーパーボンドの硬化時間（サンメディカル：スーパーボンド＆スーパーボンドEX超使いこなしガイドⅡより引用改変）

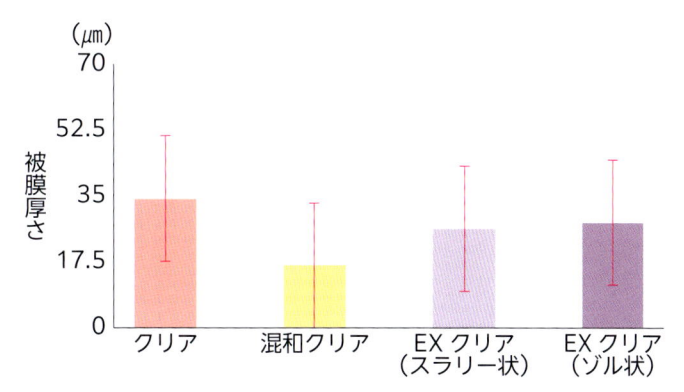

図⓬ スーパーボンドの被膜厚さ（サンメディカル：スーパーボンド＆スーパーボンドEX超使いこなしガイドⅡより引用改変）

末は、余剰レジンを除去する際に歯根と色が異なり見やすいものがよく、オペークアイボリー、ラジオペーク、混和ラジオペーク、EXラジオペーク（**図10**）などが選択肢となるが、口腔外で破折歯根を接着する際には流動性が高すぎると歯根表面側に流れてしまい、破折間隙が十分封鎖されず間隙ができる可能性がある。オペークアイボリーやラジオペークの流動性を下げて操作時間を確保するためには、温度を低下させて粉液比を高く

する必要あり、混和ラジオペークも粉液比を高くしなければならない。EXシリーズは常温で操作時間が十分にあり、硬化し始めると短時間で完了するので使いやすい（**図11**）。モノマー液、キャタリスト、ポリマー粉末を混和すると、短時間で流動性が低下してゾル状になるが、象牙質への接着性は変わらず、被膜厚さも厚くならないので（**図12**）、再植法だけでなく補綴装置の接着にも使いやすくなっている。

破折歯根の根管壁と破折面の両面にスーパーボンドの混和泥を塗布して破折歯根を接着し原型を回復したら、スーパーボンドは水の中で硬化するので、歯根膜の乾燥を防ぐために生理食塩液または歯の保存液中で硬化を待つ。硬化後、ダイヤモンドポイントやスチールバーを用いて生理食塩液を注水しながら、余剰レジンを研削、除去する。

5. 暫間固定器材

垂直歯根破折では歯肉縁上歯質が不十分なことが多く、必用に応じて挺出した位置で固定する(詳細は p. 90第3章 Q.17、p. 135第3章 Q.26を参照)。再植歯の歯頸部をスーパーボンドが被覆しても、血液があれば血液内にスーパーボンドが浸潤することはなく、歯根と骨との間に浸入することはなく、歯肉に炎症が生じることはない。

【参考文献】

1) 元木洋史, 菅谷 勉, 川浪雅光：垂直歯根破折の接着治療後に歯周組織に接するレジンの幅が上皮の根尖側移動に及ぼす影響. 日歯保存誌, 48：733-742, 2005.
2) Sugaya T, Tomita M, Motoki Y, Miyaji H, Kawamami M: Influence of enamel matrix derivative on healing of root surfaces after bonding treatment and intentional replantation of vertically fractured roots. Dent Traumatol, 32: 397-401, 2016.
3) 木村喜芳, 菅谷 勉, 加藤 熙：垂直歯根破折に伴う歯周組織破壊の病理組織学的研究. 日歯周誌, 42：255-266, 2000.
4) 菅谷 勉：歯の再植・垂直歯根破折・剥離性歯根破折から考える歯根膜の役割. 臨床歯周病学会誌, 37：11-16, 2019.
5) 菅谷 勉：垂直歯根破折の接着治療と予後に影響する要因. 日本顎咬合学会誌, 咬み合わせの科学, 44：5-13, 2024.
6) 野口裕史, 菅谷 勉, 加藤 熙：縦破折した歯根の接着による治療法. 第2報 接着性レジンセメントで接着・再植した場合の組織学的検討. 日歯保存誌, 40：1453-1460, 1997.

これで完璧！おさらい

予後に影響する要因、とくに歯根膜残存状態、骨欠損の大きさ、プロービングデプス、術後に想定される咬合負荷、さらに Q.17の意図的再植法の適応を総合的に判断して適否を決定することになる。

Q.20

再植の術前検査では、
何を行えばよいでしょうか。

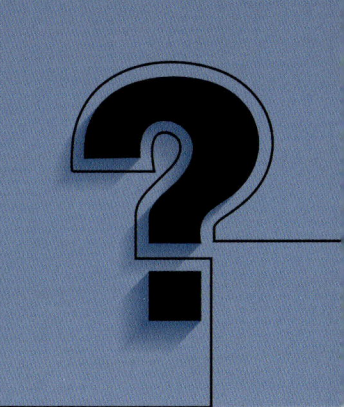

A

柳沢哲秀 Akihide YANAGISAWA
東京都・調布歯科・かおいく矯正歯科／岡山大学医学部在学中

本項では、口腔外で行う歯根端切除術、一般的に「意図的歯牙再植術」と呼ばれる治療法について解説する。

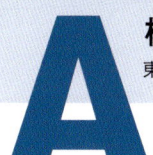

「意図的歯牙再植術」は口腔外で行う歯根端切除術

意図的歯牙再植術の解説の前に、歯根端切除術について解説する。

根管内に感染した細菌を除去することで多くの根尖性歯周炎は治癒する。しかし、なかには、細菌を除去しきれずに根尖性歯周炎が治癒しない症例も存在する。このようなケースを抜歯せずに保存する治療法として歯根端切除術が選択される。また、築造体の除去が困難、クラウンを壊したくない、などの補綴学的理由で、再根管治療ではなく歯根端切除術にて問題を解決する場合もある。

詳細は割愛するが、重要なステップとして、根尖を切除し（切除する長さは症例により変わる）、メチレンブルーにて断面と歯根表面を染め出し、感染の状況や破折の有無を確認する。確認後、保存可能と判断した場合には、逆根管充塡窩洞を形成し、逆根管充塡を行う（図1〜4）。

これらの行程は口腔内で行うのが通常である。しかし、第2大臼歯や第3大臼歯、根尖がオトガイ孔に近い下顎臼歯などの場合は、解剖学的な制限があるため口腔外で行う必要があり、この治療をわれわれは「意図的歯牙再植術」と呼んでいる。

意図的歯牙再植術の工程

1. 診査と説明

さまざまな診査項目が存在するが、そのなかでも筆者が重要だと考えるものは「歯を破壊せず抜歯可能か」ということである。歯根形態が円錐状や樋状根の場合は抜歯しやすいが、複数根歯は歯根を破壊せずに抜歯することが困難な場合がある。意図的歯牙再植術の場合、根尖病変が存在し根尖部の歯槽骨が吸収しているため、通常、抜歯しやすいが、破壊せずに抜歯可能な歯根形態なのか、確認していただきたい。

「歯周組織の状態の確認」も重要であると考える。歯周ポケットが深い場合、歯根を支える付着がより少なくなってしまう。とくに第2大臼歯の場合は、智歯抜歯の影響で遠心部の付着が失われていることが多いため、注意が必要である。根分岐部の露出のリスクもある。意図的歯牙再植術の場合、歯周組織にダメージを与えるため、多かれ少なかれ、術後に歯肉退縮を起こす。すでに歯肉退縮が起きていたり、ルートトランクが短く、根分岐部が歯冠側にある場合は注意が必要である。また、これらを術前に患者に十分に説明しておくことも重要である。筆者は、上記に示した内容は、仮にリスクが低くても術前に説明している。

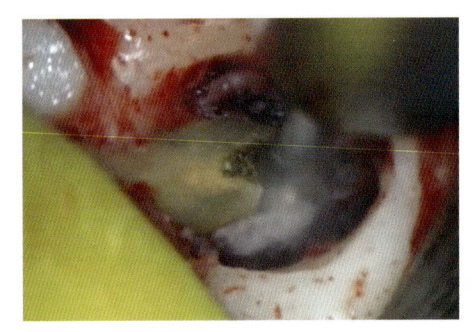

図❶　根尖部を切除

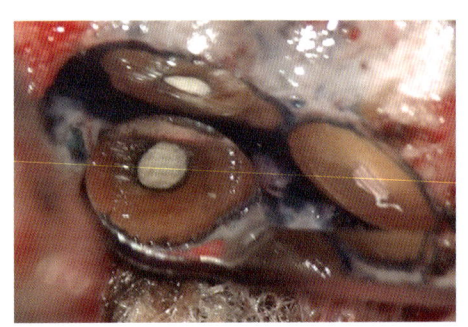

図❷　メチレンブルーにて根尖部分を染め出し、レトロミラーにて観察

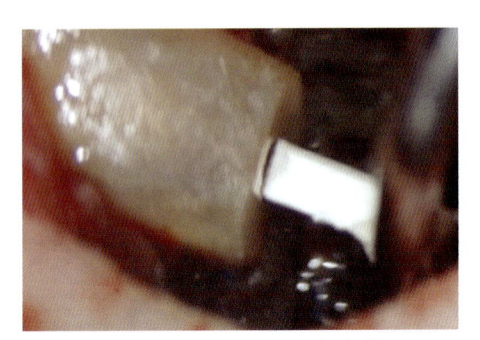

図❸　MTA セメントにて逆根管充填

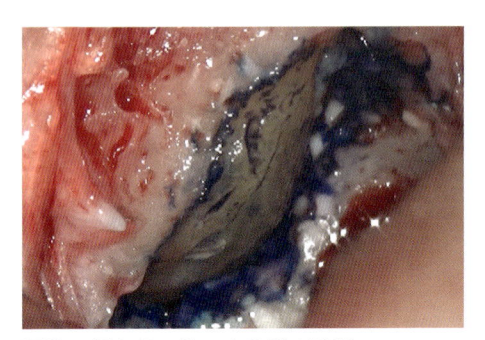

図❹　根尖部に入った亀裂の確認

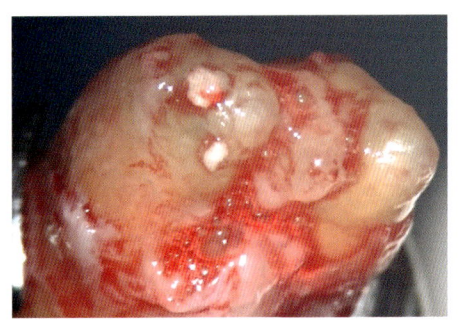

図❺　抜歯直後の歯根の状態の確認

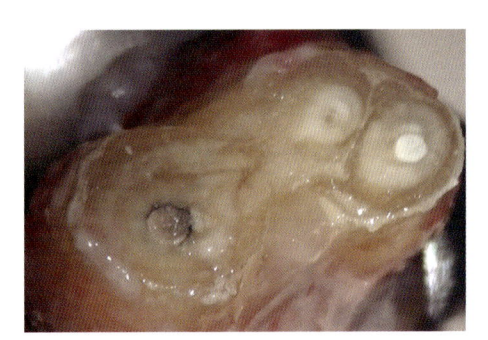

図❻　根尖部切除後の歯根断面

2．歯周靭帯の切除

浸潤麻酔を施した後、抜歯の前に歯周靭帯を切除する。筆者は、歯周組織に可能なかぎり侵襲を与えないよう、メスにて切断している。

3．抜歯

ヘーベルは極力使用せず、鉗子にて抜歯する。歯を破壊しないよう慎重に行う。抽象的な表現にはなるが、感覚として、ゆっくり鉗子で揺さぶり、歯槽骨を広げながら、歯根膜を切断するイメージで抜歯を行う。抜歯後の処置は、歯根膜への影響を考え、迅速に行うことが望ましい（**図5**）。

また、筆者は抜歯窩の不良肉芽の掻爬は行って

いない。理由としては、多くの根尖病変が不良肉芽の掻爬なしで根管治療により治癒すること、掻爬に時間をかけたくないことが挙げられる。

4．歯根端切除

感染が残存していると考えられる根尖部を 3 mm 程度切除する。切除するバーは結果がよければどのようなものでもよいが、筆者はシャンファー形成用のバーを使用している（**図6**）。

5．切断面と歯根表面の確認

切除した歯根の断面と歯根の側面をメチレンブルーにて染色し、根管内に残存している感染や破折線の有無をマイクロスコープにて確認する（**図**

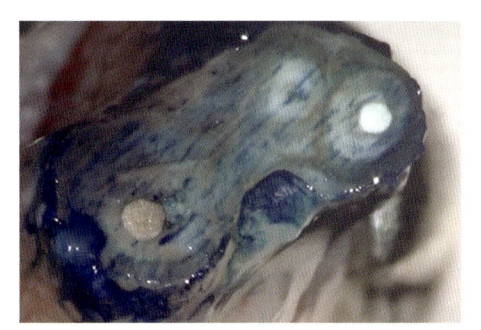

図❼ メチレンブルーにて染め出し。歯根全体と断面を観察する

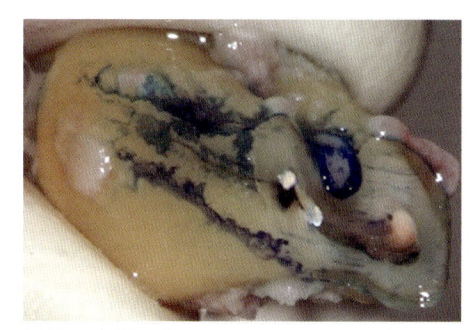

図❽ 歯根に生じているクラックを確認することもある

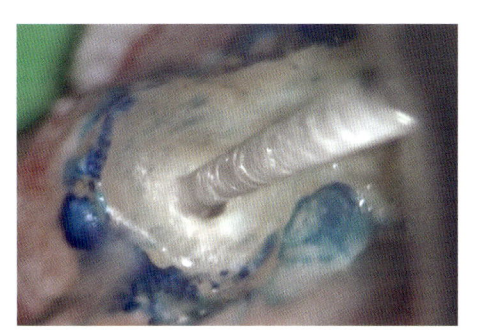

図❾ 逆根管充填窩洞形成

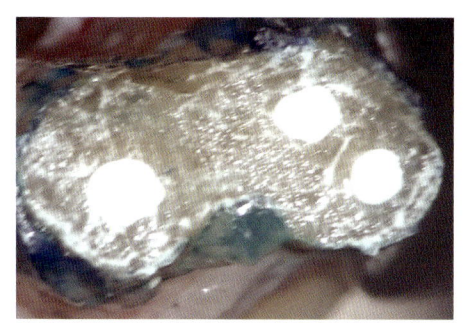

図❿ MTAにて逆根管充填

7）。このとき、歯根表面に破折線が確認された場合には、そのまま抜歯して治療を中止することもある（図8）。

6．逆根管充填窩洞の形成

保存可能と判断した場合には、そのまま治療を進めていく。まずは逆根管充填窩洞の形成を行う。窩洞形成もシャンファー形成用のバーを使用している。しかし、イスムス部分などの細かい部分に関しては、細いダイヤモンドバーで窩洞形成を行う。また、窩洞の深さは3mmが目安である（図9）。

7．逆根管充填

形成した窩洞に材料を充填する。筆者は、材料にMTAセメントを選択している（図10）。

8．抜歯窩に戻し固定

処置が完了した後、歯を抜歯窩に戻す。このとき、可能なかぎり歯根膜に侵襲を与えないよう心がける。戻した後は、固定する。隣在歯にスーパーボンドで固定する方法や、縫合により固定する方法がある。

9．術後管理（図11〜13）

術後1週間で抜糸し、術後3週間ほどで動揺と付着が改善する。このタイミングでプロビジョナルレストレーションを行う。その後、術後3ヵ月程度でX線撮影、またはCT撮影を行い、術直後の画像と比較し、根尖部透過像の変化を確認する。病変が縮小傾向であれば最終補綴に移行する。必要があれば、さらに経過観察を行う。

意図的再植術が難しい場合

前述のとおり、複数根歯は歯根を破壊せずに抜歯することが困難な場合がある。このような場合は抜歯、または抜根を選択する。とくに抜根は、可能であれば、歯の一部を保存できるため有用であると考えている。

意図的歯牙再植術の適応となる歯は、その複雑な形態、また口腔内の最遠心に位置することから根管治療が難しい場合が多く、これらの一部では、通常の根管治療により根尖病変が治らない。この

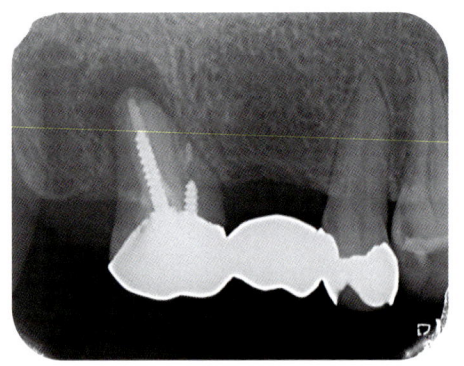
図⓫　右上奥の歯ぐきの腫れを主訴で来院。7|の慢性根尖性歯周炎と診断し、根管治療を行った

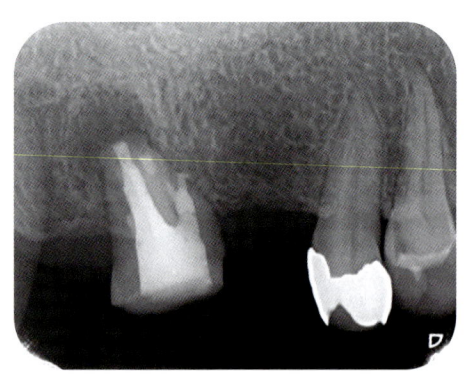
図⓬　根管治療を行っても瘻孔が消失しないため、感染が除去しきれなかったと判断。意図的歯牙再植術を行った

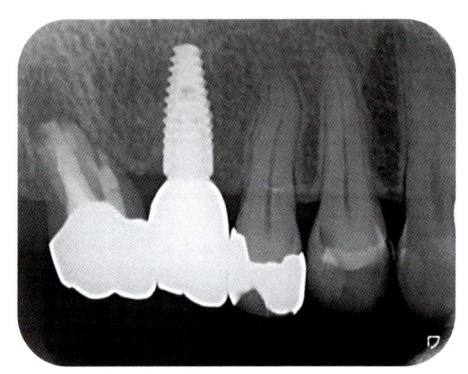
図⓭　術後3年。経過は良好である

　ような歯が抜歯となるその前段階の一手として口腔外における歯根端切除、いわゆる「意図的歯牙再植術」は非常に有用であると考えられる。なかには、意図的歯牙再植術のハードルが高いと感じられる読者の方々もおられるとは思うが、決してそうではない。

　第一選択として専門的な治療を行っている歯科医師への紹介が優先されるべきだと考えるが、自分自身で治療しなければならない場合もあるだろう。この場合には、歯を保存できる治療としてぜひチャレンジしてほしい。

これで完璧！おさらい

　意図的歯牙再植術の術前の診査として、歯根の形態を確認し、歯を破壊せずに抜歯できるのか判断してほしい。難しければ抜歯、または抜根を選択する場合もある。また、歯周組織を確認し、処置後のリスクについても判断してほしい。
　そして、これらの内容を術前に患者に説明すべきであろう。術前ではなく、処置後の説明は言い訳になってしまう。

Q.21

再植の術前に行っておくべきことはありますか。

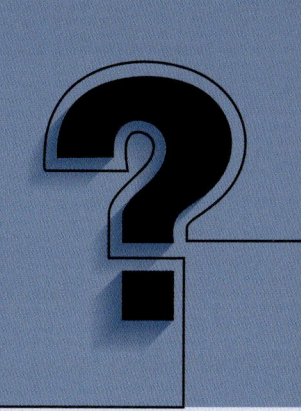

A 兒玉直紀 Naoki KODAMA
岡山大学病院　歯科（補綴歯科部門）

再植に関する Mainker のシステマティックレビューによると[1]、再植の生存率は89.1％であり、単独植立のインプラント治療と比較して費用対効果がよい治療法であると結論づけられている。再植の具体的な術式に関してはここでは割愛するが、再植の高い生存率を獲得するためにも、術式はさることながら術前の対応は極めて重要である。

本項では、再植の術前に行っておくべきことについて解説したい。一般的に、歯根破折が原因となる場合の再植において、考慮すべき点は、①感染への対応、②外傷力への対応であると常々考える[2]。そして、感染・外傷力それぞれに術前に留意すべきことがある。

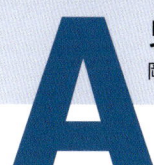 感染への対応

再植の場合、一度患歯を抜歯できるため、まず口腔内（抜歯窩内）の感染組織を容易に撤去（掻爬）可能になる。さらに、患歯も口腔外で観察できるため、根周囲に感染組織が存在すれば併せて撤去可能である。当然ながら感染組織をできるかぎり排除することが重要であるのは言うに及ばない。では、術前の感染のコントロールに関してはどのように考えればよいのであろうか。

Becker の再植術に関する批判的レビューによると、意図的再植術に対して術前の抗菌薬の服用を推奨するケースは少数で、多くの場合は抗菌薬を投与せず、細菌性心内膜炎などの感染のリスクを有する場合においてのみ、感染を予防するために「必要に応じて」術前に投与すると結論付けていた。術前の抗菌薬の投与に関して、抗菌薬の投与時期と種類の選択はさまざまであった。再植術の1日前に抗菌薬の投与を開始することを勧める場合もあれば、再植術当日に投薬を開始する場合もあった。また、抗菌薬の選択肢には、ペニシリン系抗菌薬、リンコマイシン系抗菌薬、テトラサイクリン系抗菌薬などであると報告していた。

また、再植＝外科処置と安易に考えがちであるが、外科処置を選択する前にまずは保存的治療を試みるべきである。再植を行う場合のほとんどの事例において、まずは根管治療が不良であれば再根管治療を行うことが重要である。また、大臼歯であれば複数根存在するため、すべての歯根を保存する場合もあれば、分割抜歯を選択して保存できる根のみを保存する場合もあり得る。そのような症例を1例ここで供覧したい。

症例1

46歳、男性。以前より歯周メインテナンスのため当院受診中であった。最近になって<u>6 7</u>部口蓋側に違和感を自覚するようになった。視診にて<u>6 7</u>間口蓋側歯肉に瘻孔の形成を認めた（**図1**）。同部のデンタルX線写真撮影を行ったところ、

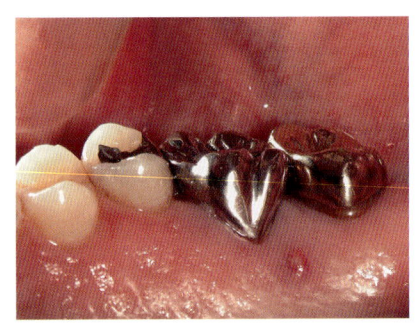

図❶ ⌊6 7間口蓋側歯肉に瘻孔の形成を認める

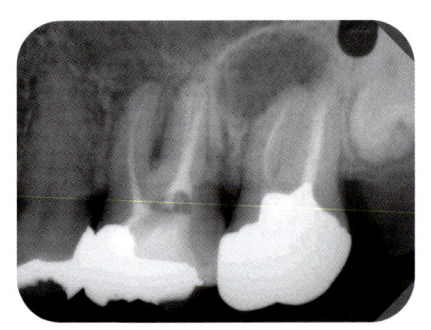

図❷ ⌊6 7根尖部に広範囲のX線透過像を認める

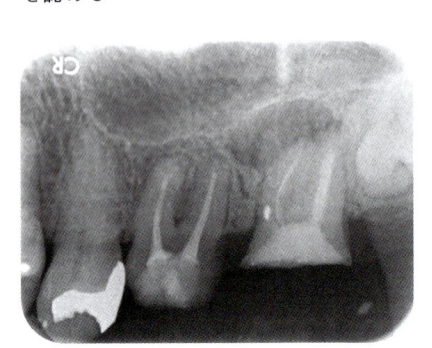

図❸ ⌊7再植に際してポスト除去を行っている。⌊6近心頬側根のX線透過像は根管治療により消失を認める。また⌊6口蓋根は保存困難と判断し分割抜歯を行った

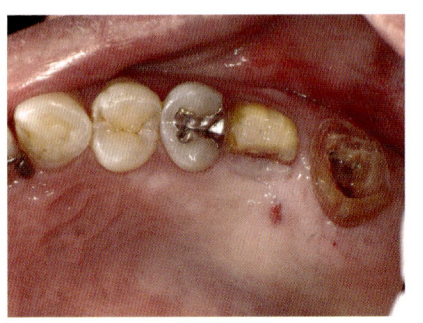

図❹ ⌊6 7間口蓋側歯肉の瘻孔は依然として残存している

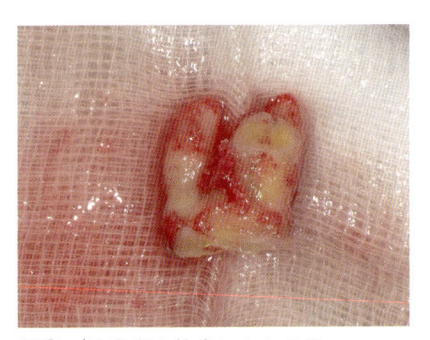

図❺ ⌊7患歯を抜歯したところ

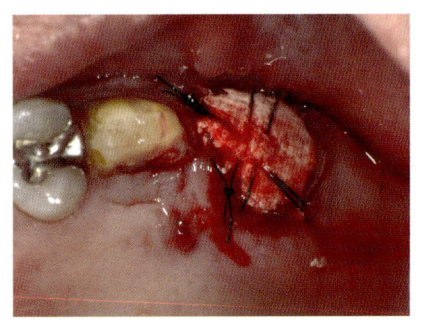

図❻ ⌊7再植直後

⌊6 7根尖部にX線透過像を認めた（**図2**）。

⌊6根管充塡状態が不良であり、⌊6頬側近心根の根尖病巣に関しては根管治療にて対応することとした。一方、⌊6 7口蓋側に至る根尖病巣に関しては外科処置の適応と考えた。⌊7に関しては根管充塡状態が決して不良ではなく、外科処置を第一選択と判断したものの、患歯にかかると予想される外傷力をできるだけ減弱したいと考えてポスト除去を行った。

⌊6の根管治療により⌊6近心頬側根の根尖病巣の縮小は認めたものの、⌊6口蓋根周囲の根尖病巣は不変であったため分割抜歯（トリセクション）を行うこととした。

⌊6近心頬側根根管充塡および⌊6口蓋根抜去後のデンタルX線写真を**図3**に示す。その後、⌊6 7間口蓋側の瘻孔は一向に消失しないため（**図4**）、予定どおり⌊7再植術を行うこととした。まずは⌊7抜歯を行い、患歯の状態を診査した後（**図5**）、根尖部を搔爬し、⌊7意図的再植術を行った（**図6**）。患歯は歯肉縫合により十分固定できたため、A-splint は用いなかった。

⌊7再植6ヵ月後の口腔内写真およびデンタルX

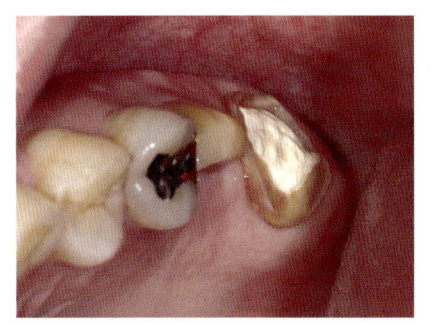

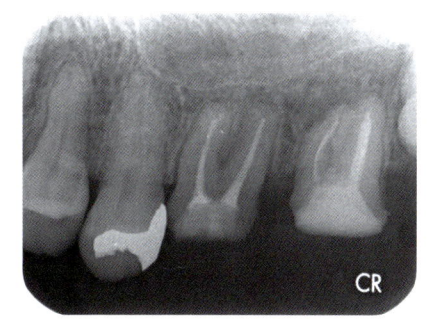

図❼ |7再植6ヵ月後。|67間口蓋側歯肉の瘻孔の消失を認める

図❽ |7再植6ヵ月後。根尖部X線透過像の消失を認める

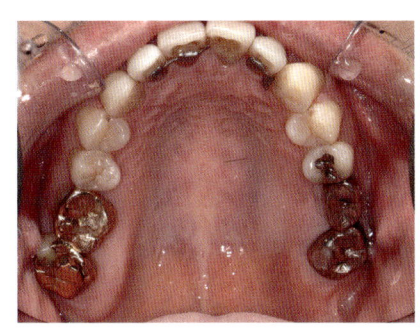

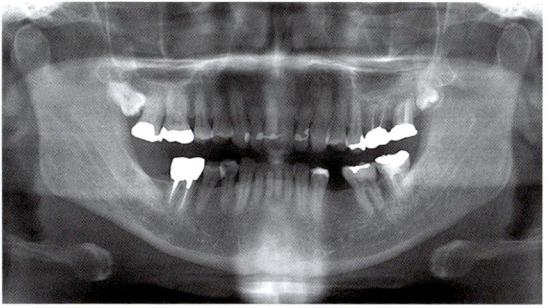

図❾ |7再植2年後の口腔内写真およびパノラマX線写真。術前に認められた瘻孔ならびに根尖部X線透過像は現時点では再発していない

線写真を図7、8に示す。術前に認められた|67間口蓋側の瘻孔ならびに|7根尖部X線透過像の消失を確認できたため、補綴処置を行った。

|7再植2年後の口腔内写真およびパノラマX線写真を図9に示す。術前に認められた|67間口蓋側歯肉の瘻孔およびX線透過像は認めなかった。

外傷力への対応

再植に至る病態は種々考えられるが（再植の症例選択に関してはp.90～108第3章Q.17～19を参照されたい）、患歯に対して好ましくない外力が加わったことに起因することが多い。よって、再植術を行うに際して、外傷力への対応が重要になる。外傷力への具体的な対応としては、①患歯にかかる外傷力のコントロール、②患歯自体の外傷力への抵抗性の増強、③再植時にかかる外力の減弱化である。

患歯にかかる外傷力のコントロール

従来、生活歯と失活歯を比較した場合、後者の方があきらかに破折を生じる可能性が高いことに関して異論はないと想像する。また、失活歯において支台築造が行われている場合、ポストを有するほうがポストを有さない場合と比べて破折リスクが高いことも納得してもらえることと想像する。よって、再植を行った後に患歯にかかる外傷力をできるだけ小さくするために、ポストが装着されている場合には可能なかぎりポストの除去を試みたほうがよい。一方、ポスト除去中にさらなる破折を生じさせてしまう場合には無理にポストを除去せず破折部の接着のみ行ったほうがよい。

患歯自体の外傷力への抵抗性の増強

再植の適応となる患歯では破折などの理由により残存歯質が少なく、また前述のように患歯は失活歯でありかつポストが装着されていることが多

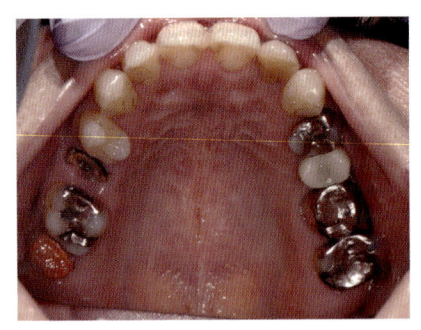

図⓾ 5｜補綴物が脱離しており、歯根に垂直破折を認める

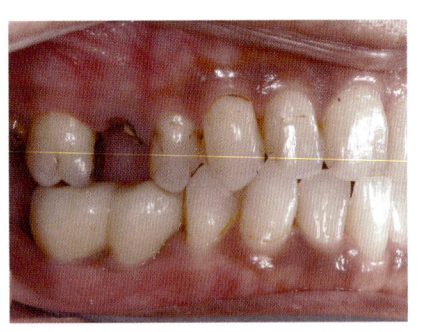

図⓫ 5｜破折歯に対して、できるだけ外力が加わらない状態にしておくことが必須である

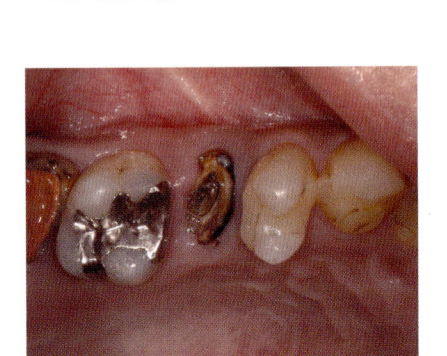

図⓬ 5｜遠心歯質が希薄であり、かつ歯質は歯肉縁下に位置している

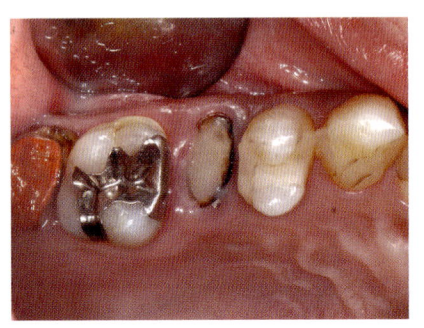

図⓭ 5｜再植前処置として破折部の接着ならびに再植歯の破折強度を獲得するためにレジン充填を行った

いため、ポストを除去した後の患歯では残存歯質が極めて希薄になっていることが多い。さらに、再植時に患歯に対して外力がかかり、さらなる破折を生じる可能性があるため、患歯自体の外傷力への抵抗性の増強が必要である。具体的には、接着性レジンセメントやコンポジットレジン充填による患歯の補強である。

症例2
（Q.26の症例 1 と同一患者）

　患者は46歳、女性。5｜遠心面に垂直破折を認めた（図10）。近心歯質は歯肉縁付近であったが、遠心歯質は骨縁付近に至っていた。遠心には6㎜の歯周ポケットを認めた。当初は矯正的挺出も治療オプションに含めていたが、破折線が深部に及んでいたため意図的再植術を選択した。

　今回の場合、5｜破折歯は対合歯との咬合接触がないが、通常再植に際してはできるだけ外力が加わらない状態にしておくことが必須である（図11）。さらに、患歯である5｜の遠心歯質は希薄であり、かつ歯質は歯肉縁下に位置していた（図12）。よって、5｜再植前処置として破折部の接着ならびに再植歯の破折強度を獲得するために、破折部を接着性レジンセメント（本症例ではスーパーボンド®使用）で接着した後、根管内にはコンポジットレジン充填を行った（図13）。

　本症例のように、再植前にはできるだけ術前に患歯の外力への抵抗性を増すための前処置を行うことが重要である。

再植時にかかる外力の減弱化

　再植においては、患歯が損傷を受けていることが多い。再植により感染部の除去さらには感染面のコントロールを行うだけではなく、できるだけ患歯や周囲歯槽骨にダメージを与えずに患歯を抜歯することが重要である。

　再植時にかかる外力をできるだけ減弱化する術

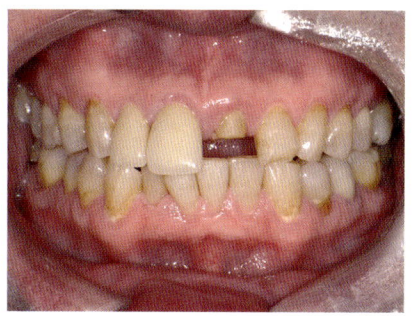

図⓮ ⌞1歯肉縁付近で水平破折を認める

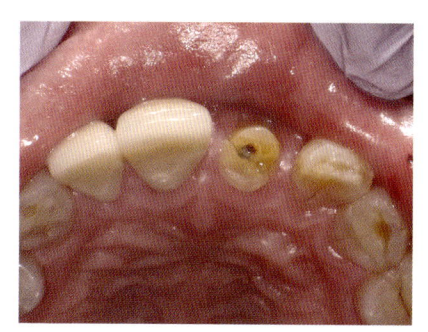

図⓯ ⌞1口蓋側に破折片を認め、患歯とは完全に分離していた

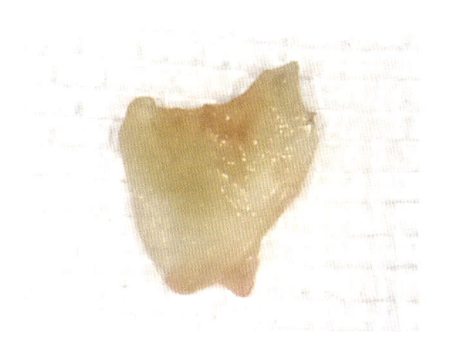

図⓰ ⌞1垂直破折によって生じた破折片

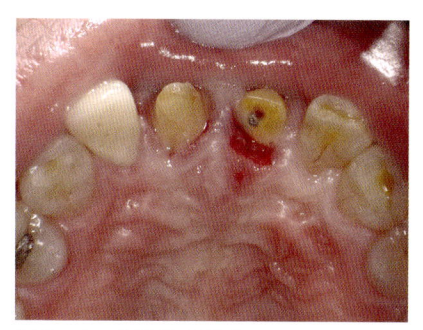

図⓱ ⌞1破折片を除去したところ、口蓋側に歯肉縁下深部に至る垂直破折を認めた

前のアプローチについて症例を供覧したい。

症例3

　患者は72歳、男性。自転車運転中に転倒、顔面を強打した。頭部損傷を認めたため先に医科を受診して頭部 MRI 検査を含む精密検査を行ったところ、頭部には異常を認めなかった。受傷前には⌞1にクラウンが装着されていたが、歯頸部で水平破折を認めた（**図14**）。また、⌞1口蓋側には深部に至る垂直破折も認め、歯周ポケットが7㎜であった。さらに、⌞1口蓋側には垂直破折によって生じた破折片を認めた（**図15**）。破折片が大きい場合、破折片ごと患歯に接着させる場合もあるが、診査の結果破折片が比較的小さいと判断し、同破折片を浸潤麻酔奏効下にて除去した（**図16**）。⌞1破折片を除去したところ口蓋側に歯肉縁下深部に至る垂直破折を認めた（**図17**）。患歯自体に動揺はなく、骨植も良好であり、再植時に患歯を抜歯する際に患歯または周囲歯槽骨の損傷を招くおそ

れがあった。よって、再植の前処置として⌞1意図的挺出術を行うこととした（その優位性に関しては後述）。

　まず、⌞1残根に対して挺出装置を装着するためのフックを接着した（**図18**）。その際、患歯はすでに外力を受けており、さらに矯正的挺出術の目的が本来の挺出術ではなくあくまで再植時（抜歯前）の前処置であるため、フックは最小限とした。両隣在歯を固定源として、⌞1矯正的挺出術を開始した（**図19**）。⌞1矯正的挺出術開始後に患歯の移動を確認できたため、挺出装置を撤去して再植術を行うこととした（**図20**）。

　大津らは、抜歯前の患歯への反復矯正力が後の意図的再植術に与える影響について検討を行った[4]。その結果、反復矯正力により再植予定の歯の動揺度は増加し、再植時の抜歯時間が減少したと結論づけた。また、組織学的観察結果より、統計学的に有意な差が認められた項目は少なかったものの、反復矯正力により再植歯の歯根膜が多く

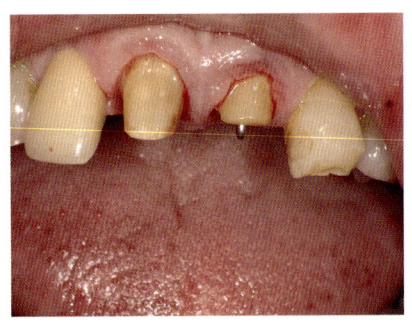

図⑱ 1|残根に対して挺出装置を装着するためのフックを接着

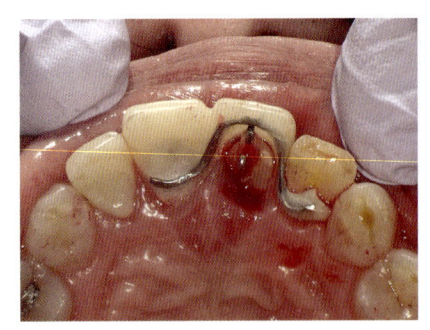

図⑲ 両隣在歯を固定源として、1|矯正的挺出術を開始

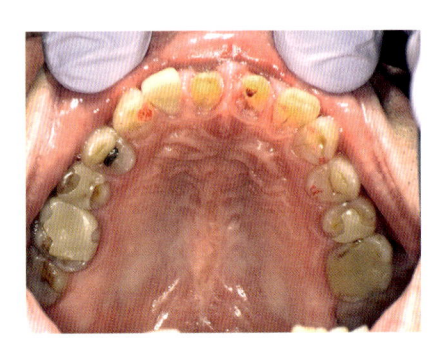

図⑳ 1|矯正的挺出術の途中で挺出装置を撤去

なる傾向と再植後の歯根吸収や上皮付着部の根尖側への移動を抑制する傾向が認められた。したがって、抜歯前の矯正力の付与は、再植術を行ううえで有効である可能性が示唆された。この研究結果からも、状況に応じて再植を行う前に患歯に対して矯正力を与えることは再植術を成功させるうえで重要であると考える。

【参考文献】
1 ）Mainkar A: A Systematic Review of the Survival of Teeth Intentionally Replanted with a Modern Technique and Cost-effectiveness Compared with Single-tooth Implants. J Endod, 43（12）: 1963-1968, 2017.
2 ）兒玉直紀，新町愛子：歯を守る・活かす 歯根破折に対する治療戦略 再植・移植・欠損補綴の選択基準．日本歯科評論，84（12）: 35-50，2024.
3 ）Becker BD: Intentional Replantation Techniques: A Critical Review. J Endod, 44（1）: 14-21, 2018.
4 ）大津源右エ門，斎藤 茂，岡崎弘典，大前正美，曲 虹，諸橋富夫，他：抜歯前の反復矯正力の意図的再植歯への効果．日本口蓋裂学会雑誌，26（3）: 307-324，2001.

これで完璧！おさらい

再植術の術前および術中に患歯に対して外力が加わりにくいように前処置を行う必要がある。創部に感染を認める場合、術前の感染コントロールが重要である。

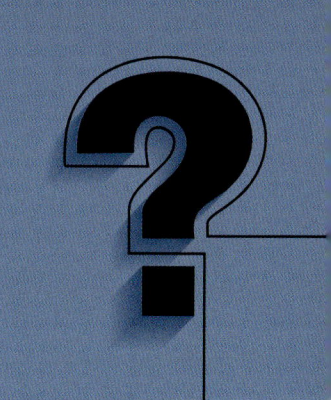

Q.22

術式

A

秋葉陽介　Yosuke AKIBA
新潟大学大学院医歯学総合研究科　生体歯科補綴学分野

再植の成功率、生存率は
どれくらいでしょうか。

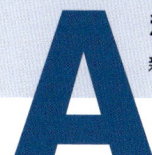 ## 成功率と生存率

➡成功率と生存率は違う

意図的再植の成功率、生存率については、種々の報告がある。成功率と生存率の違いに関しては、その基準が異なっている。治療歯・処置歯が口腔内に残存している状態を「生存率」、口腔内で機能し、良好な予後を維持している状態を「成功率」という。生存率は、歯の状態や臨床的治癒像はどうあれ、とにかく「再植歯が抜けずに口腔内に存在している状態」と考えてよい。一方で成功率は、咬合や審美性が周囲口腔環境と調和し、「口腔内で再植歯が機能を維持している状態」と考えていいだろう。

垂直歯根破折を伴わない歯の「意図的再植」の成功率と生存率

➡歯根破折を伴わない「意図的再植」の成功率は高い

意図的再植の成功率、生存率について考えるとき、歯根の状態から、外科的歯内療法の再植や脱臼歯、外傷による脱落歯などに対する「意図的再植」を実施した症例に対する成功率、生存率と、垂直歯根破折に対して口腔外接着再植法による「意図的再植」を実施した症例に対する成功率、生存率とは区別して考える必要がある。

外科的歯内療法の再植や脱臼歯、外傷による脱落歯などに対する「意図的再植」に関して文献を渉猟すると、システマティックレビューより「意図的再植」の「成功率」は72.4〜94.4%、「生存率」は86.0〜98.1%となっており、調査による数値や調査期間にばらつきはあるものの、比較的高い値を示している。当然ながら、成功率のほうが低い[1]。

成功率に影響を与える因子として、症例の選択、移植歯の歯根膜の状態と受容床の状態が挙げられる。抜歯の際には歯根破折や歯根膜組織の過度な損傷に注意が必要である。抜歯には抜歯挺子（エレベーター、ヘーベル）を使用せずに抜歯鉗子の使用が推奨されているが、抜歯鉗子で歯根を挟み込んだ際に、歯根破折を引き起こす可能性があるために注意が必要となる。また、抜歯の際に受容床の歯槽骨を過度に損傷させないこと、炎症による歯根吸収を引き起こさないために、抜歯窩を感染させないことも成功率に影響があるとされる。

抜歯窩に肉芽や囊胞が存在する場合には確実に除去するための掻爬を行うが、このときに病変部以外の歯槽窩に残存する歯根膜組織を損傷しないように注意が必要である。また、抜歯後の歯根膜組織活性の低下防止も成功率に大きく関与する。

Andreasenらの報告によれば、生理食塩液中であれば口腔外滞在時間が18分でも約80%の歯根膜細胞は生存しており、60分ではその約70%が生存することが報告されている[2]。また、乾燥状態で

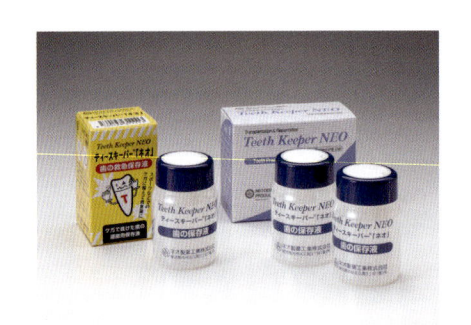

図❶　ティースキーパー「ネオ」（画像はメーカーより提供）

あっても20％の歯根膜細胞の生存が確認されることから、歯根膜細胞は比較的生存能力が高い細胞群と考えられる。

しかし、意図的再植処置において、治療の成功率を上げたいと考えれば、抜歯後に歯根を口腔外に留めておく時間（口腔外保持期間）は可及的に短時間にするべきである。一般的に、破折接着再植処置における抜歯後口腔外保持期間は、長くても30分以内とされている[3, 4]。

口腔外処置の術中は、歯根に生着している歯根膜細胞の乾燥を可及的に防ぐ必要があり、生理食塩液、歯の保存液（ティースキーパー「ネオ」／ネオ製薬：図1）などを使用する。術中の保管（湿潤保持）は歯根膜細胞生存に大きく関与する。

一方、再植歯の歯根形態が再植歯の予後に与える影響について調査した論文では単根（88.64％）であっても、複数根（85.57％）であっても再植歯の生存率には有意差はなく、歯根形態が再植の生存率に与える影響は少ないことがわかっている[5]。

垂直歯根破折を伴う歯の「意図的再植」の成功率と生存率

➡歯根破折歯に対する意図的再植の5年成功率は60〜70％程度である

垂直性歯根破折歯に対して実施した「意図的再植」処置の成功率に関して、林らは5年成功率を59％と報告している[6]。失敗の原因として歯周ポケットからの感染と再破折を挙げている。再破折による失敗は、再植後2年以内に発生することが多く、臼歯部に頻発し、とくに破折が歯根に及ぶ症例では、早期に失敗が発生することが報告されている。

一方、菅谷らは、垂直歯根破折歯に対する接着治療の臨床成績を5年生存率73.6％、10年生存率60.7％と報告している[7]。菅谷らは口腔内接着法、口腔外接着再植法、両者併用法を総合的に検証しており、生存率がやや高い値となっている。さらに術前の歯周ポケットが4㎜以上の症例では5年生存率が64.6％であったのに対して、歯周ポケットが3㎜以下の症例では5年生存率が82.6％となっており、歯根破折歯に対する接着術以前の歯周組織破壊が、予後に影響を与えていることが報告されている。

口腔外での破折歯の接着再植法の実施にあたっては、やはり歯根膜組織の保護、健全性の維持に最大限の注意を払う必要がある。破折歯根の歯根膜組織は、感染によるダメージを受けており、さらに長時間の乾燥が歯根膜細胞を死滅させる。口腔外での処置時間は30分以内とし、可能なかぎり短縮するように努めて、接着操作時以外は生理食塩液や歯の保存液、または細胞培養液などを用いて湿潤状態を保つ配慮が必要である。

意図的再植の成功率・生存率は高いのか？

➡成功率、生存率はインプラントと比較すれば低いが、抜歯と比較すれば高い

意図的再植の成功率、生存率を論ずる際に、非常に多く用いられる表現ではあるが、意図的再植処置が実施される症例は、通常であれば抜歯と診

断される症例である。（奇妙な表現にはなるが）抜歯によって歯が失われることは、抜歯という処置による当該歯の生存率が０％であることを意味するため、意図的再植処置の５年後の成功率が６〜８割前後と考えれば、患者の口腔内の欠損拡大を予防するために「外科的補綴条件変更としての意図的再植」を実施することは、理に適った治療方針選択と考えられる。

しかし、「意図的再植」に限ったことではないが、十分な検査と診断、正しい術式選択、正確な術式、予後確認が必要であることは論を俟たない。また、報告によって成功率、生存率にばらつきがあることは、破折歯の状態や患者の咬合、習癖など、複雑な患者要因や、処置内容によって治療効果や予後が異なることを示している。再植処置が必要となった患者要因を考慮すると、数十年という長期にわたる良好な予後が期待できる処置とはいえない、という見方もできるので、注意深い経過観察を要する治療方針であるという側面を、歯科医師、患者双方が理解することも重要である。

５年生存率を考慮すれば、垂直歯根破折歯の接着再植処置の実施前に、予後不良となり、抜歯と

なった後の欠損補綴処置についても、必要な費用も含めて患者に説明し、合意、了承を得ておくことは、患者との信頼関係構築のうえで重要である。

【参考文献】
1) Mainkar A: A Systematic Review of the Survival of Teeth Intentionally Replanted with a Modern Technique and Cost-effectiveness Compared with Single-tooth Implants. J Endod, 43(12): 1963-1968, 2017.
2) Andreasen JO: Effect of extra-alveolar period and storage media upon periodontal and pulpal healing after replantation of mature permanent incisors in monkeys. Int J Oral Surg, 10 (1) : 43-53, 1981.
3) Kratchman S: Intentional replantation. Dent Clin North Am, 41(3): 603-617, 1997.
4) Becker BD: Intentional Replantation Techniques: A Critical Review. J Endod, 44(1): 14-21, 2018.
5) Pisano M, Di Spirito F, Martina S, Sangoiovanni G, D'Ambrosio F, Iandolo A: Intentional Replantation of Single-Rooted and Multi-Rooted Teeth : A systematic Review. Healthcare (Basel), 11(1): 11, 2022.
6) Hayashi M, Kinnomoto Y, Miura M, Sato I, Takeshige F, Ebisu S: Short-term evaluation of intentional replantation of vertically fractured roots reconstructed with dentin-bonded resin. J Endod, 28: 120-124, 2022.
7) 二階堂 徹（編）, 菅谷 勉, 海老原 新：垂直歯根破折歯を救え！　クインテッセンス出版, 東京, 2013；124-128.

これで完璧！おさらい

　成功率と生存率は異なる。破折がなければ、意図的再植の成功率、生存率はともに高い。破折歯再植の５年成功率は60 〜 70％であり、インプラントと比較すれば低い成功率だが、抜歯の前に考慮する価値のある治療方針である。

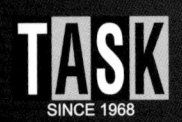

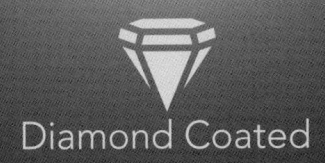

Diamond Coated

EXTRACTION FORCEPS
しっかり掴めて、滑りにくい、タスクの抜歯鉗子

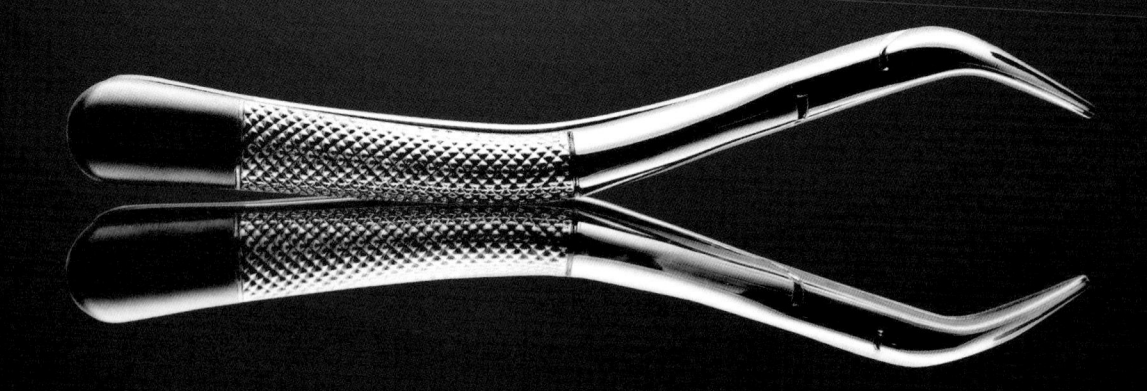

残根用、大臼歯用など、部位に合わせた4種の抜歯鉗子を新規ラインアップ

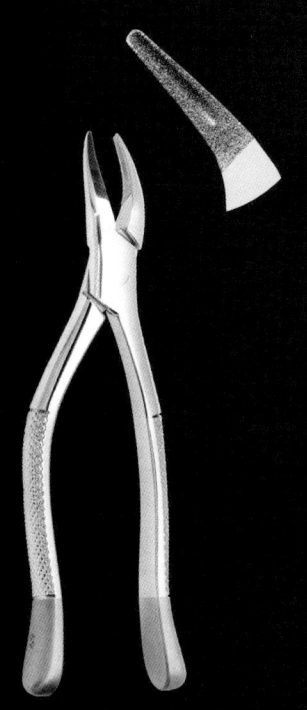

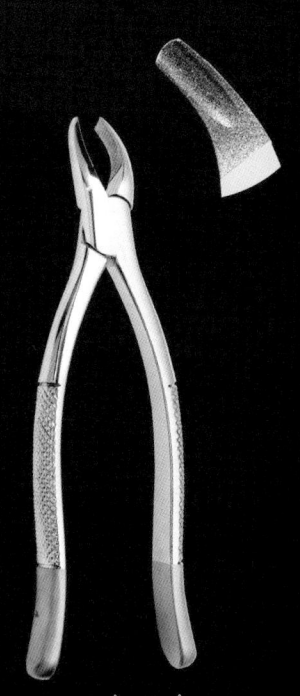

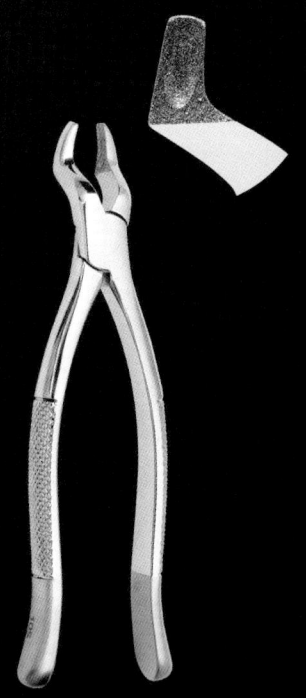

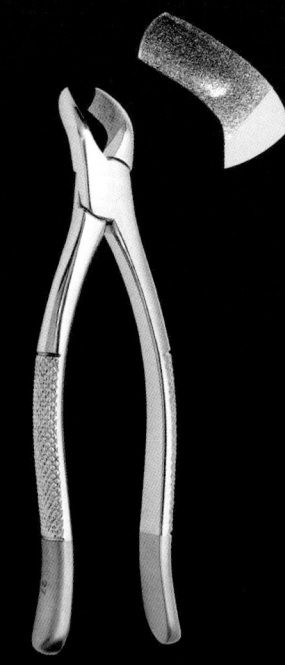

上下顎兼用残根用
ダイヤモンド 抜歯鉗子 #69
商品コード 28069
全長：175mm

上下顎兼用小臼歯用
ダイヤモンド 抜歯鉗子 #4
商品コード：28004
全長：170mm

上顎大臼歯用
ダイヤモンド 抜歯鉗子 #10S
商品コード：28010
全長：175mm

下顎大臼歯用
ダイヤモンド 抜歯鉗子 #27
商品コード：28027
全長：170mm

標準価格：各 30,000円
医療機器届出番号：09B2X00010000199 一般医療機器 抜歯用鉗子

歯科用インスツルメント
株式会社 タスク 〒112-0001 東京都文京区白山 2-38-14 白山 CT ビル 5F
TEL: 03-5615-8827 FAX: 03-5615-8837

＜製造販売元＞
株式会社 シオダ 〒321-0517 栃木県那須烏山市東原 53

新製品のご紹介、
カタログのダウンロード、
お得なセールの情報などは、
ホームページで！

Q.23

術式

再植の術式にはどのようなものがありますか。安全に対象歯を抜歯する方法を教えてください。また、再植に適している器具を教えてください。

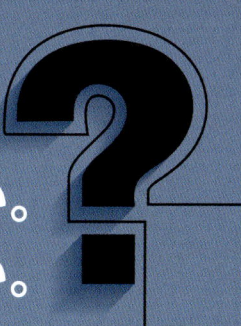

A

山崎新太郎 Shintaro YAMAZAKI
千葉県・まきの歯科クリニック南行徳院

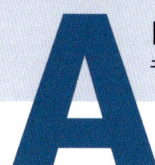

いわゆる再植とよばれる治療法は、通常の治療法では保存が困難な歯をいったん抜歯し、口腔外で必要な処置を行ってから同じ歯槽窩に戻す処置のことを指す。具体的には、外科的挺出や意図的再植、歯槽窩内移植などと呼ばれる手技である。外科的挺出と意図的再植の治療術式は基本的には同じで、両者の違いは、いったん抜いた歯を元の歯槽窩に戻す位置や方向がわずかに異なることのみである。また、診査・診断から術後管理に至る治療の流れは、本来の移植と大きく異なる点はない。

本項では、再植のおおまかな手技の流れ、とくに安全に対象歯を抜歯する方法についてフォーカスを当てて解説する。

再植の目的

外傷やう蝕で健全歯質が骨縁近くまで喪失している歯は、通常は保存が難しい。その理由は、歯冠修復を行うに際し、生物学的幅径を再確立し、さらに健全歯質を歯肉縁上にある程度確保する必要があるためである。生物学的幅径を無視し、修復物のマージンを歯肉縁下に設定すれば、フェルールの少ない補綴設計となり、補綴物の脱離や歯根破折を助長する可能性もあり好ましくない。このような歯に再び理想的な生物学的幅径を与え咬合に関与させるためには、歯冠長延長術（クラウ

ンレングスニング）、矯正的挺出、再植などの方法が考えられる。

これらの処置は、歯の傾斜や萌出量を変更し、患歯の予後を改善することが目的だが、同じ目的で行われる矯正的挺出（MTM：minor tooth movement）と比較し、予知性はMTMに軍配が上がるため、外科的挺出を行うには確実な外科操作が必要となる（症例選択に関してはp. 90第3章 Q. 17、p. 97第3章 Q. 18を参照）。

再植の外科手技のなかで正確な抜歯が困難であることが予想される場合には、前処置としてMTMを行い、健全歯質を歯槽骨縁上へ出す場合もある。

再植の流れ

う蝕症第Ⅳ度の症例を例に、具体的な手技の流れについて解説する。

1. 確実な局所麻酔と軟化象牙質の除去

抜歯を行うため、局所麻酔は頬側と舌側に行う。筆者は表面麻酔の適応が難しい舌側への刺入時の疼痛を和らげるため、頬側にまず麻酔薬を注入し、5分程度置いてから舌側へ刺入している。

う蝕症第Ⅳ度のようないわゆる残根抜歯は一般的に難しく、歯根膜腔へ正確にヘーベルやペリオトームなどの器具を挿入し、効率的に力を加える必要がある。そのために軟化象牙質や不良肉芽等

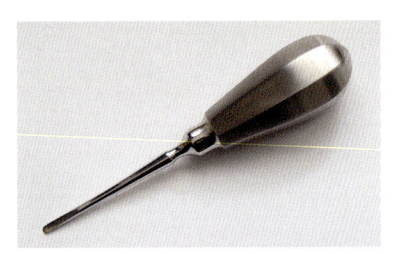

図❶　ファインヘーベル（オーラス）（画像はメーカーより提供）

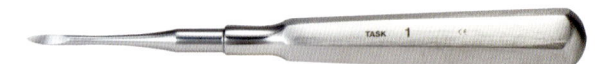

図❷　ルートチップピックス（タスク）（画像はメーカーより提供）

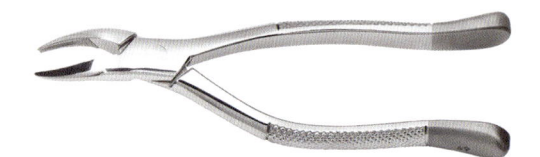

図❸　ペリオトーム　直（マイクロテック）（画像はメーカーより提供）

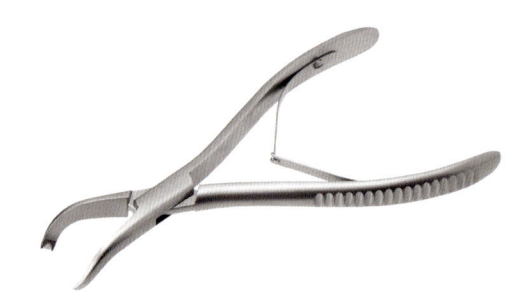

図❹　ダイヤモンド抜歯鉗子（タスク）（画像はメーカーより提供）

図❺　抜歯鉗子 Claw（YDM）（画像はメーカーより提供）

を確実に除去したのちに健全歯質の位置・量を把握し、器具を挿入するポイントを必ず目視して処置にとりかかる必要がある。

2. 歯肉の切開・剝離と粘膜骨膜弁の形成

症例によっては不要な場合もあるが、う蝕症第Ⅳ度の症例であれば歯根を不良肉芽が覆い、器具を挿入したい歯根膜腔が明瞭でない症例が多い。このような場合は歯根周囲を明示するために粘膜骨膜弁を翻転する。

切開は患歯上部〜隣在歯までの歯槽頂切開、両隣在歯の歯肉溝切開、場合によっては縦切開を加え粘膜骨膜弁を形成する。隣在歯への切開は歯肉溝内に正確にメスを入れ、できるだけ健全歯肉が除去されないように、また付着の喪失が起きないように配慮する。当然切開・剝離の範囲は狭いほうが望ましいが、小さな切開・剝離により術野を狭くしてしまうと、本来の目的である歯根周囲の明示が中途半端になってしまったり手技の際に歯周組織を思わず傷めてしまったりすることもある。粘膜骨膜弁の形成は必要十分に行うことが重要である。

3. 歯根の脱臼

対象歯の歯根周囲の視野を確保し、歯根を脱臼させる。歯冠が崩壊している場合、ファインヘーベル（オーラス：**図1**）のようなできるだけ先が薄く幅の狭いものを使用する。ルートチップピックス（タスク：**図2**）やペリオトーム（マイクロテック：**図3**）も有効である。これらの器具を歯軸に対して約45〜70°の角度で挿入し、脱臼させる。

抜歯操作ではある程度歯根膜に機械的なダメージが加わるが、外科的挺出を目的とする場合はこの部分の歯根膜はなくても問題はない。筆者は、ヘーベルを使用し回転運動をかけた場合、健全歯質や周囲歯槽骨を損傷してしまうおそれがあるときは、ペリオトームを歯軸へほぼ平行に刺入し、軽い力でマレットで叩くことで楔の力を利用し、脱臼を試みることもある。

鉗子を用いる場合は、歯を締めつけるほどの力で摑むのではなく、一定の力で歯を把持した状態で歯自体に横揺れや回転の力を加える。歯根膜組織の断裂や歯槽骨のたわみをうまく感じながら丁寧に歯槽窩からの脱臼を目指す。

ダイヤモンドコーティングが施された鉗子（**図4**）は、従来の鉗子に比べ把持力に優れており、滑りを防ぎつつ、必要以上の力をかけずに操作することが可能である。また、抜歯鉗子 Claw（YDM：**図5**）は、器具自体も軽く、とくに滑りづらい爪になっているため残根の安定保持には有利であり

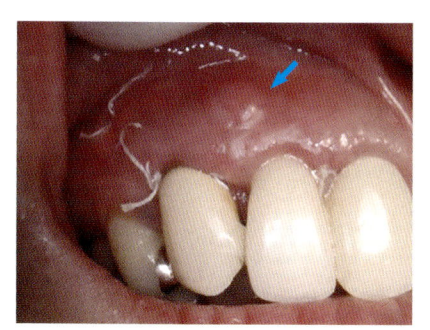
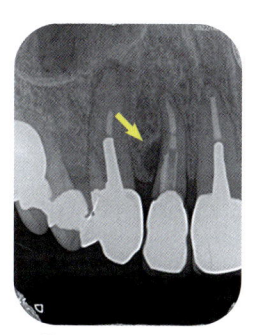
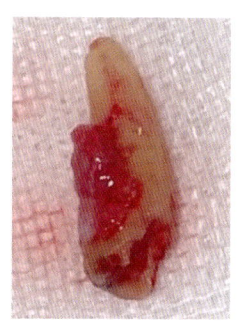
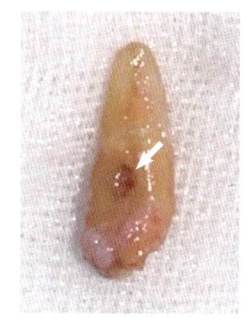

図❻　術前の口腔内写真。2]頬側歯肉にサイナストラクトを認める

図❼　術前のデンタルX線写真。2]遠心側歯根中央部に透過像を認める

図❽　抜歯後の患歯。歯根遠心に肉芽の付着を認めた

図❾　肉芽を除去すると、歯根表面に穿孔を認めた

筆者は愛用している。

　ハンドル部についているバネが繊細なコントロールを可能にするため、把持力で歯を損傷してしまう危険性も少ない。このように器具を適切に選択し使用することで、抜歯や再植の成功率向上を狙うことができる。

4．歯根端切除と逆根管充填（必要な場合のみ）

　脱臼させた歯を口腔外に取り出し、破折線の有無や歯根表面の汚染度、根尖病変や歯根吸収の有無などを確認する。根尖病変がある歯やジップやレッジの存在で根管充填が根尖まで緊密に行えない症例では、歯根端切除と逆根管充填を口腔外で行う。

　歯根端切除は、根尖部約3㎜を歯軸に対して垂直にダイヤモンドポイントなどを用いて切断する。逆根管充填は約3㎜程度の逆根管充填窩洞を同じくダイヤモンドポイントなどで形成し、スーパーボンドやコンポジットレジン、MTAセメントなどを用いて行う。プライマーやボンディング材などの歯面処理材は酸性度が高いため、歯根膜に触れないように慎重に行う。一連の動作は、歯根膜組織にできるだけ機械的損傷を防ぐということと、乾燥を防ぐという意味から、生理食塩液に浸したガーゼで愛護的に根面を把持しながら行う。歯根膜保護の観点から、口腔外での作業時間は可能な限り短くするよう配慮して行う。

　1981年のAndreasenらの報告によれば、一度口腔外へ出た歯の口腔外曝露時間は歯根膜保護の点から18分以内が望ましいとされている[3]。根尖病変が最初から存在せず、根管充填が根尖まで十分にされている歯では歯根端を切除しないこともある。

5．抜歯窩への処置

　抜歯窩に肉芽や嚢胞などが存在している場合は搔把が必要だが、抜歯窩にはもともとあった歯の歯根膜組織が残存しており、過度な機械的損傷は加えないよう留意する。

6．再植立

　脱臼させた歯を元の歯槽窩に戻す。戻す際にはSurface（表面）を意識して（p. 139第3章 Q.27参照）、固定まで行う（p. 135第3章 Q.26参照）。

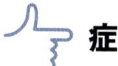 ## 症例（図6～14）

患者：44歳、女性

主訴：歯ぐきのにきびが治らない

所見：上顎前歯部頬側にサイナストラクトを認めた。同部デンタルX線写真にて、2]の根尖部ならびに歯頸部付近の透過像を認めた。周囲PPDは全周で2～3㎜、動揺度0であった。

診断：歯周組織検査上の異常所見はなく、根管治療時のパーフォレーションによる局所感染が疑われた。

治療計画：根管治療による治癒は困難と判断し、患者の同意を得て意図的再植を行うこととした。

　再植のために鉗子を用いて2]の抜歯を試みた際、歯頸部とコアが同時に脱離した。残根状態となったためペリオトームとマレットを利用し、抜歯を

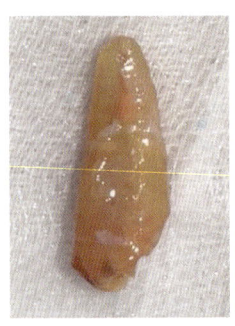 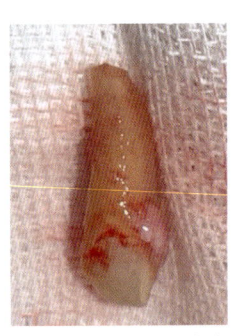 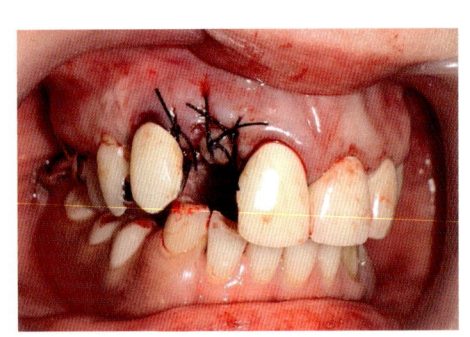 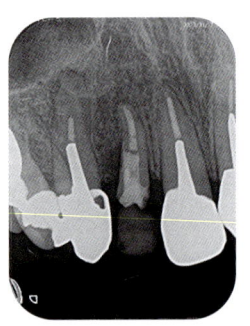

図❿　穿孔部は感染歯質を除去し、コンポジットレジン修復を行った

図⓫　口腔外にて支台築造と歯根端切除術まで行った

図⓬　歯根は外科的挺出を行い、縫合糸にて固定を行った

図⓭　術後3ヵ月のデンタルX線写真。テンポラリークラウンを装着している

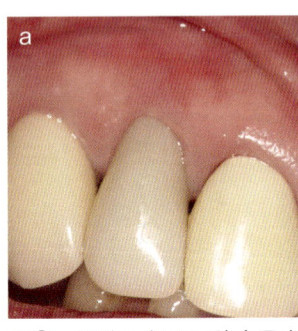 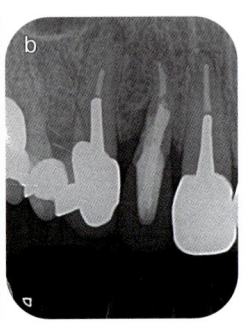

図⓮　術後2年の口腔内写真（a）とデンタルX線写真（b）

行った。

　抜去歯を観察すると歯の遠心歯根部に肉芽を確認し、肉芽を除去すると歯根の穿孔を認めた。穿孔部付近には軟化象牙質が存在しており、ラウンドバーで感染歯質を除去したのちコンポジットレジンにて穿孔部の修復を行った。

　術前のデンタルX線写真にて根尖部透過像を認めたため、約3mmの歯根端切除術を行った。患歯上部には支台築造を行い根管口を封鎖した。抜歯窩へ歯を戻し、4-0 silkにて縫合固定を行い、1ヵ月後に固定解除した。動揺はなく、PPDは全周で3mm以下であった。術後3ヵ月より、テンポラリークラウンを用いて咬合力をかけ始め、術

後6ヵ月の段階で最終補綴処置を行った。術後2年が経過したが経過は良好である。

●

　再植は移植と同様に、正確で安全性の高い抜歯技術のうえに成り立つ処置であることがご理解いただけただろうか。いくら完全な術前準備や計画を立てても抜歯の段階で患歯の歯質や歯根膜を損傷してしまうと、治療計画は水泡に帰す。しかし抜歯宣告を受けた歯を救い、再び機能を与え、インプラントやブリッジ、部分床義歯などの治療を回避することは患者にとっておおいに価値のある治療であることは間違いない。その価値を提供するために、日々の抜歯手技において「抜歯のための抜歯」で終わるのではなく、「抜歯の先」を見据えた心持ちで手技に臨みたい。

【参考文献】
1）木ノ本喜史，他：外科的歯内療法としての歯の再植術．日歯内療誌，34（1）：1-10，2013.
2）月星光博：自家歯牙移植 増補新版．シリーズMIに基づく歯科臨床vol.04，クインテッセンス出版，東京，2014.
3）Andreasen JO: Effect of extra-alveolar period and storage media upon periodontal and pulpal healing after replantation of mature permanent incisors in monkeys. Int J Oral Surg. 1: 43-53, 1981.

これで完璧！おさらい

　再植のための抜歯は難しいことが多いため、本項で紹介した工夫や、適した器具をそろえて臨むのも有効である。残根抜歯の際はフラップ形成をためらわずに行うことが「急がば回れ」となるケースもあるため躊躇なく行えるように準備しておく。

Q.24

術式

再植の際、骨造成を併用しても
よいでしょうか。

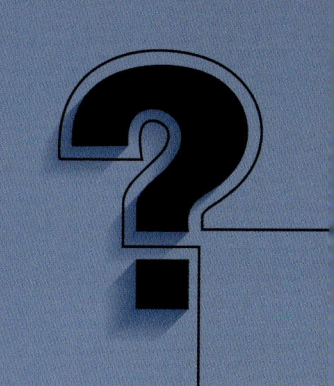

A 兒玉直紀 Naoki KODAMA
岡山大学病院　歯科（補綴歯科部門）

　再植を行う必要性が生じるのはいわゆる保存療法では対応できず、外科処置により対応する場合である。また、その原因が歯根根尖側に有する場合、もしくは歯根周囲に有する場合によって病態は異なる。さらに、再植を行う際には原因となる箇所に骨欠損が生じていることが多い。その観点からすると、再植の際に骨欠損を有する箇所に骨造成を併用することは至極当然の考えである。

　再植はときどきインプラント治療と比較されることがある（両者の違いに関しては p. 149第3章 Q.30を参照されたい）が、インプラント治療に用いるインプラント体周囲には、インプラント体と歯槽骨との密接な骨結合（オッセオインテグレーション）が形成される必要がある。インプラント体周囲に骨欠損を有すると初期固定が得られず、またその箇所から細菌感染、細菌侵入が生じるためにオッセオインテグレーションが形成されない。よって、インプラント体周囲全体が歯槽骨内に埋入できないような場合には骨造成を併用することが多い。しかし、再植において骨欠損を有する場合にはどのように対応するのであろうか。

　ここで症例を供覧したい。

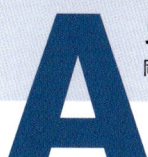

症例1

　患者は69歳、男性。|3 近心唇側歯肉にサイナストラクトの形成を認めた。同部には約7㎜の歯周ポケットを認めた（**図1**）。同部のデンタルX線写真撮影を行ったところ、|3 ポスト先端が|3 歯根近心壁を穿孔しており、また同部周囲の歯根面に広範囲のX線透過像を認めた（**図2**）。患歯の穿孔は明白であったため、できるだけ患歯に外力がかからないようにポストを除去したところ（ポスト除去の必要性に関しては p. 113第3章 Q.21を参照のこと）、垂直破折を確認した。そこで、接着性レジンセメントにて根管内から破折部の封鎖を行った後、再植術を行うこととした。

　|3 患歯の抜歯を行ったところ、術前の予想どおり近心歯根面に感染組織を認めた（**図3**）。一方、|3 抜歯窩を掻爬して不良肉芽を除去したところ、唇側に骨欠損を認めた（**図4**）。

　次いで、|3 患歯歯根面の健康な歯根膜をできるだけ傷つけないように感染組織を除去したところ、穿孔部を視診にて確認できた（**図5**）。さらに、抜歯窩を観察したところ、骨欠損は認めるものの|3 再植後に創部を適切に閉鎖できると判断したため、骨造成を併用せず再植のみで対応することとした（**図6**）。抜歯窩の確認を行いつつ、接着性レジンセメント（穿孔部の閉鎖には、スーパーボンドクイック：サンメディカル）を用いて|3 穿孔部の修復を口腔内外から行った（**図7**）。その後|3 を再植し、歯肉縫合のみで固定を行った（**図8**）。本症例において術前に両隣在歯を支台歯

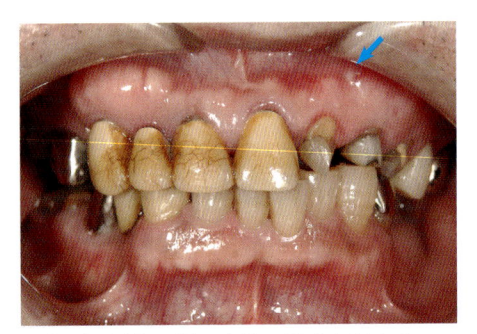

図❶ ⌐3近心唇側に瘻孔の形成を認める

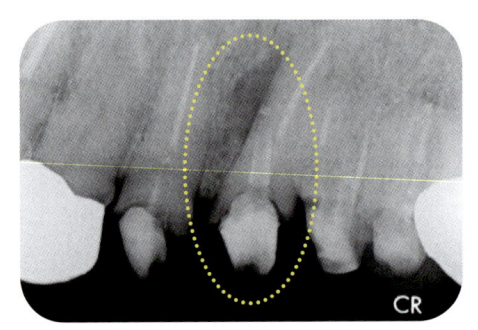

図❷ ⌐3近心壁に穿孔および同周囲にX線透過像を認める

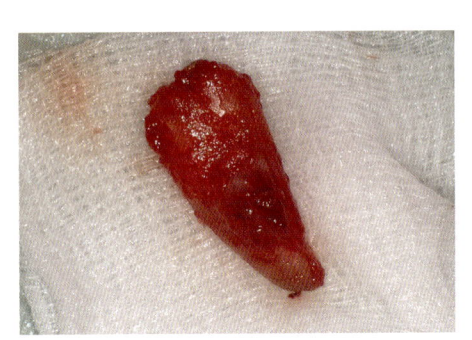

図❸ ⌐3抜歯後。感染面はひどく汚染されている

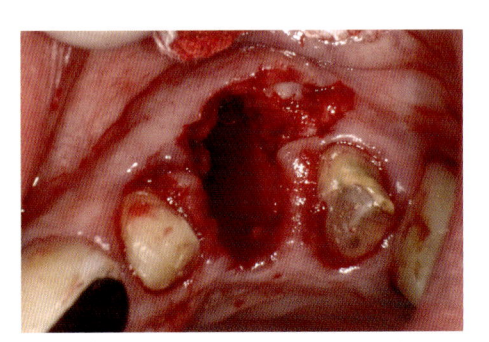

図❹ ⌐3抜歯窩を観察したところ骨欠損を認める

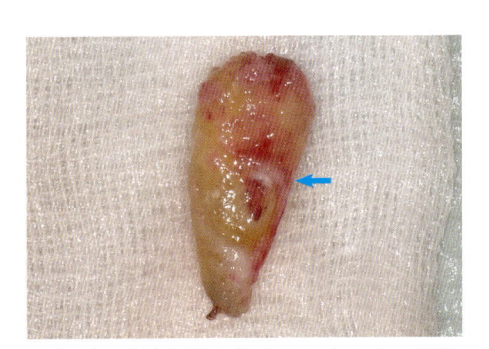

図❺ ⌐3感染組織を除去したところ、穿孔を認めた

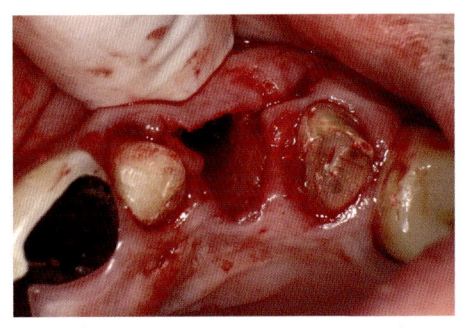

図❻ ⌐3骨欠損を認めるも創部の閉鎖は可能と判断

としたテンポラリーブリッジを装着していたため、同部の直上にポンティック基底面が位置することから再植歯が移動することはないと判断し、暫間固定は行わなかった（再植歯の固定に関しては、p.135第3章 Q.26を参照のこと）。その後、然るべき治癒期間を経て、患歯に支台築造を行った後、プロビジョナルレストレーションを装着した。⌐3はロングスパンブリッジの支台歯として用いた。⌐3再植4年後の口腔内写真およびパノラマX線写真を図9に示す。臨床所見およびX線写真所見から⌐3再植歯の再感染または再破折を疑う徴候は認められなかった。

再植における骨造成の併用（必要性）

本項、または前項ですでに解説しているように、再植とはもともとあった場所に同じ歯を戻す処置である。つまり、歯の移植とは違い、もともとあった場所に同じ歯を戻すため正しく復位させることが可能である。その観点からすれば、再植において骨欠損は生じにくく、たとえ症例1のように骨欠損が生じていても、骨造成を併用する場面は少ない。しかし、再植において intact surface と

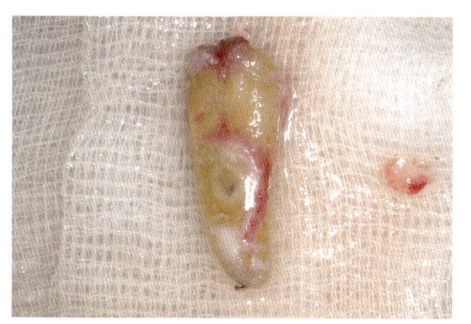

図❼ ⎿3 近心壁穿孔部の修復後

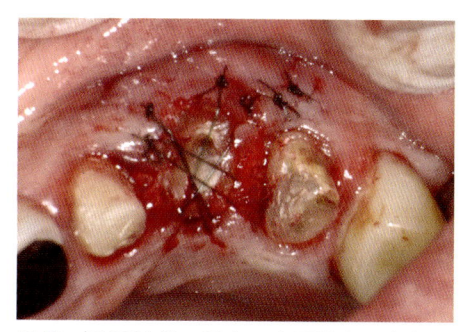

図❽ ⎿3 再植後。目立った死腔なく創部を閉鎖できた

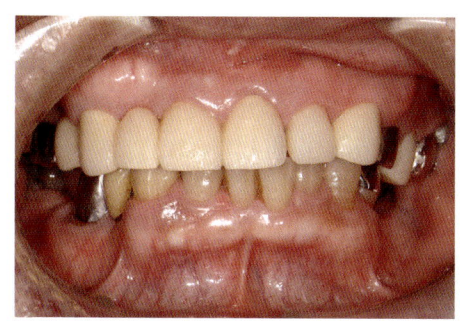

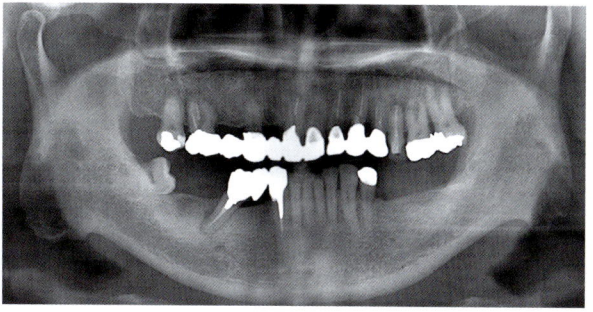

図❾ ⎿3 再植4年後の口腔内写真およびパノラマX線写真。再植歯はブリッジの支台歯として機能している

morbid surface の観点から患歯をもともとあった状態で埋入するのではなく回転させる場合がある（p. 139第3章 Q.27参照）。

　ここで、口蓋側根面溝（PRG）による骨欠損を生じている症例において再植術が有効であったForero-López らの報告を紹介したい。彼らは再植術の際に患歯を180°回転させているが、修復された PRG の根面と歯周病の影響を受けていない健康な骨壁が直接接触し、PRG による骨欠損と健康な根面が接触することで歯槽骨の形成が促進されると述べている[1]。その生物学的根拠として、歯を回転させることにより、歯根表面の健康な歯根膜の残遺が、当初損傷していた部位の歯槽骨内の結合組織に面し、骨欠損を有する領域が実質的に半分に減少すると解説し、さらに再植後の治癒過程の初期段階で迅速に再付着を形成すると述べている。

　さらに、再植後の迅速な再付着は、歯肉上皮の下方成長と形成された歯周ポケットの抑制に寄与するとも述べている。これはまさしく、本増刊号でもたびたび取り上げられている、再植におけるintact surface と morbid surface に注目したchanging surface の考え方に通ずるものである。

　では続いて、再植の際に患歯をローテーションして戻す場合にどのような問題が生じるか考えてみたい。

　たとえ患歯をもとの抜歯窩に正しく復位させても、実際にはローテーションさせるために一部死腔が発生することがある。再植歯をインプラント体と同様に考えると、骨造成が必要になる。しかし、実際には骨造成を併用することは少ない。なぜなら、再植歯の周囲には歯根膜を有するため、多少の骨欠損であっても歯根膜による骨誘導が期待できるからである。もし、歯根膜による骨誘導ではカバーしきれないほどの骨欠損が生じている場合はどうするか。もちろん、そのような事例においては再植の適応外と考えることも一理ある。そのように再植が厳しい場合でも再植を適応したい場合には、スペースメイキングのためにコラーゲンスポンジを補塡する、もしくは人工骨を塡塞

することで死腔をできるかぎりなくすようにする方法もある。しかし、筆者の経験では骨造成はおろかスペースメイキングのための補塡材を併用した再植は行っていない。できるだけ再植前に周囲の環境を整え、再植後に歯根膜による骨誘導が期待できる状態にしている。

次に、再植における骨造成の併用に関するエビデンスを述べたい。筆者の知る限り、再植における骨造成併用の有効性を示す研究論文やレビューはなかった。しかし、再植において再生療法を併用している症例報告はいくつか見つけられる。

中村らは、意図的再植術において、MTA セメントを用いた根尖穿孔部の閉鎖および歯根膜が損傷された歯根表面へのエムドゲインゲルの適用による歯根膜の回復を図り、再植後に良好な経過を辿ったと報告している[2]。Kumar らは、意図的再植術に際して歯根端切除後に根尖部の閉鎖のために生体活性ガラスであるバイオデンティンを用いて、再植後に良好な経過を辿ったと報告している[3]。また、Rijal らは PRG による骨欠損を有する場合に多血小板フィブリンとバイオデンティンを併用した意図的再植術を行い、同じく良好な経過を辿ったと報告している[4]。さらに、重度歯周病により保存困難と診断された歯に対して、Demir らは多血小板フィブリン、バイオデンティン、さらには非吸収性メンブレンを併用した意図的再植術が歯の保存に貢献できたと報告している[5]。

本項では、再植における骨造成の併用について筆者の経験やエビデンスを基に解説した。現時点では再植において骨造成の併用が、骨造成非併用の場合と比べて有意に再植歯の予後を向上させる

といえるだけの根拠は存在しなかった。それは偏に、移植と同様に再植においても歯根膜の機能が予後に大きく左右するためではないかと考える。再植において骨欠損を有する場合も数多く存在するが、その骨欠損が原因で再植歯が早期に脱落することはなく、再植歯の歯根膜の機能により骨誘導が図られている場合が多い。そう考えると、骨欠損の程度はもちろん再植の予後に影響を与える因子であることには変わりないが、それよりも歯根膜の機能をできるだけ温存したまま再植を行うことのほうが重要であると考える。再植歯の歯根膜の機能をできるだけ温存するためには、患歯の抜歯が極めて重要であり、その点については p.123第3章 Q.23を参照してほしい。

【参考文献】
1）Forero-López J, Gamboa-Martínez L, Pico-Porras L, Niño-Barrera JL: Surgical management with intentional replantation on a tooth with palato-radicular groove. Restor Dent Endod, 40(2):166-171, 2015.
2）中村裕子, 下島孝裕. MTA セメントおよび EMD を応用して意図的再植し, 長期観察した一症例. 日歯内療誌39(3): 134-141. 2018.
3）Kumar G, Biswas KP, Mishra N: Bridging the Gap between Endodontic Failure and Success: A Case Report on Intentional Replantation. Contemp Clin Dent. Jan-Mar;15(1): 67-70. 2024.
4）Rijal AH, Dhami B, Ghimire P: Combined Periodontal and Endodontic Management of Palatal Radicular Groove with Platelet-Rich Fibrin and Biodentine. RCase Rep Dent. :6461654, 2022.
5）Demir B, Demiralp B, Güncü GN, Uyanik MO, Cağlayan F: Intentional replantation of a hopeless tooth with the combination of platelet rich plasma, bioactive glass graft material and non-resorbable membrane: a case report. Dent Traumatol, 23(3): 190-194, 2007.

これで完璧！おさらい

再植において骨造成を併用することは可であるが、一般的には不要である。ただし、どうしても死腔が生じ再植の予後に悪影響を与える場合には行っても構わない。

Q.25

術式

破折部位の処理のポイントを教えてください。また、接着に用いるセメントはどのようなものが適していますか。

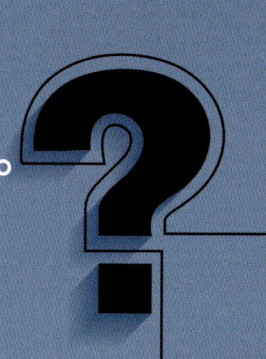

A

秋葉陽介 Yosuke AKIBA

新潟大学大学院医歯学総合研究科　生体歯科補綴学分野

破折部位の処理のポイント

➡破折面の処理は感染の除去と歯根膜組織の保護が重要である。歯根破折の接着に使用するセメントについては、スーパーボンド（サンメディカル：図1）が第一選択である。スーパーボンドを使用した破折歯の接着に関しては、接着象牙質表面の接着阻害因子に注意を要する

　破折再植の術式として紹介されている治療法としては、非外科的に根管内から破折間隙の汚染を除去して接着する口腔内接着法と、破折歯根を一旦抜去し、口腔外で汚染を除去し、接着後に再植する口腔外接着再植法と、この両者を組み合わせた方法がある。詳細は p. 123第3章 Q.23を参照してもらいたい。

　破折線に沿った破折界面部位および破折間隙、

　破折に交通した根管には、細菌や細菌汚染物質の付着が確認されており[1, 2]、破折面と交通する根管壁を注水下で切削し、清掃する必要がある。歯根膜に近接した最外層の歯根表面を除き、汚染物質、肉芽組織は取り除く。削片の歯根膜への付着は感染の原因となるので、歯根膜を汚染しないように注意しながら、生理食塩液の注水下での削除が望ましい。

　また、破折界面は接着力向上のため、洗浄、乾燥などの処理を必要とするが、歯根表面の歯根膜細胞は乾燥による死滅により活性が低下してしまう。スリーウェイシリンジの先端に注射針を取り付けて、象牙質表面処理剤の水洗および接着面の乾燥を、接着面に限定し周囲組織に及ばないようにするなど、使用する道具や手技の工夫も必要となる。使用するセメントの選択も重要であり、とくにセメントの成分や、接着面の処理についても十分な注意が必要である。

歯根破折の接着に使用するセメント

　垂直歯根破折歯の破折部位の接着に使用する材料に関して、非常に多くの基礎研究、臨床研究、症例報告が存在する。破折界面において、接着性レジンセメントを破折歯根の接着に使用する場合、材料の接着力だけではなく、生体親和性についても考慮しなければならない。

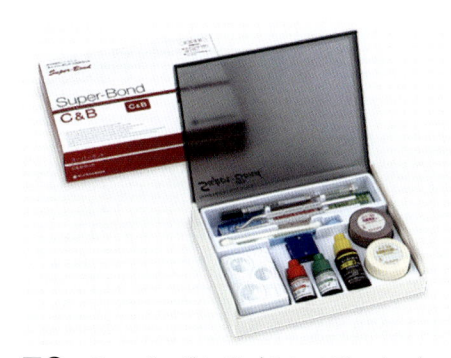

図❶　スーパーボンド（サンメディカル）

レジン本体、象牙質処理剤（コンディショナー、プライマーなど）には毒性が低い材料が求められる。また、破折歯根のセメント質が炎症などにより失われている場合、破折界面のレジンから未重合の残留モノマーが象牙細管を浸透して根面に達し、炎症を増大させる可能性がある。接着に使用したレジンセメントは、確実に重合することが重要である。歯根膜組織中の歯根膜細胞の温存は再植歯の成功率に大きくかかわる。歯根膜細胞は乾燥により損傷するため、口腔外での接着処置中には湿潤環境に置く必要がある。つまり、破折歯の接着処置中には十分な乾燥処理ができない。破折接着再植処理に使用する材料は水分の存在下でも重合する材料であることが求められる。

以上の要件を受けて、1980年代以降、極めて多くの報告において4-META/MMA-TBBレジンセメントであるスーパーボンドが使用され、良好な研究データや症例が報告されている。前述のように、破折歯の再植処置に対しては、口腔内接着法と口腔外接着再植法が適用されるが、このどちらの術式においても、破折部位の接着には4-META/MMA-TBBレジンセメントであるスーパーボンドが使用されている。

この接着性レジンセメントの破折再植に対する利点として、他社の接着性レジンと異なり、TBBを重合開始剤として使用していることが挙げられる。TBBは反応性が高く、未重合レジンを残さず、TBBの分解産物はホウ酸とブタノールで毒性も少ない。またスーパーボンドは、TBBによって完全乾燥が困難な湿潤状態の象牙質に対しても接着する能力を示す。さらに、一般的にレジンは内部から重合するために、レジンの中央に向かって重合収縮が生じ、レジンと歯質の間に間隙が生じやすいが、スーパーボンドは酸素や水分のある接着界面からレジン重合を開始することから、レジン重合収縮による接着界面での間隙が生じにくい。

林らの報告によれば、スーパーボンドによって接着された根管象牙質の界面では長さ$100\mu m$を超える緊密なレジンタグが象牙細管内に伸展している様子が確認され、機械的嵌合により根管内でも安定した接着力を発揮できていることを示している[3,4]。

他のレジンセメントとの比較に関しても、多様な研究結果が認められる。近年、接着システムにはセルフエッチングプライマーを採用しているものが多いが、セルフエッチングプライマー中のレジンモノマーや有機溶剤が、歯根膜組織や歯根膜細胞、歯周組織に付着することによって、初期の治癒の影響に関する懸念が残る。スーパーボンドは象牙質処理には10%クエン酸と3%塩化第二鉄を成分とする、表面処理剤グリーンを塗布し、5秒後に水洗・乾燥するシステムを採用しているため、歯周組織に対する為害性や影響が極めて少ないと考えられる。

川村らはスーパーボンドと、スーパーボンドと同じMMAを主成分とし、セルフエッチングプライマーを使用するレジンセメントを用いて、ラット背部皮膚における組織反応に関する研究を実施した。研究では、スーパーボンドでは、エッチング処理後に混和泥が軟組織に付着した状態で重合、硬化しても軟組織為害性が少ないこと、レジンの主成分が類似していても、わずかな組成の違いが組織反応に影響していること、とくにレジンモノマーや有機溶剤を含むセルフエッチングプライマーが組織に付着すると、初期の治癒に影響があることを報告している[5]。以上のことから、歯根破折歯の接着に使用するセメントの第一選択はスーパーボンドであると考えられる。

ただし、他の接着性レジンセメントの使用を否定し得る十分なエビデンスが存在しているわけではない。五十嵐らは垂直歯根破折歯の口腔外接着再植法において、カーバイドバーを用いた汚染破折断面の切削の後、歯根膜への化学的刺激を避けるよう、十分注意深く象牙質処理を行い、プライマー、ボンディング剤を塗布し、デュアルキュア型接着性レジンセメントに光照射を行い、歯根の

再建、再植を実施し、良好な予後を得たと報告している[6]。

スーパーボンドを使用した破折歯の接着

垂直歯根破折歯の接着法において想定される接着阻害因子は、唾液、血液、プラーク、根管充塡材、根管洗浄液、根管貼薬剤などが挙げられる。象牙質表面の汚染は接着阻害因子となり、接着操作においてはつねに表面の汚染防止を心がける必要がある。

垂直性歯根破折歯の破折面は唾液、血液、プラークに汚染されているため、象牙質表面の切削により新鮮面を露出させ、切削後は鉗子やピンセットなどによって把持する。歯面処理後の接着面が血液によって再度汚染された場合には、水洗だけでは十分な接着強度が得られないために、再度歯面処理が必要とされている[7]。

歯根破折は無髄歯に多く認められ、根管治療が施されているが、根管治療で使用されるさまざまな薬剤も接着阻害因子となることが Sasafuchi らによって報告されている[8]。次亜塩素酸ナトリウム、過酸化水素水はスーパーボンドの重合を阻害し、水酸化カルシウムは酸処理の中和とレジンの浸透阻害によって接着を阻害していると考えられる。これらの薬剤の影響を回避するためにも、象牙質表面を切削し、新鮮面を露出させる必要がある[9]。

スーパーボンドを使用する際の注意点

スーパーボンドにも多くの使用材料があり、一般的な歯科治療においては、スーパーボンドの材料は接着の場面に応じて適宜使い分ける。

スーパーボンドの表面処理剤にはレッド、高粘度レッド、グリーン、高粘度グリーンがある。処理時間は5～10秒で水洗、乾燥を行う。垂直破折歯の接着における象牙質表面のエッチングは破折間隙を確実に処理する必要があり、微細な凹凸に流れ込むことが可能なグリーンの使用が適して

いる。ティースプライマーは象牙質接着を促進するため、口腔内接着法での使用は利点も多いと考えられるが、成分にレジンモノマーやアセトンが含まれるため、起炎性があり、注意が必要である。一方で口腔外接着法では、ティースプライマーが直接歯根膜に接する可能性が高く、ティースプライマーによる歯根膜の壊死が歯根吸収やポケット形成の原因となるため、破折歯の口腔外接着法へのティースプライマーの使用は避けたほうがよい。

スーパーボンドのモノマーにはモノマー液、クイックモノマー液があり、クイックモノマーは従来のモノマー液に2官能性モノマーがわずかに追加されたものである。27℃においてモノマー液4滴、キャタリスト液1滴、ポリマークリア1杯を混和した際の硬化時間はモノマーで7分30秒、クイックモノマーで4分30秒とされている。クイックモノマーの成分の違いが軟組織に与える影響を解析した菅谷らによる病理組織学的解析からは、起炎性などにおいて従来のモノマーとの差は確認されず、従来のモノマーと生体親和性には差がなく、硬化時間が短くなっているだけであると考えられる[9]。垂直歯根破折歯の接着においては、硬化時間の短いクイックモノマーのほうが使用しやすい。

ポリマー粉末に関して、現在市販されているスーパーボンドのポリマーは14種類あり、基本的特性に大きな差はなく、操作時間、接着力、硬化後の物性、像影性などに違いがある。垂直歯根破折歯の接着には、微細な凹凸に流れ込むことができる流動性と素早い硬化時間が重要であり、混和クリア、混和ティースカラーが適している[9]。Q19において、菅谷先生は余剰レジンセメントと歯根の識別がしやすいオペーク系のポリマー粉末を推薦されている（p.102第3章 Q.19参照）。術者の経験により、使いやすいポリマー粉末が選択可能であると思われる。

スーパーボンドの混和法を用いて暫間固定などを行う際に、先に歯面にモノマーとキャタリスト

を混和した活性化液を塗布してから活性化液とポリマー粉末の混和泥を塗布すると、レジンの流れがよくなり、接着力が向上することを臨床現場で経験することと思う。

しかし、この接着面への活性化液の塗布という手技を歯根破折の接着処置に応用すると、歯根膜や歯肉結合組織にモノマーが接することになり、炎症誘発の危険性が高まる。

菅谷らはスーパーボンドのモノマーとキャタリストを混和した活性化液、または活性化液とポリマー粉末を混和した混和泥とを、それぞれラットの皮下組織に滴下し、ただちに縫合した標本を1、2週間後に病理組織学的に評価した研究において、混和泥を滴下した群の皮下組織では炎症が極めて軽度であったのに対し、活性化液単独を滴下した群ではリンパ球を中心とした炎症性細胞浸潤が見られた、と報告している[5, 10]。

スーパーボンドのモノマーとキャタリストを混和した活性液には起炎性があり、活性化液単独の破折面への塗布は周囲組織の炎症惹起の可能性があり、避けるべきである。

【参考文献】

1) 岡田康男, 東理頼亮, 大窪泰弘, 石黒仁江, 大野淳也, 石黒壽, 中澤昇, 小澤一嘉, 長谷川仁, 森出美智子：垂直性歯根破折歯20検体の病理組織学的研究. 日本外傷歯学会雑誌, 10（1）：19-26, 2014

2) Walton RE, Michelich RJ, Smith GN: The histopathogenesis of vertical root fractures. J Endod, 10（2）: 48-56, 1984.

3) Hayashi M, Kinomoto Y, Takeshige F, Ebisu S. Prognosis of intentional replantation of vertically fractured roots reconstructed with dentin-bonded resin. J Endod, 30（3）: 145-148, 2004.

4) 林美加子：救済すべき, あるいは救済できる垂直性歯根破折歯の要件は何か. 日本口腔インプラント学会誌, 31（4）：289-299, 2018.

5) 川村直人, 菅谷勉, 宮治裕史, 川浪雅光：4-META/MMA-TBB レジンの硬化条件が組織反応に及ぼす影響. 日本歯科保存学雑誌, 46（6）：853-859, 2003.

6) 五十嵐勝, 北島佳代子, 新井恭子：冠歯歯根破折を伴う上顎小臼歯に対する根管内接着法と意図的な再植術の応用. 日本歯内療法学会雑誌, 38（2）：114-121, 2017.

7) Tanaka S, Sugaya T, Kawanami M, Nodasaka Y, Yamamoto T, Noguchi H, Tanaka Y, Ikeda T, Sano H, Sidhu SK: Hybrid layer seals the cementum/4-META/MMA-TBB resin interface. J Biomed Mater Res B Appl Biomater, 80（1）: 140-145, 2007.

8) Sasafuchi Y, Nikaido T, Tagami J: Effect of chemical irrigants and medicaments for endodontic treatment on dentin bonding. Int Chin J Dent, 3: 7-12, 2003.

9) 二階堂徹（編）菅谷勉, 海老原新：垂直歯根破折歯を救え！クインテッセンス出版, 東京, 2013；139-157.

10) 菅谷勉, 加藤熙：垂直歯根破折による歯周組織破壊と治療法の基礎的研究. 歯科臨床研究, （1）：8-17, 2004.

これで完璧！ おさらい

　　破折面は感染除去を徹底し、破折面の接着においては歯根膜組織の保護を心掛ける。歯根破折の接着に使用するセメントはスーパーボンドが第一選択である。スーパーボンドを使用した破折歯の接着に関しては、接着象牙質表面の接着阻害因子に注意する。

Q.26

術式

再植歯の固定のポイントを教えてください。

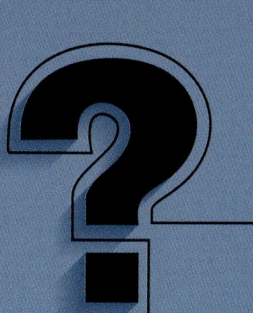

A　兒玉直紀　Naoki KODAMA
岡山大学病院　歯科（補綴歯科部門）

意図的再植術により再植歯が生着するために再植歯の固定は極めて重要なステップとなる。再植歯の固定を行ううえで考えるべき事項は、①固定の方法、②固定の期間である。

まずは、①固定の方法であるが、理想は強固すぎず、弱すぎないいわゆる「セミリジッドな」固定が推奨されている。当然ながら弱い固定は再植歯の生着不良や脱落と密接な関係があり、さらに強固な（リジッドな）固定は後のアンキローシスを発現することが知られている。

次に、固定の方法としては、条件がよければ縫合糸（たいていナイロン糸を使用）による歯肉縫合のみで十分ある。歯肉縫合のみで再植歯の固定が不十分である場合には、A-splint（矯正用ワイヤーと接着性レジンセメントまたは矯正用ワイヤーとコンポジットレジン）による固定と歯肉縫合の両者を行うことが多い。ここで、再植歯の固定について実際の症例を2例供覧したい。

症例1
（p. 113第3章 Q.21 症例2と同一患者）

患者は46歳、女性。5⏋遠心面に垂直破折を認めた。近心歯質は歯肉縁付近であったが、遠心歯質は骨縁付近に至っていた。遠心には6mmの歯周ポケットを認めた。当初は矯正的挺出も治療オプションに含めていたが、破折線が深部に及んでいたため意図的再植術を選択した。5⏋意図的再植

時には患歯を180°ローテーションさせることでchange surface の実施（正常表面と病的表面の交代）を実施した（図1）。

患歯は単根の小臼歯であり、かつ近遠心的に比較的対称な歯根形態であったことから、ローテーションさせた後でも過度に歯根表面が骨内に接触することなく再植できた。また、抜歯ならびに意図的再植時において歯肉の損傷も少なかったことから、縫合糸による歯肉縫合と同時に再植歯の固定を行った（図2）。しかし、意図的再植4日後に診察した際には、やや再植歯の固定効果が弱いと判断し、急遽両隣在歯と A-splint による暫間固定（直径0.9mm屈曲ワイヤーおよび接着性レジンセメント［スーパーボンド］を使用）を行った（図3）。

2週間の暫間固定を経た後、A-splint および縫合糸を撤去したところ、再植歯の動揺も軽度であり、また歯肉に目立った炎症所見は認めなかった。歯の移植同様に、再植後しばらくは十分に自身で清掃を行うことができないため、固定除去後からは患者自身によるプラークコントロールの励行を指示した。その際、患者がセルフコントロールを行いやすいような環境を作ることが重要である（図4）。抵抗なく隣接面に歯間ブラシを通せるように配慮した。

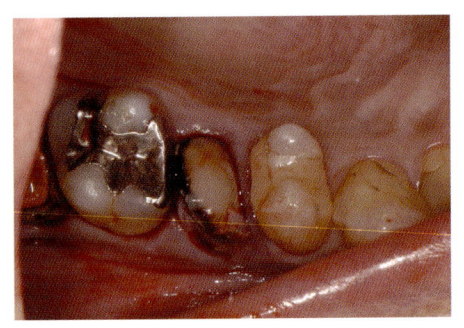

図❶　5⏋再植直後。患歯を180°ローテーションさせるも抜歯窩への収まりはおおむね良好

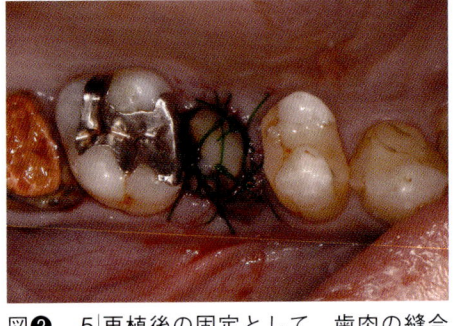

図❷　5⏋再植後の固定として、歯肉の縫合による固定のみとした

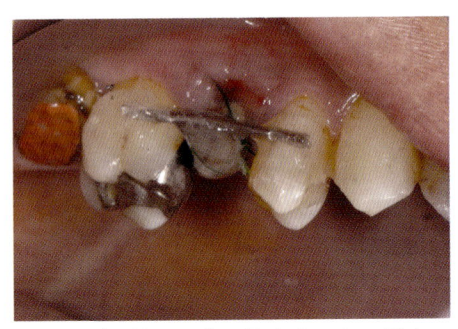

図❸　5⏋再植4日後。縫合糸による固定のみではやや固定効果が弱かったため、A-splint による固定を追加

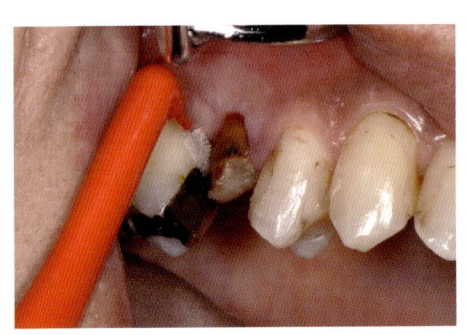

図❹　5⏋再植2週間後。固定を撤去したところ動揺の改善を認めた。移植と同様に再植においても固定撤去後からのプラークコントロールが重要である

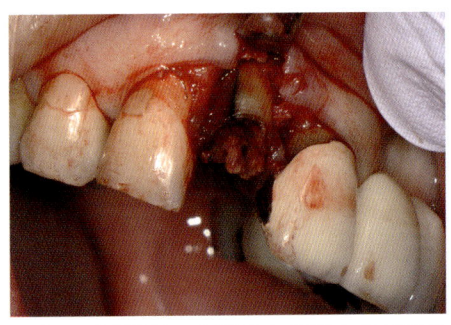

図❺　2⏋再植前。2⏋遠心に垂直方向に破折線を認める

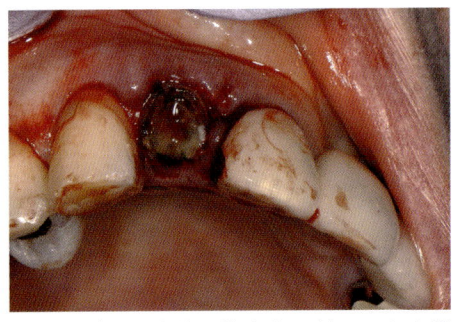

図❻　2⏋再植直後。抜歯窩に対してやや浅く再植を行っている

👍 症例2

　患者は73歳、女性。2⏋遠心に6㎜の歯周ポケットが形成されており、視診にて同部に破折線を認めた（図5）。通常の保存療法では対応困難と判断し、破折部の修復を兼ねた意図的再植術を選択した。破折部を修復した後（破折部の修復のポイントについては p. 131第3章 Q.25を参照されたい）、やや浅めに抜歯窩に対して意図的再植術を行った（図6）。これは骨縁上組織付着の獲得に配慮したためである。

　その後、歯肉の状態も良好であったことから、縫合糸による歯肉縫合を実施した。ただし、症例1同様に過度に患歯を圧迫させて縫合糸で固定すると、歯根面が抜歯窩骨面に過度に接触することでアンキローシスを生じやすい。よって、再植歯の固定で重要なのは、再植歯根面を過度に抜歯窩骨面に圧迫せずに固定することである（図7）。

　今回、2⏋には審美性の観点からテンポラリークラウンを装着する必要があったため、2⏋テンポラリークラウンを両隣在歯と接着性レジンセメントで固定することで暫間的な審美回復を図った。

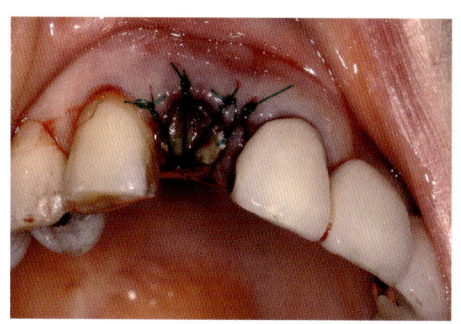

図❼ 2|歯肉縫合による再植歯の固定。図6の位置で再植歯を抜歯窩に過度に圧迫しないようにする

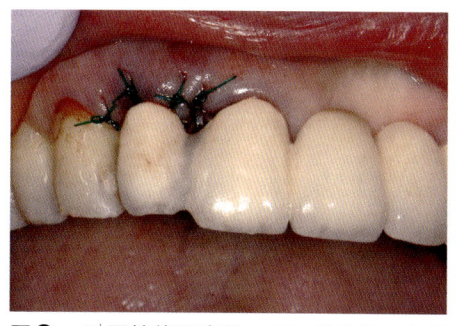

図❽ 2|再植終了直後。テンポラリークラウンをポンティック形態とし、完全には再植歯と接触させない。多少の挺出を許容するようにしている

その際、2|ポンティック基底面が2|再植歯を強く圧迫しないように（多少の間隙を確保して）2|テンポラリークラウンを設置した（**図8**）。これは、前述のとおり再植歯が抜歯窩骨面に強く接触しないようにすることはもちろんのこと、多少患歯が挺出することを許容しているためである。そうすることで同部の歯周状態の改善が認められ、後の補綴治療を行いやすくするためである。

　次に、再植歯の固定期間についてである。一般的に、再植の場合、歯の移植と比べて、抜歯窩に対して歯根がほぼ合致するため早期の固定撤去も視野に入れておく必要がある。しかし、歯根破折による再植の場合、破折部周囲の歯根膜には損傷または感染が認められるため、再植歯が生着するまでに多くの時間を要する可能性があることを忘れてはならない。ここで、2009年のDental Traumatologyに掲載された、再植歯の固定期間に関するHinckfussらのシステマティックレビューを紹介したい[1]。

　再植歯の固定期間が歯周状態の治癒に与える影響に関して調査した論文は、**表1**に示すように計8本あった（後ろ向き研究4件、前向き研究4件）。尚、再植歯の固定に関するランダム化比較試験は存在しなかった。また、8件の論文のうち、4件は同一グループにおいて短期間の固定（再植後14日以内）と長期間の固定（再植後14日以上）双方を採用していたため、その結果のみを**表2**に抽出した。また、歯周状態の治癒を明確にするために、

①機能的治癒

②許容可能な治癒
③置換性吸収の発生
の3つに分類した。

　①機能的治癒は、歯根吸収を認めず、歯根膜腔の拡大を認めず、動揺度がわずかに増加または正常、さらに進行性歯根吸収を疑うX線所見がないと定義された。②許容可能な治癒は、歯根吸収がないまたは進行性ではない歯根吸収があり、歯根膜腔の拡大を認めず、置換性吸収がないもしくは一時的であると定義された。③置換性吸収の発生は、一時的な置換吸収もしくは永続的な置換吸収と定義された。その結果、短期間の固定が行われた再植歯66本、長期間の固定が行われた再植歯72本、計138本が対象となった。

　今回対象となった研究が後ろ向き研究2件、前向き研究2件であり、特徴が異なる研究であるためメタアナリシスを行うことができなかったと述べている。そのうえで筆者らは、再植歯の固定期間と歯周治癒状態に関するシステマティックレビューにおいて、再植後の良好な歯周状態の治癒に再植歯の固定期間は影響を与えないと結論付けた。つまり、再植歯をできるだけ短期間の固定に留めることが機能的治癒もしくは許容可能な治癒の確率の向上、さらには置換性吸収の発生頻度の抑制に繋がるとはいえなかった。よって、再植歯の固定期間に関しては、術後丁寧に経過観察を行い、十分に歯周状態の治癒が確認できた時点で固定を撤去することが望ましいといえる。

　以上のことから、再植歯の固定において、原則

表❶　意図的再植術における固定期間が歯周組織の治癒に与える影響（参考文献[1]より引用改変）

研究グループ （研究デザイン）	患者数 （人）	患者の年齢 （歳）	患歯の数 （本）	固定期間	経過観察	歯周状態治癒の診断
Andreasen & Hjorting-Hansen, 1966 （後ろ向き研究）	82	6〜24	110	1週間〜4ヵ月	2ヵ月〜40年	X線写真、打診音、 動揺度の減少度、低位咬合
Andersson & Bodin, 1990 （後ろ向き研究）	18	7〜29	21	9〜45日	平均5年間	X線写真（根吸収度）
Mackie & Worthington, 1992 （後ろ向き研究）	36	6〜14	46	1〜2週間	11〜7年間	X線写真、打診音、 動揺度の減少度、低位咬合
Sae-Lim & Yuen, 1997 （後ろ向き研究）		7〜48	34	14日まで：8 14日以上：26	最短1年間	X線写真
Andreasen, et al., 1997 （前向き研究）	322	5〜52	400	20日まで：135 21〜40日：39 40日以上：93	最長20年間	X線写真、臨床評価
Kinirons, et al., 2000 （前向き研究）	109	7〜18	129	4〜52日	最短2年間	X線写真、打診音、 動揺がないこと、骨性癒着の有無
Kinirons, et al., 1999 （前向き研究）	71	6〜16	84	4〜10日：24 11〜19日：33 20日以上：27	最短2年間	X線写真、打診音、 動揺度の減少、歯根膜腔の消失
Andreasen, 1975 （前向き研究）	35	7〜39	40	1〜12週間	最長1年間	X線写真（吸収）、動揺度、打診

表❷　意図的再植術における固定期間の違いが歯周組織の治癒に与える影響（参考文献[1]より引用改変）

研究グループ、発表年 （研究デザイン）	総数	短期間の固定 （総数）	短期固定後の歯周組織治癒 （総数）	長期間の固定 （総数）	長期固定後の歯周組織治癒 （総数）
Andersson & Bodin, 1990 （後ろ向き研究）	17	4	吸収なし（2） 非進行性吸収（1） 進行性吸収（1）	13	吸収なし（4） 非進行性吸収（5） 進行性吸収（4）
Sae-Lim & Yuen, 1997 （後ろ向き研究）	34	8	良好な歯周状態（2） 不良な歯周状態（6）	26	良好な歯周状態（10） 不良な歯周状態（16）
Kinirons et al., 2000 （前向き研究）	51	24	置換性吸収なし（20） 置換性吸収あり（4）	27	置換性吸収なし（11） 置換性吸収あり（16）
Andreasen, 1975 （前向き研究）	36	30	正常治癒（4） 一次的な置換性吸収（4） 永続的な置換性吸収（20） 炎症性吸収（2）	6	一次的な置換性吸収（2） 炎症性吸収（4）
総数	138	66		72	

再植後2週間を基準としたセミリジッドな固定が
よいと考える。固定の方法に関して、周囲組織の
状況に応じて歯肉縫合のみを選択するのか、それ
とも A-splint と歯肉縫合を併用した固定を選択
するのか検討すればよい。また、固定の期間に関
しては2週間が標準的であるが、再植歯の状態を
随時確認して適宜固定期間を変更すればよい。

【参考文献】
1）Hinckfuss SE, Messer LB: Splinting duration and periodontal outcomes for replanted avulsed teeth: a systematic review. Dent Traumatol, 25(2): 150-157, 2009.

これで完璧！おさらい

　セミリジッドな固定が望ましい。固定方法は、歯肉縫合のみでも、または
A-splint と歯肉縫合を併用する方法でもどちらでも可である。固定期間については
2週間を目途に患歯（再植後）の状況に合わせて適宜変更すればよい。

Q.27

術式

再植する際、元の位置に戻しても問題ないでしょうか。

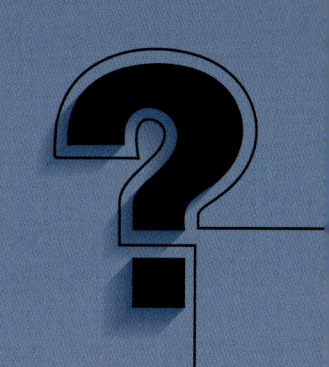

A

新名主耕平 Kouhei SHINMYOUZU
東京都・新名主歯科・口腔外科医院

　歯の移植・再植に共通の項目であるが、移植医療における Contact Surface を考慮した治療が手術の成功の鍵となる。歯科においてはあまり聞きなれない言葉であるが、一般的な移植医療において、病的表面（Morbid Surface）、正常表面（Intact Surface）を意識した処置が行われている。移植が行われる際、異なる2つの組織が1つに集約される、その際どちらかもしくは、どちらも感染していたり、病的組織が含まれている組織同士が集約されてしまうと、生着しないという結果に陥る。歯科に置き換えてみるとどうであろうか。

　たとえば、歯根破折・感染を生じた歯に対して意図的再植を行う際、歯根表面は破折・感染を生じており、ソケットも骨欠損・肉芽組織による骨の置換を生じている状況であれば、同じ位置に戻してしまうと同じ結果を引き起こすことは必定であり、いかにして再植を成功させるか考えなくてはならない。つまり、歯の移植・再植を行う際は、どこの面とどこの面が集約されるかを考えること

が必須である。換言すると、歯根表面の性状と移植床の状況をよくみて診断（検歯＝破壊検査による情報収集[1]：図1）し、設定することが必要である。

　では実際に、症例を通じて解説していく。

👍 症例（図2〜7）

　患者は40代、女性。右側下顎大臼歯の保存の可否について近医歯科より紹介受診された。7￣に関して、歯周組織検査、X線検査より縁下歯根破折、根尖性歯周炎の診断であり、抜歯の適応症例と判断された（図2、3）。

　ここまでは、非破壊検査による検査・診断であるが、抜歯の診断がついたのちは、"検歯[1]"のステップに入る。愛護的に患歯を抜歯し該当歯・ソケットを確認していく作業に入る。

　歯に関して、この症例では、破折部分を除いた、正常と思われる歯根膜表面を有する歯根長が10mm以上確保可能であった。根尖孔は大きく開大し、

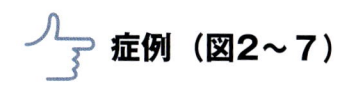

検歯
- ☑ 抜歯術の延長にある**破壊検査**である。
- ☑ 非破壊検査で得られない情報の収集。におい、色、根尖孔数、破折線の直視。
- ☑ 破棄 or 保存の最終判断を迫られる。
- ☑ 迅速性、確実性、倫理観が求められる。

図❶　破壊検査による情報収集[1]

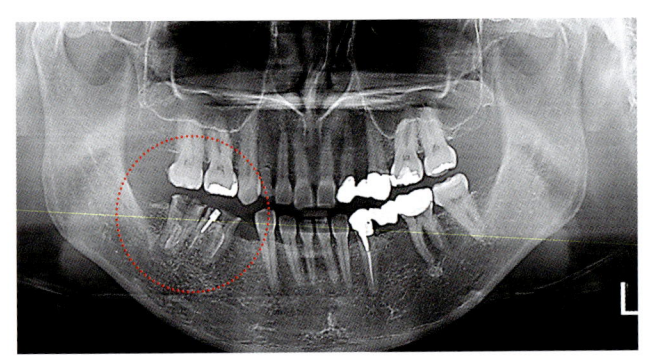

図❷　初診時パノラマX線写真。7⃞6⃞の歯冠崩壊が認められる。7⃞に関して、歯根破折、根尖破壊を疑う所見が認められる

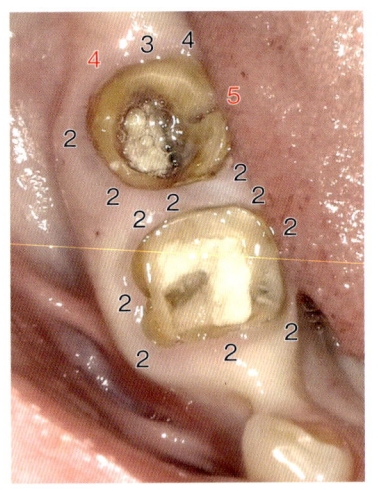

図❸　口腔内所見。7⃞に関して、舌側中央に5mmの歯周ポケットを認め、歯根破折を疑う所見を認めた

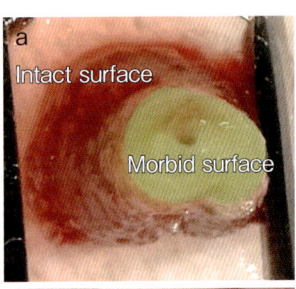
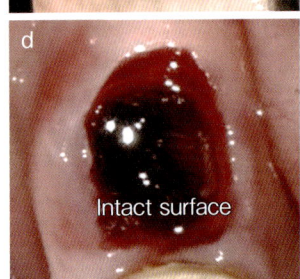
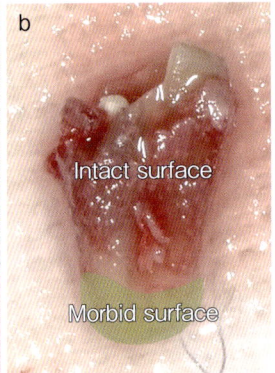
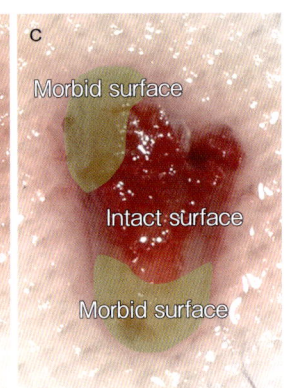

図❹　検歯時所見。歯根膜表面の構造が認められない部位、囊胞が付着しており、根尖が開大している部位、破折して感染している部位を明視野に置き、確認　対応策を講じていく。「健全と考えられる部位＝Intact Surface」「感染していると考えられる部位＝Morbid Surface」に分類していく

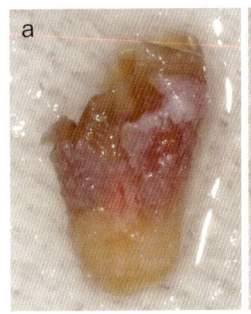
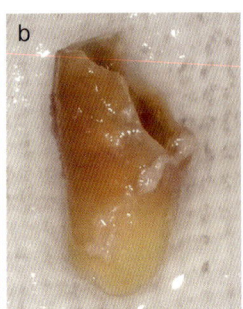
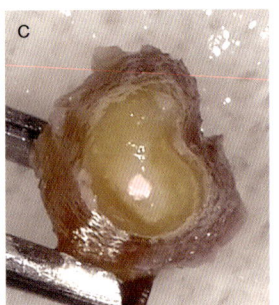

図❺　検歯の結果から得られた情報をもとに、根管内の洗浄・充塡、根尖・感染部分のカットを行っていく

囊胞に取り囲まれていた部分は、歯根膜細胞は認められなかった。その結果を踏まえ、図4のように、歯根表面を正常表面＝非感染面（Intact Surface）、病的表面＝感染面（Morbid Surface）に分類し、保存可能と判断し、根管内の洗浄・根管充塡・根尖の切除を行った。その際、過去の口腔外での歯根膜表面細胞の残存にかかわる文献[2]より、おおむね、20分以内を目安に行う。

続いて、抜歯部位ソケットの確認に入るが、本症例では、根尖の囊胞があった部位を除いて、全

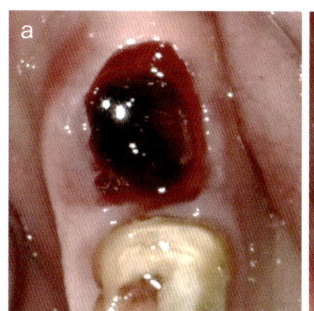
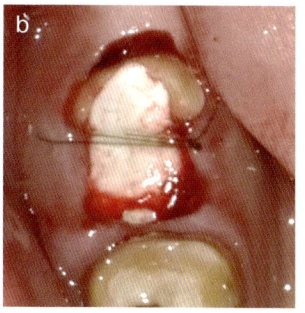

図❻　再植直後。破折部位が骨縁上に位置するように設定していく

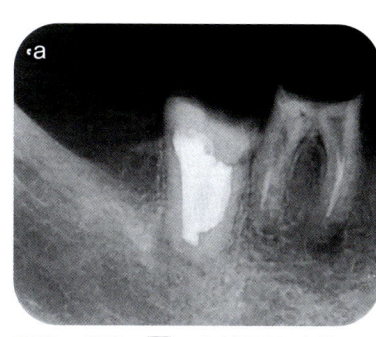
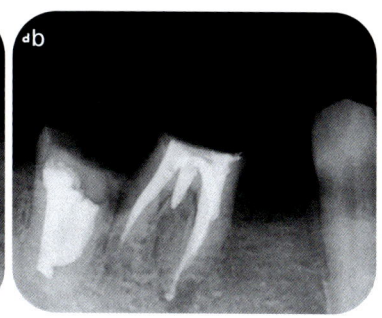

図❼　術後、⊥7の歯槽硬線が確認された段階で暫間補綴装置を入れ問題ないことを確認し、紹介元へお戻しした。⊥6は再植でなく根管治療にて対応可能であった
a：術直後、b：術後1ヵ月

周に骨が認められたため、ソケットは Intact Surface（非感染面）と判断し、患歯の破折していた部位が歯肉縁上に位置するように設定し、手術を終了した（図6）。術後、治癒期間を待ち、暫間補綴装置にて異常所見がないことを確認し、紹介元へお戻しした（図7）。

本症例において、口腔外にてドナー歯の診断をした際に骨内に入る歯根の長さ、破折部位がどこまで及んでいたかの2つのポイントが再植するか、破棄するかの分かれ道であった。破折部位が歯根の大部分であったり、正常な歯根膜表面がほとんどないような症例においては、再植はすべきではないと考えられた。

つまり、本項の質問「再植する際、元の位置に戻しても問題ないでしょうか」の回答としては、問題ないケースもあるが、歯根表面の正常表面（Intact Surface）、病的表面（Morbid Surface）を見極めて、どの面とどの面が集約されるか、考慮したうえで判断されるべきである。

【参考文献】
1）新名主耕平：移植・再植技術で歯を保存する"検歯臨床".デンタルダイヤモンド，45（16）：25-36，2020.
2）Andreasen JO, Kristerson L: The effect of limited drying or removal of the periodontal ligament. Periodontal healing after replantation of mature permanent incisors in monkeys. Acta Odontol Scand, 39（1）：1-13, 1981.

これで完璧！おさらい

　移植医療の基本として、感染面＝Morbid Surface と非感染面＝Intact Surface を術中に把握して、非感染面同士が対面しないように設定する。その際、ローテーション、アップダウンなど3次元的な設定変更の概念をもとう。

Q.28

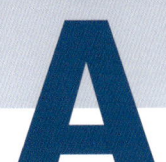

垂直歯根破折再植歯の補綴装置の材料選択のポイントを教えてください。また、再植歯に補綴した後は、通常どおり噛ませてよいのでしょうか。

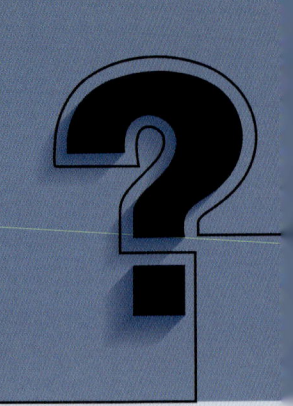

A 秋葉陽介 Yosuke AKIBA
新潟大学大学院医歯学総合研究科　生体歯科補綴学分野

➡ **破折再植歯の補綴処置にはフェルールの確保による帯環効果、コア、ポストによる歯質接着、歯質と築造体一体化が重要である。ポスト、コアの材料について、明確なエビデンスはない。**

再植歯の咬合について、過剰な咬合負荷を避ければ、咬頭嵌合位での接触は与えてもよいが、前方運動時、側方運動時の接触は避ける。ナイトガードなどの応用も検討する。

フェルールの確保、再植深度と歯冠歯根比

菅谷らは、臨床研究から、歯根破折歯には歯頸部に破折があり、根尖部には破折のない歯頸部破折と、根尖部に破折があり歯頸部に破折のない根尖部破折、歯頸部から根尖部まで破折している症例の割合がそれぞれ約1/3であり、歯頸部破折や根尖部破折が時間の経過とともに進展することで全部破折になることを考えると、歯頸部から根尖部に向かって破折する症例と、根尖部から歯頸部に向かって破折する症例は、それぞれ約半数と考えてよい、と報告している[1]。さらに興味深いことに、歯頸部破折においては破折の方向が頬舌方向にも近遠心方向にも破折しているのに対して、根尖部破折においてはほとんどが頬舌方向に破折線が認められ、歯頸部破折と根尖部破折では破折要因も異なっているだろうと考察している。

破折再植歯の再破折を防止するための戦略とし

て、歯頸部からの破折を予防するために縁上歯質の確保が考えられる。全部被覆冠によって歯頸部歯質を外側性に被覆し、帯環効果を高めることで再破折防止に有効である。一方で、破折に至った症例は、十分な縁上歯質を有していない場合も考えられる。症例によっては、破折片接着後に再植する際、意図的に捻転再植や再植深度の変更を行い、外科的挺出によるフェルールの確保を必要とする場合がある（p. 123第3章 Q.23、p. 139第3章 Q.27参照）。また、口腔外接着再植術実施前に術前の処置として矯正的挺出を実施することも有効な治療戦略である（p. 113第3章 Q.21参照）。

ただし外科的挺出、矯正的挺出を実施する際には、再植に続く補綴後の歯冠歯根比について事前に十分検討する必要がある。破折再植歯に挺出処置を行った場合、天然歯と比較して歯根の咬合力負担能力は低下している。天然歯の欠損補綴において、ブリッジの支台歯であれば、理想的には歯冠歯根比は1:1.5、歯周組織に問題がなければ1:1まで許容されるとの報告がある[2]。破折再植歯は接着部位への歯根膜再生が期待できず、歯周組織の状態が不利な状況になるので、連結等の対応を実施しない場合は歯冠歯根比は1：1以上が望ましい。術前のX線写真、CTなどによって、破折再植後の歯冠歯根比についても検討し、必要なら周囲の歯との連結などの治療方針を検討するこ

とが、再植歯の良好な予後に繋がる。

再植歯の固定期間

再植歯の固定方法については、p. 135第3章Q.26を参照いただきたい。固定期間は、報告によって異なる。垂直歯根破折再植歯においては歯根膜の汚染や損傷、抜歯窩歯槽骨吸収の重症度によって再植歯根周囲組織の修復速度は異なる。歯根膜が保存されており、歯槽骨の状態もよく、歯根膜と骨の適合がよければ、歯根膜と歯肉結合組織の再付着は1～2週間で成立するとされている。歯根膜の喪失範囲が広い症例や再植時に挺出を行っている症例などにおいては2ヵ月程度の固定を行い、Millerの分類で動揺が1度程度まで改善し、打診痛が認められなければ固定を除去し、ポスト形成など、次の処置を行う。

支台築造：根築1回法

破折再植歯の支台築造に関して、破折接着時に支台築造までを実施する根築1回法として、眞坂によって開発された歯根破折の治療法 i-TFC・根築1回法がある[3,4]。垂直歯根破折の状態により、口腔外接着再植法を用いる場合、根管充填済みの無髄歯であり、破折により築造体が脱離している症例が多い。垂直破折歯根の口腔外接着再植法と支台築造が必要な症例では、口腔外保持期間を考慮したうえで、根築1回法を用いることが望ましい。

i-TFC・根築1回法の術式は以下のとおりである。歯質の洗浄、汚染歯質の除去の後、破折片の適合を確認する。この際に破折片接着と同時に行う i-TFC・根築1回法のためにポストとスリーブを試適調整し、前処置を行っておく。次に破折面の象牙質処置と生理食塩液での洗浄を行い、根管内面と破折面をエアーシリンジで乾燥させる。乾燥処置をごく短時間とすることで乾燥による歯根膜の影響を抑える。4-METAレジンを破折面に塗布し、破折面を合わせて鉗子で把持する。根管

内に4-METAレジンを満たし、スリーブに続いてポストを挿入した後、歯頸部の間隙からポストレジンを注入し、光硬化させる。接着操作後、生理食塩液中に浸漬し、硬化させる。硬化の間に抜歯窩の炎症性肉芽組織を徹底的に搔爬する。破折接着歯の効果後に歯根部余剰レジンを整える。破折接着歯に炎症性肉芽組織や歯石の残留がないか確認した後、抜歯窩に再植し、固定を行う。

根築1回法は破折再植時にポストを深部まで挿入可能で、支台築造までを1回の診療で終了可能となっており、利点も多いが、抜歯後の口腔外保持期間をできるだけ短時間にしたい破折再植において、煩雑な処置が増えること、スーパーボンドの硬化時間の間に、ファイバーポスト、スリーブを挿入することなど、手技上の熟練を要する。

支台築造、ポストガイドによる2回法

口腔外接着再植法の詳細は p. 123第3章Q.23を参照いただきたい。破折片接着、再植時に、時間的制約などによって根築1回法が実施できない症例では、破折片の接着、再植処置後に改めてポスト形成、支台築造印象を行い、2回法によって支台築造を行う。口腔外接着再植法において、歯質の洗浄、汚染歯質の除去の後、破折片の適合を確認し、ポストに挿入するガッタパーチャポイントを試適する。ガッタパーチャポイントはポストガイドとしての機能をもたせている。つまり、ポスト内がスーパーボンドで満たされ、硬化してしまうと、術後にポスト形成が不可能になってしまうので、再植後のポスト形成時にガイドとするのである。

形成、装着予定のポスト先端の位置に、ガッタパーチャポイントの先端を設定するので、選択するガッタパーチャポイントは根尖部まで挿入可能な最も太いサイズのものを選択する。接着面と根管壁の象牙質を表面処理剤グリーンで処理し、生理食塩液で洗浄し、象牙質表面を乾燥させる。破折歯根両面にスーパーボンドを十分量塗布した後、

破折歯根を適合させ、生理食塩液を浸漬したガーゼに挟んで軽く圧接する。レジンが硬化する前に準備しておいたガッタパーチャポイントを、破折片が分離しないように挿入する。スーパーボンドの流動性が低下したら、生理食塩液中で効果を待つ。抜歯窩の掻爬、余剰レジン除去、根尖切除、ルートプレーニングを行い、再植、固定する。2週間から2ヵ月程度暫間固定を行い、動揺が1度程度に改善し、打診痛がなくなったら、ポスト形成を行う。

ポスト形成の手順は以下のとおりである。まず初めに、破折片接着再植時に根管に挿入したポストガイドであるガッタパーチャポイントを、根尖部まで穿通させないように注意しながらピーソリーマーやゲイツドリルを使用してすべて除去する。ガッタパーチャポイントが除去できたら根管壁が露出するまで、スーパーボンドを除去して、ポスト径を拡大する。その後通法どおり、直接法、または間接法によって支台築造を実施する。ポスト長は通法よりも長く、根尖部付近まで至るので、根尖部まで、洗浄、プライミング、ボンディング、乾燥、光照射などが確実に行えるシステムの選択が重要となる。

支台築造に使用するレジンセメントに関して、破折歯根の破折部位の修復による破折線の封鎖がすでに終わっていることから、穿通などがなければ、レジンセメント成分が歯根表層の歯根膜組織に接触する懸念はない。つまり、レジンセメントの生体親和性について考慮する必要はなく、根管壁との接着力だけでレジンセメントを選択することが可能である

破折再植歯に対する支台築造における根管充填材除去と根尖までの長いポストによる接着

歯根破折を伴わない歯の支台築造に関しては、文献的考察から、歯冠部象牙質の1壁もしくは2壁残存によって、ポストの付与が不要であること、接着性レジンセメントとフェルールの付与はポスト長の役割を減じることも報告されている[5]。

しかし、歯根破折接着再植歯においては異なる考え方と対応が必要になる。前述のように、歯根破折には歯頸側からの破折と根尖側からの破折とが考えられる。歯頸側からの破折はフェルールの確保によって防止できると考えられるが、根尖側からの歯根破折を防止する方法は現在のところあきらかではない。

菅谷らは、破折接着歯根に対しては、できるだけ長いポストを接着することが再破折防止に有効であるとして、接着根管充填を提唱している[6,7]。根尖部破折の原因となる力がどのように発生するかについては、現在まで解明されていない。破折歯の再植後に破折線を再度破断させようとする力が働いたときに、ガッタパーチャポイントのような軟らかい材料が根管内部に存在すると、容易に変形してしまうために、破折に対する抵抗力を十分に発揮できない。再破折への抵抗は破折間隙を接着したわずかな面のみで接着を維持することになる。一方でポストを根尖付近まで接着すれば、破折間隙の接着面に加えて、ポスト全周の接着力が再破折を起こす力に対して大きな抵抗力を示すと考えられる。つまり、破折線の最根尖側まではポストを接着することが必要になり、根尖部破折や歯頸部から根尖部までに至る破折などでは、穿通に十分注意しながら、可及的に根尖孔近くまでポストが入るように根管形成を行う必要がある（図1）。

ポスト材料について

ポストの材質に関しては、鋳造ポスト、メタルコアが、弾性率の違いから、応力集中の原因となって歯根破折の大きな要因となっているとする考え方や、これを支持するような報告も多いが、そのエビデンスは十分ではない。臨床研究の文献的考察からは、ポストなし、レジンコア、既成メタルポストを用いたレジンコア、メタルコアの4群において、レジンコアはファイバーポスト、既成メ

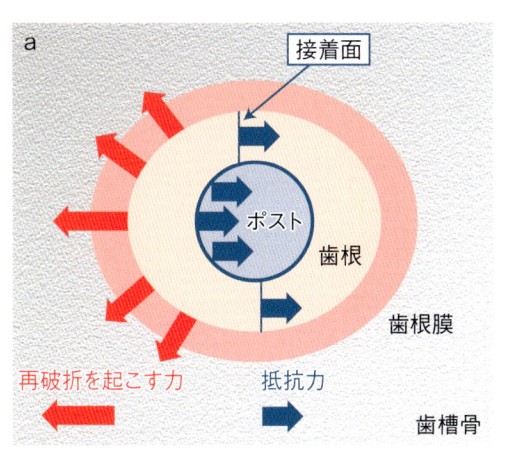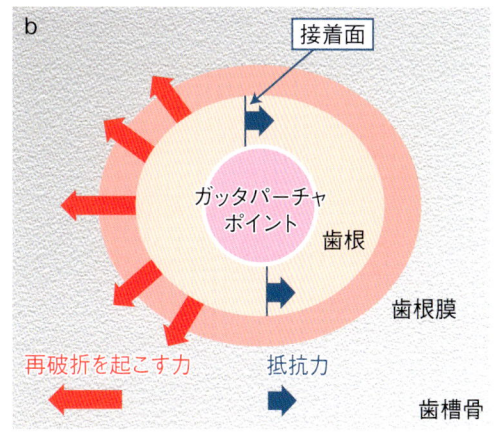

図❶　ポスト接着により生じる、再破折を起こす力に対する抵抗力
a：接着根管充填、b：ガッタパーチャポイントによる根管充填

タルポストを使用すると歯根破折の発生率が低いが、すべての群間に有意差が認められなかったことが報告されている[5]。明確なエビデンス構築には、今後さらなる臨床研究が必要であるが、近年の金属材料の高騰などの状況を鑑みて、現時点ではファイバーポストを用いたレジンコアによる支台築造か望ましい。

破折接着再植歯のプロビジョナルレストレーション

　支台装置装着後、支台歯形態修正のうえ、再植歯への咬合負担能力評価のために、プロビジョナルレストレーションを装着する。歯根膜の損傷や汚染による喪失の程度が大きい場合、咬合力によって歯根膜腔の拡大や同様の増加が認められることがある。プロビジョナルレストレーションの咬合調整によって破折再植歯の咬合負担能力を評価し、能力に応じて、単冠、連結冠、根面板など最終補綴装置を検討する。

　プロビジョナルレストレーションは強度的に十分な帯環効果を発揮し得ないので、とくに歯頸部破折が疑われる症例においては、不必要に長いプロビジョナルレストレーション装着期間によって再破折のリスクが高まる。プロビジョナルレストレーション装着により、疼痛、違和感、動揺の増大が認められなければ、早期に歯冠補綴処置を実施したほうが利点は多い。

　最終補綴装置の仮着によって経過をみることもあるが、仮着用セメントの強度不足により帯環効果が得られなければ、やはり再破折の危険性が高まることから、長期間の仮着は避けるべきである。

破折接着再植歯の咬合付与

　破折接着再植歯の咬合に関して、明確な臨床的エビデンスは存在しない。服部らは実験的に垂直破折接着歯と未破折歯にファイバーポストを用いて支台築造し、歯軸と並行方向に繰り返し荷重した後に、破断荷重を測定している。実験からは、最大破断荷重は未破折歯と破折接着歯との間で有意差を認めず、破折接着歯の耐久性が未破折歯と同等であることを報告している[8]。ただし、臨床的には、歯の耐久性は同じでも、破折、接着により、歯根膜や歯槽骨の咬合負担能力は低下していることが考えられる。Hayashi らの臨床研究でも、強い咬合力がかかる臼歯では必ずしも良好な予後が得られるとは限らないと報告している[9, 10]。

　さらに、傾斜した歯では、咬頭嵌合位での咬合が歯軸方向への力ではなく、側方力として歯根に働くため、再破折への抵抗性は低下すると考えられる。また、歯根破折に至った歯の周囲の口腔環境は、接着再植術後も側方運動時のガイドや、クレンチング、グラインディングなどの習癖といった、破折の原因となった問題を解消できていない

ことが多い。

以上のことから、破折接着再植歯の咬合は、咬頭嵌合位のみでの接触とし、前方運動や側方運動の接触を避け、咬頭嵌合位においても再破折抵抗性を考慮した咬合を付与する必要がある。また、夜間のスプリント（ナイトガード）の使用や、硬い食品を破折部位で咬合しないようにするといった生活指導なども併せて必要になる。

🖐 プラークコントロールしやすい 歯冠形態の付与

補綴装置の形態に関して、清掃性についても十分な考慮が必要である。破折再植歯において、スーパーボンドによる破折接着面に沿った破折間隙表面には歯根膜が再生せず、結合組織性の歯周ポケットが破折線に沿って残存する。歯周ポケットの残存自体は問題とはならないが、破折間隙相当部位へのプラークの貯留は感染の進展による予後不良を招く。破折間隙相当部位のクラウンのカントゥアは、プラークが貯留しにくく、清掃性のよい形態を付与する必要がある。

【参考文献】

1）Sugaya T, Nakatsuka M, Inoue K, Tanaka S, Miyaji H, Sakagami R, Kawamami M: Comparison of fracture sites and post lengths in longitudinal root fractures. J Endod, 41（2）：159-63, 2015.
2）Grossmann Y, Sadan A: The prosthodontic concept of crown-to-root ratio: a review of the literature. J Prosthet Dent, 93（6）：559-562, 2005.
3）眞坂信夫：私の道具箱　My Favorite Dental Instruments 歯根破折を惹起しない根管充填と支台築造を一度で行う i-TFC システム．The Quintessence, 26（12）：2586, 2007.
4）眞坂信夫：臨床の達人5　接着臨床を究める．デンタルダイヤモンド社，東京，2010：73, 148-162.
5）峯 篤史：垂直破折歯根の接着再植治療 "2013年における" 歯根破折防止策の文献的考察．日本補綴歯科学会誌, 6（1）：26-35, 2014.
6）二階堂 徹（編），菅谷 勉，海老原 新：いざという時使いたいサイエンス＆テクニック 垂直歯根破折歯を救え！ クインテッセンス出版，東京，2013：64.
7）菅谷 勉，西川圭吾：歯科保存学と連携した清掃性、長期性に優れる補綴物製作　歯周治療と歯内療法の臨床知見から補綴物形態の考え方を探る（第5回）根管の封鎖と歯根破折を防ぐポストのあり方（前）．歯科技工, 41（9）：1096-1102, 2013.
8）服部雅之，武本真治，河田英司，吉成正雄，小田 豊：接着修復した破折歯根の耐久性評価　支台築造体への繰返し衝撃荷重による影響．日本歯科理工学会誌, 32（1）：52-58, 2013.
9）Hayashi M, Kinomoto Y, Miura M, Sato I, Takeshige F, Ebisu S: Short-term evaluation of intentional replantation of vertically fractured roots reconstructed with dentin-bonded resin. J Endod, 28（2）：120-124, 2002.
10）Hayashi M, Kinomoto Y, Takeshige F, Ebisu S: Prognosis of intentional replantation of vertically fractured roots reconstructed with dentin-bonded resin. J Endod, 30（3）：145-148, 2004.

これで完璧！ おさらい

破折再植歯のコア、ポストには歯質接着と歯質ー築造体の一体化が重要であり、材料については明確なエビデンスがない。上部構造補綴材料には帯環効果が期待できる材料を使用する。咬合は咬頭嵌合位のみとして、前方、側方運動時の接触は避ける。

Q.29

予後判断

成功・失敗の見極め方、基準・タイミングを教えてください。また、再植歯の抜歯後、欠損補綴はどのように進めればよいでしょうか。

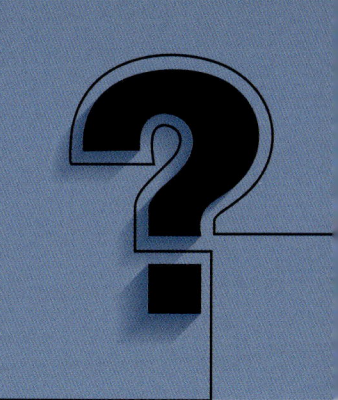

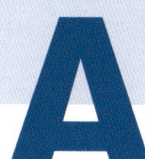

秋葉陽介 Yosuke AKIBA
新潟大学大学院医歯学総合研究科　生体歯科補綴学分野

➡成功要件は再植歯の機能が維持されていることである。成功要件が満たされなければ、抜歯も含めた対応を考慮する。再植歯抜歯後は顎堤吸収によってその後の欠損補綴が困難になることが多く、再植の適否も含めて、事前に十分患者と協議しておく必要がある。

破折再植歯は術後に歯の機能が維持されていることが重要であり、継続的に経過観察を行う必要がある。臨床的成功要件（**表1**）は、移植処置に準じて考えることが可能である。

①疼痛はなく、咀嚼機能に問題がない。

②歯周組織の付着を認め、病的な歯周ポケットを認めない。

③歯の動揺は生理的動揺の範囲内。

④X線診査における歯根周囲透過像拡大が認められない。

以上のような治癒像が維持されていることによって、「成功」と認識される。一方で、この成功要件が得られていない状態は、経過不良であり「失敗」である。疼痛があり咀嚼できない、病的な歯周ポケットを認める、歯の動揺が増大している、X線透過像が増大している、などの「失敗」の徴候が認められれば、抜歯を含めた対策を採らなければならない。

早期の失敗の原因として生着不良が考えられる。再植歯の固定不良や、ドナー歯の歯根膜組織の活

性低下は歯周組織再生、生着を阻害し、再植術後、比較的早い段階で失敗の徴候を示す。これは垂直歯根破折歯の口腔外接着再植術自体が失敗していると考えられる。

また、口腔外接着再植術が成功し、生着が得られた後の「失敗」として再破折と歯周ポケットからの感染が考えられる。

破折再植歯は歯根膜の喪失によって、単冠で補綴すると歯の位置が移動しやすい。経過観察時には毎回咬合の確認を行い、歯の位置移動による咬合の変化によって、咬頭嵌合位での過大な咬合や、前方運動、側方運動時の接触、機能時動揺などが惹起されていないかを確認し、必要に応じて咬合調整を行う。破折再植歯に対する継続的な力のコントロールが再破折の予防には重要である。

また、破折接着面は歯根膜組織が再生せず、結合組織性のポケットが残存する。歯肉縁上のプラーク貯留であっても、破折線に沿った感染の原因となることが懸念されるので、歯肉縁上の口腔清掃状態の維持と歯周ポケット内のプラークを機械的に除去することは感染の進展予防に重要である。

歯根破折歯の再植において、予後の判定、成功基準判定には5年以上の比較的長期間が必要とされている[1~3]。これは前述のように、再植術は再植歯の機能維持を目的とするからである。成功率と生存率についてはp.119第3章 Q.22を参照いた

表❶　破折再植歯の臨床的成功基準

①疼痛はなく、咀嚼機能に問題がない

②歯周組織の付着を認め、病的な歯周ポケットを認めない

③歯の動揺は生理的動揺の範囲内

④X線診査における歯根周囲透過像拡大が認められない

だきたい。

　口腔外接着再植術による再植歯が予後不良と診断され、咬合調整やSRPが奏効しなかった場合は抜歯となる。破折接着再植歯の予後不良の原因は前述のように、再破折や感染であり、炎症性の歯槽骨吸収を伴う。炎症性の歯槽骨吸収は進展すると再植歯相当部の歯槽骨だけではなく、健全な隣在歯の歯根を支持する歯槽骨の吸収も惹起し、抜歯後の欠損補綴治療を固定性義歯、可撤性義歯、インプラントを問わず困難にする。破折再植処置自体が、そもそも破折歯根の抜歯を回避するための治療方針であるため、歯科医師、患者ともに再植歯の抜歯に前向きではないと思われるが、顎堤骨量の保存を考慮すれば、予後不良の徴候が認められたら、可及的すみやかに抜歯処置を行う。

　再破折によって抜歯された再植部位は、感染を伴うことが多い。顎堤骨量維持のための骨補塡剤を用いた顎堤形成術は抜歯即時で実施すると、感染によりさらに顎堤吸収を起こす危険性があるため、抜歯窩治癒後に改めて実施したほうがよい。

　歯科医師、患者双方が、再植歯が予後不良となり抜歯に至った後の欠損補綴の治療方針について、処置に必要な費用も含めて十分に理解、納得、合意したうえで破折再植処置を実施する。

　患者が再植部位の抜歯後の治療方針としてインプラントを許容する場合には、破折再植による顎堤吸収はインプラント治療にとって利点が少ないので、初めから再植ではなくインプラント治療を選択したほうがよい。

【参考文献】

1 ）Grossman LI: Intentional replantation of teeth. J Am Dent Assoc, 72 （5）: 1111-1118, 1966.
2 ）Nosonowitz DM, Stanley HR: Intentional replantation to prevent predictable endodontic failures. Oral Surg Oral Med Oral Pathol, 57 （4）: 423-432, 1984.
3 ）木ノ本喜史, 朝日陽子, 林 美加子：外科的歯内療法としての歯の再植術. 日本歯内療法学会雑誌, 34 （1）: 1-10, 2013.

これで完璧！おさらい

　破折再植の成功基準は、「歯の機能が維持されていること」である。定期的に咬合や骨吸収の状態を確認し、予後不良であれば抜歯を検討する。再植歯抜歯後の欠損補綴処置については、再植処置前に患者の同意を得ておく。インプラントが許容される場合には、再植ではなく、インプラントを選択したほうがよい。

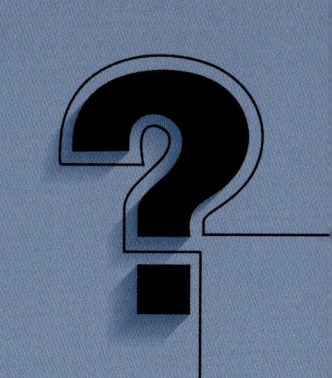

Q.30

その他

再植とインプラントには
どのような違いがありますか。

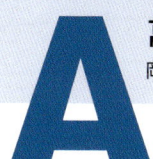

萬田陽介 Yousuke MANDA
岡山大学学術研究院医歯薬学域　咬合・有床義歯補綴学分野

　第1章において言及されているように、歯の移植・再植治療には生体材料が、インプラント治療には生体許容性材料が使用されており、この違いが両治療法の差異を生む。

　本項ではとくに「再植」と「インプラント」の違いについて、まず基本的な違いを整理し、その後に審美的要件と補綴的側面から、両治療法においてどのような違いが発生するか、文献を交えて考察する。

再植 vs. インプラント 基本的な違い

1. 歯根膜の有無

　再植治療とインプラント治療の最も大きな違いは歯根膜の有無である。歯根膜を有することは圧の知覚・緩和機能、栄養供給経路を有することであり、人体の生理的機能の保全において欠かせない存在であることはいうまでもない。

　また、歯の周りに存在する厚さ0.2～0.4㎜の束状骨は歯根膜からの栄養供給を受けており、抜歯後にすみやかに吸収される[1]。とくに前歯部では唇側歯槽骨が1.0㎜未満、50％近くが0.5㎜厚と非常に薄く[2]、ほぼ束状骨の厚みに等しいことから、抜歯による歯根膜の喪失に起因する束状骨の喪失が、その後の治療において大きな問題となり得ることが知られている[3]。

1）再植

　歯周病のために抜去された歯は平均34.8％、その他の理由（う蝕、破折など）で抜去された歯は平均79.6％の残存歯根膜を有するというデータを紹介する[4]。このデータでは歯周病のために歯を抜去された患者の平均年齢が56歳、その他の理由で抜去された患者の平均年齢が37歳であり、歯根膜に生じる加齢変性や、疾患の年齢特異性がトレンドとして存在する可能性には注意したい。

2）インプラント

　歯根膜を有していないため、歯根膜感覚等がない。現在、周囲に歯根膜を有するインプラント体は臨床応用に至っていないが、本邦においても盛んに研究開発が行われている分野であり、今後の発展がおおいに期待される。

2. 周囲軟組織の構造

1）再植

　接合上皮およびヘミデスモゾーム結合による付着機構が形成され、外部からの細菌や異物の侵入を防ぐ[5]。

2）インプラント

　接合上皮と付着機構は形成されず、線維芽細胞とコラーゲン線維の束がインプラント界面に接触・封鎖する[5]。

　再植歯ではいわゆる上皮性付着が形成され、組織の付着によるバリア機構が形成されると考えら

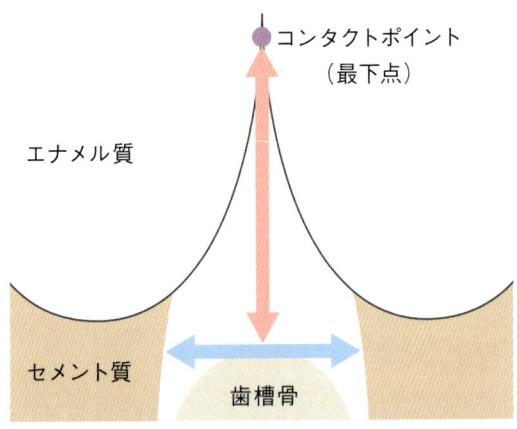

図❶ 歯間乳頭部の垂直的要因、および水平的要因

図中ラベル: コンタクトポイント（最下点）、エナメル質、セメント質、歯槽骨

表❶ 歯間乳頭が下部鼓形空隙を完全に埋める割合

垂直的距離[8]		水平的距離[9]	
4 mm以下	100%	1 mm	77.80%
5 mm	98%	1.5mm	72.40%
6 mm	56%	2.0mm	53.70%
7 mm以上	27%	2.5mm	35%
		3.0mm	23.50%
		3.5mm	6.30%

※ Cho らの報告[9] では、コンタクトポイントから歯槽骨頂までの距離が4mmの場合、歯根間距離が1.5〜2.0mmであれば全例において歯間乳頭が下部鼓形空隙を完全に埋めていた

れる。しかし、インプラントにおいても適切な軟組織のマネジメントを施すことで機能的、審美的に適切なバリア機構がもたらされる可能性はある。

3）成功率と生存率

成功率と生存率の詳細については、p. 119第3章 Q.22、p. 147第3章 Q.29を参考にしてほしい。ここでは再植歯とインプラントを比較した文献を紹介する。

意図的な再植歯とインプラントの生存率に関して、2年以上のフォローアップを行った研究を対象としたシステマティックレビュー[6] では、意図的再植歯の加重平均生存率は88%（95% CI, 81〜94%）、インプラントは97%（95% CI, 96〜98%）で、インプラントの生存率が有意に高かったと報告されている（$P < 0.001$）。

意図的な再植歯ではすべての研究で歯根吸収が不良な結果として報告されており、とくに治療後1年以内に多く発生している。

一方で、本レビューでは"意図的再植術における術前の矯正的挺出の有効性"を検討した Choi らによる約2年間を対象とした後ろ向き研究[7] が紹介されており、術前に矯正的挺出を行わずに抜歯した歯の生存率（91.2%）と比較して、矯正的挺出後に抜歯した際の生存率は98.1%と有意に

向上し、不良な結果である歯根吸収が減少したことが報告されている。その理由について Choi らは、歯槽骨容積の増加に伴う可動性の増加が愛護的な抜歯および良好な予後に繋がると考察しており、その有用性がうかがえるとともに抜歯手技の重要性が浮かび上がる。

審美的要件と補綴的側面

ここからは再植とインプラントの審美的要件および補綴的側面について、文献を交えて考察しよう。

1．再植

唇側骨のレベルについては、歯根膜の存在によりインプラントよりも有利な局面が多いと予測される。一方で歯牙破折や抜歯時の骨損傷はクリティカルな状況を引き起こす可能性があるため注意したい。

審美的要件においてしばしば取り沙汰されるのが歯間乳頭の退縮、ブラックトライアングルの存在だろう。歯間乳頭については、歯間乳頭部の垂直的要因、および水平的要因によって分類、議論が進められることが多い（図1、表1）。

1）垂直的要因

Tarnow らによる報告[8]、いわゆる"ターナーの法則"が最も有名であると考えられる。これは

歯間乳頭が下部鼓形空隙を完全に埋める割合をコンタクトポイント最下点から歯間部歯槽骨頂までの垂直的距離から計測・算出したもので、4mm以下で100%、5mmで98%の割合で歯間乳頭が下部鼓形空隙を完全に埋めていたが、6mmでは56%、7mm以上の場合は27%に低下したという観察研究が元となっている。

2）水平的要因

こちらはCho らによる研究[9]が有名だろう。歯根の隣接面距離が1mmで77.8%、1.5mmで72.4%、2.0mmで53.7%、2.5mmで35%、3.0mmで23.5%、3.5mmで6.3%の割合で歯間乳頭が下部鼓形空隙を完全に埋めており、歯根の隣接面距離が4mm以上の場合はつねにブラックトライアングルが形成されていたというデータである。

Cho らの報告では、コンタクトポイントから歯槽骨頂までの距離が4mmの場合は、歯根間距離が1.5～2.0mmであれば全例において歯間乳頭が下部鼓形空隙を完全に埋めていたとするデータがみられ、Tarnow らの報告と併せて目標値としたい。天然歯根を利用する再植術では原因疾患によっては歯根膜が存在することにより隣接面の歯槽骨レベルが維持され、目標値を達成できるケースもあるだろう。しかし、う蝕や破折が原因で再植治療を行う場合は、歯根を元の状態より歯冠側に位置づける場合が多いと考えられるため、目標値を達成できないケースも存在すると考えられる。近年は歯肉のphenotype・隣接面の清掃不良・歯肉の炎症がブラックトライアングルの形成と関連があったとする報告[10]がみられ、症例の見極めと術前・術後のセルフケアが重要であることが示唆される。

また、矯正治療によるブラックトライアングルの形成に関するシステマティックレビュー[11]にて、その発生率は38～58%であり、年齢、治療期間、歯の形態、軟組織の要因（厚みなど）がリスク要因として挙げられている。再植後、矯正治療により前述の目標値達成を図る際は、新たなリスクが発生し得ることを申し添えしておく。

2．インプラント

インプラントは基本的には歯根膜を有していないため、それに影響される束状骨、頬側歯槽骨の喪失が大きな問題となることがある。GBR や歯槽堤温存術が重要なテクニックとなり、必要な技術を考慮すると難易度が高くなるケースも存在するだろう。近年では唇・頬側の歯質および歯根膜を一部温存したうえでインプラント体を埋入する手法（ソケットシールドテクニック）が普及しており、追跡期間が限定されるものの成功率はおおむね90%と報告されている[12]。

歯間乳頭についても再植歯と状況が異なる。以下に文献をもとに整理しよう。

1）インプラント―天然歯間

インプラントと天然歯が隣接する場合の歯間乳頭喪失については研究が不足していることからエビデンスが限定されており、歯槽骨頂からコンタクトポイントまでの距離が短いほど乳頭の充填率が高い傾向にあると言及するに留まる[13]。

2）インプラント―インプラント間

エクスターナルタイプのインプラントを対象とした報告[14, 15]をもとに、隣接するインプラント間距離を3mm以上確保することでインプラント間の歯槽骨レベルが保存されることが一般的に理解されている。しかし歯間乳頭に関しては3mm以上のインプラント間距離を確保しても必ずしも歯間乳頭が形成されるわけではなく、平均的な歯間乳頭の高さは3.4mmに留まっている。コンタクトから歯槽骨頂の距離については、長いほど乳頭形成が難しくなるが、具体的な閾値を特定するためのエビデンスは限られている[16]。前提としてインプラント間には3mm以上の距離を確保し、そのために径の細いインプラントやポンティックを使用するなど包括的なアプローチが求められる。審美領域においては、比較的難易度が高いとされる軟組織のマネジメントが必須技術となるだろう。

以上のように、再植歯では歯根膜を温存できることが最大のメリットであり、比較的高度な技術を要することなく治療の選択肢が広がると考えられる。ぜひ治療の選択肢として日常臨床に取り入れていただきたい。

【参考文献】

1) Schroeder HE: The periodontium. Berlin Heidelberg, Springer-Verlag, 1986.
2) Januário AL, Duarte WR, Barriviera M, Mesti JC, Araújo MG, Lindhe J: Dimension of the facial bone wall in the anterior maxilla: a cone-beam computed tomography study. Clin Oral Implants Res, 22(10)：1168-1171, 2011.
3) Jung RE, Ioannidis A, Hämmerle CHF, Thoma DS: Alveolar ridge preservation in the esthetic zone. Periodontol 2000, 77(1)：165-175, 2018.
4) Maier J, Sfreddo CS, Reiniger APP, Zanini Kantorski K, Wikesjö UM, Moreira CHC: Residual periodontal ligament in extracted teeth - is it associated with indication for extraction? Int Dent J, 71(2)：127-32, 2020.
5) Shioya K, Sawada T, Miake Y, Inoue S, Yanagisawa T: Ultrastructural study of tissues surrounding replanted teeth and dental implants. Clin Oral Implants Res, 20(3)：299-305, 2009.
6) Torabinejad M, Dinsbach NA, Turman M, Handysides R, Bahjri K, White SN: Survival of Intentionally Replanted Teeth and Implant-supported Single Crowns: A Systematic Review. J Endod, 41(7)：992-998, 2015.
7) Choi YH, Bae JH, Kim YK, Kim HY, Kim SK, Cho BH:Clinical outcome of intentional replantation with preoperative orthodontic extrusion: a retrospective study. Int Endod J, 47（12）：1168-1176, 2014.
8) Tarnow DP, Magner AW, Fletcher P: The effect of the distance from the contact point to the crest of bone on the presence or absence of the interproximal dental papilla. J Periodontol, 63（12）：995-996, 1992.
9) Cho HS, Jang HS, Kim DK, Park JC, Kim HJ, Choi SH, Kim CK, Kim BO: The effects of interproximal distance between roots on the existence of interdental papillae according to the distance from the contact point to the alveolar crest. J Periodontol, 77(10)：1651-1657, 2006.
10) Cunliffe J, Goodwin M, Mahasneh S, Pretty I: Factors Affecting the Presence or Absence of Interdental Papilla; An study. Part II: Influence of Different Parameters on the Presence or Absence of a Black Triangle. Open Dent J, 16: e187421062212150, 2022.
11) Rashid ZJ, Gul SS, Shaikh MS, Abdulkareem AA, Zafar MS: Incidence of Gingival Black Triangles following Treatment with Fixed Orthodontic Appliance: A Systematic Review. Healthcare (Basel), 10(8)：1373, 2022.
12) Ogawa T, Sitalaksmi RM, Miyashita M, Maekawa K, Ryu M, Kimura-Ono A, Suganuma T, Kikutani T, Fujisawa M, Tamaki K, Kuboki T: Effectiveness of the socket shield technique in dental implant: A systematic review. J Prosthodont Res, 66（1）：12-18, 2022.
13) Roccuzzo M, Roccuzzo A, Ramanuskaite A: Papilla height in relation to the distance between bone crest and interproximal contact point at single-tooth implants: A systematic review. Clin Oral Implants Res, 29 Suppl 15: 50-61, 2018.
14) Tarnow DP, Cho SC, Wallace SS: The effect of inter-implant distance on the height of inter-implant bone crest. J Periodontol, 71（4）：546-549, 2000.
15) Tarnow D, Elian N, Fletcher P, Froum S, Magner A, Cho SC, Salama M, Salama H, Garber DA: Vertical distance from the crest of bone to the height of the interproximal papilla between adjacent implants. J Periodontol, 74(12)：1785-1788, 2003.
16) Jung RE, Heitz-Mayfield L, Schwarz F: Groups of the 2nd Osteology Foundation Consensus Meeting. Evidence-based knowledge on the aesthetics and maintenance of peri-implant soft tissues: Osteology Foundation Consensus Report Part 3-Aesthetics of peri-implant soft tissues. Clin Oral Implants Res, 29 Suppl 15: 14-17, 2018.

これで完璧！おさらい

　　再植とインプラントの違い：歯根膜の有無がその本質である。再植の際は矯正的挺出などを併用して愛護的な抜歯を。審美的要件：天然歯ではコンタクト最下点〜歯槽骨頂4mm、歯根間距離1.5〜2mmが基準。インプラントではコンタクト〜歯槽骨頂の距離が長いと歯間乳頭の形成が難しくなると覚えよう。

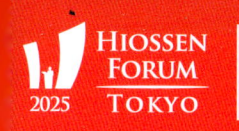
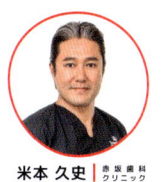
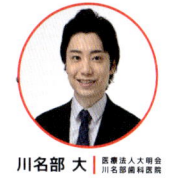
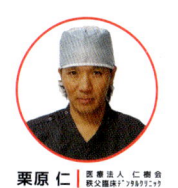
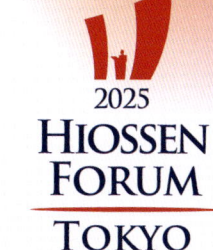
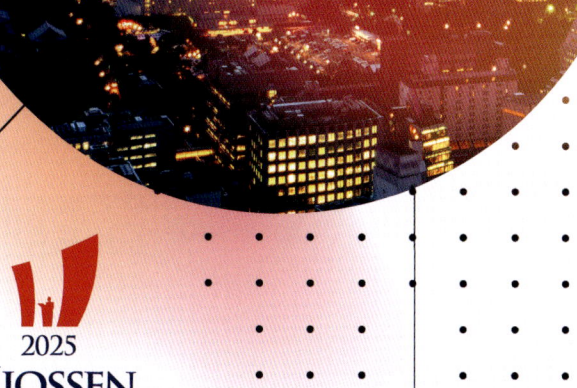

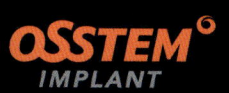

DENTAL DIAMOND 増刊号

歯の移植・再植 Q&A
天然歯の有効利用からトラブル回避まで

発 行 日——2025 年 4 月 1 日　通巻第 744 号
編集委員——秋葉陽介｜兒玉直紀｜新名主耕平
発 行 人——濵野 優
発 行 所——株式会社デンタルダイヤモンド社
　　　　　　〒 113-0033
　　　　　　東京都文京区本郷 2-27-17　ICN ビル 3 階
　　　　　　TEL　03-6801-5810 ㈹
　　　　　　https://www.dental-diamond.co.jp/
　　　　　　振替口座　00160-3-10768
印 刷 所——株式会社エス・ケイ・ジェイ